―自然誕生への思いを込めて―

ようこそ、赤ちゃんたち。

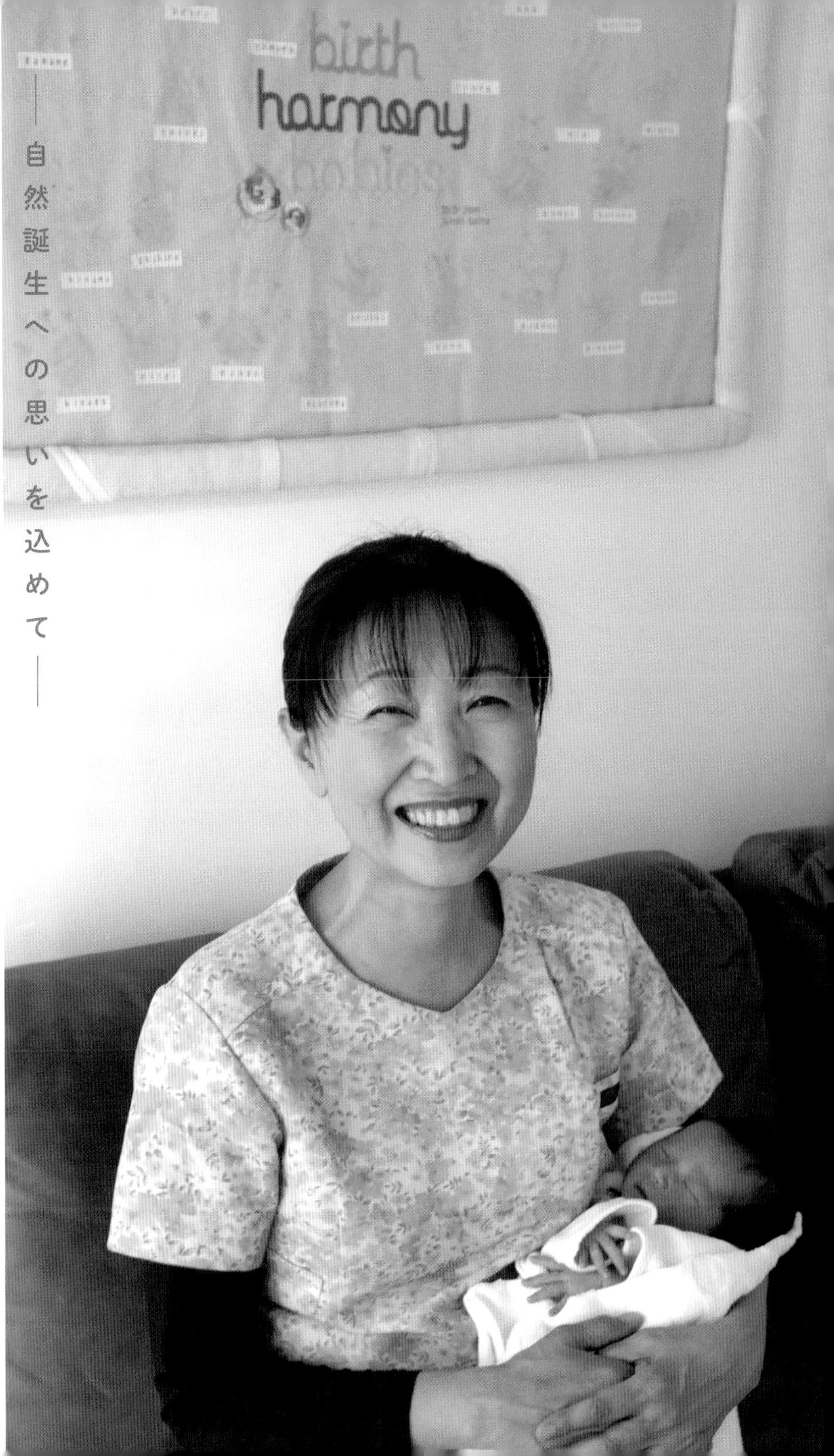

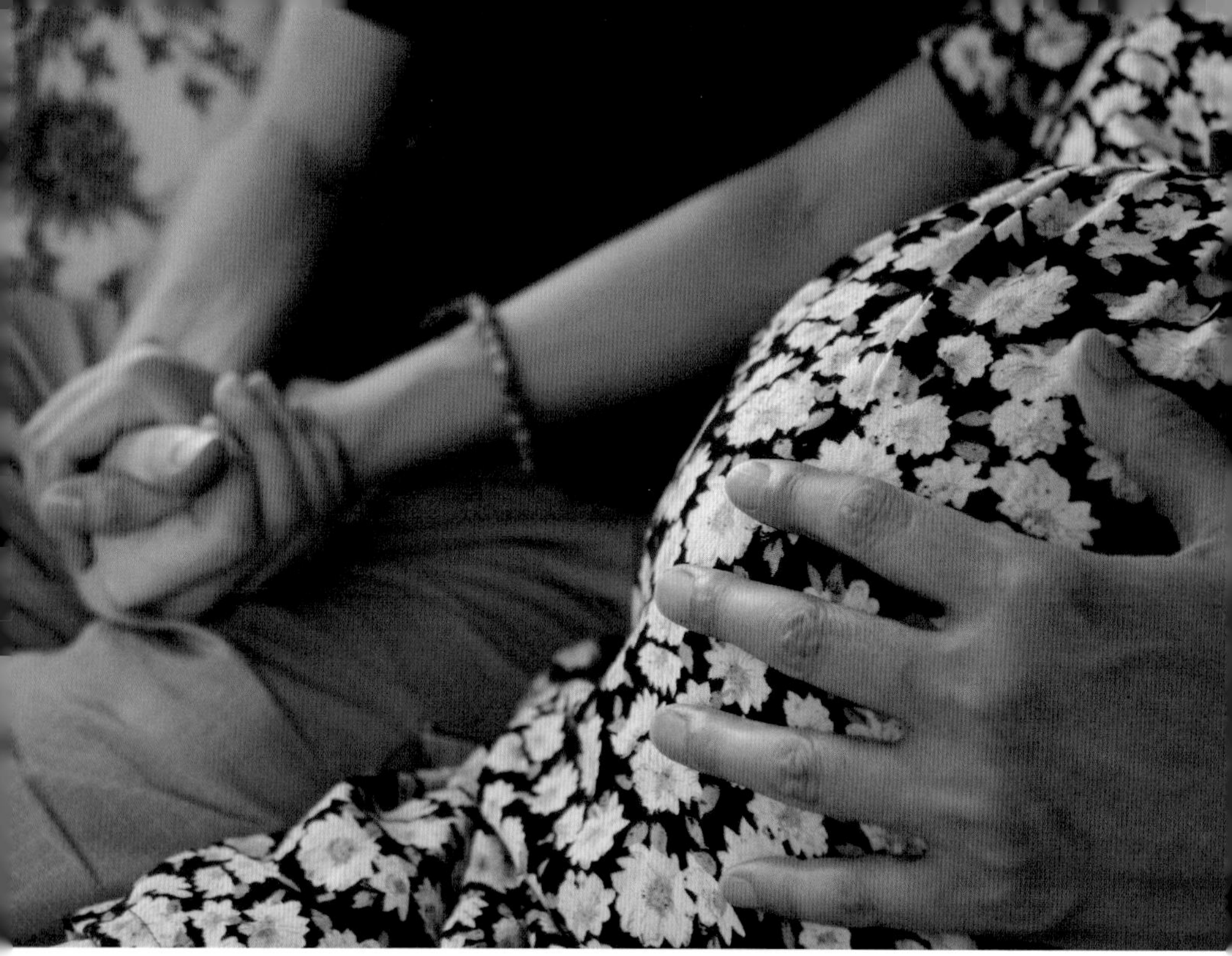

「良いお産」も
「悪いお産」もありません。

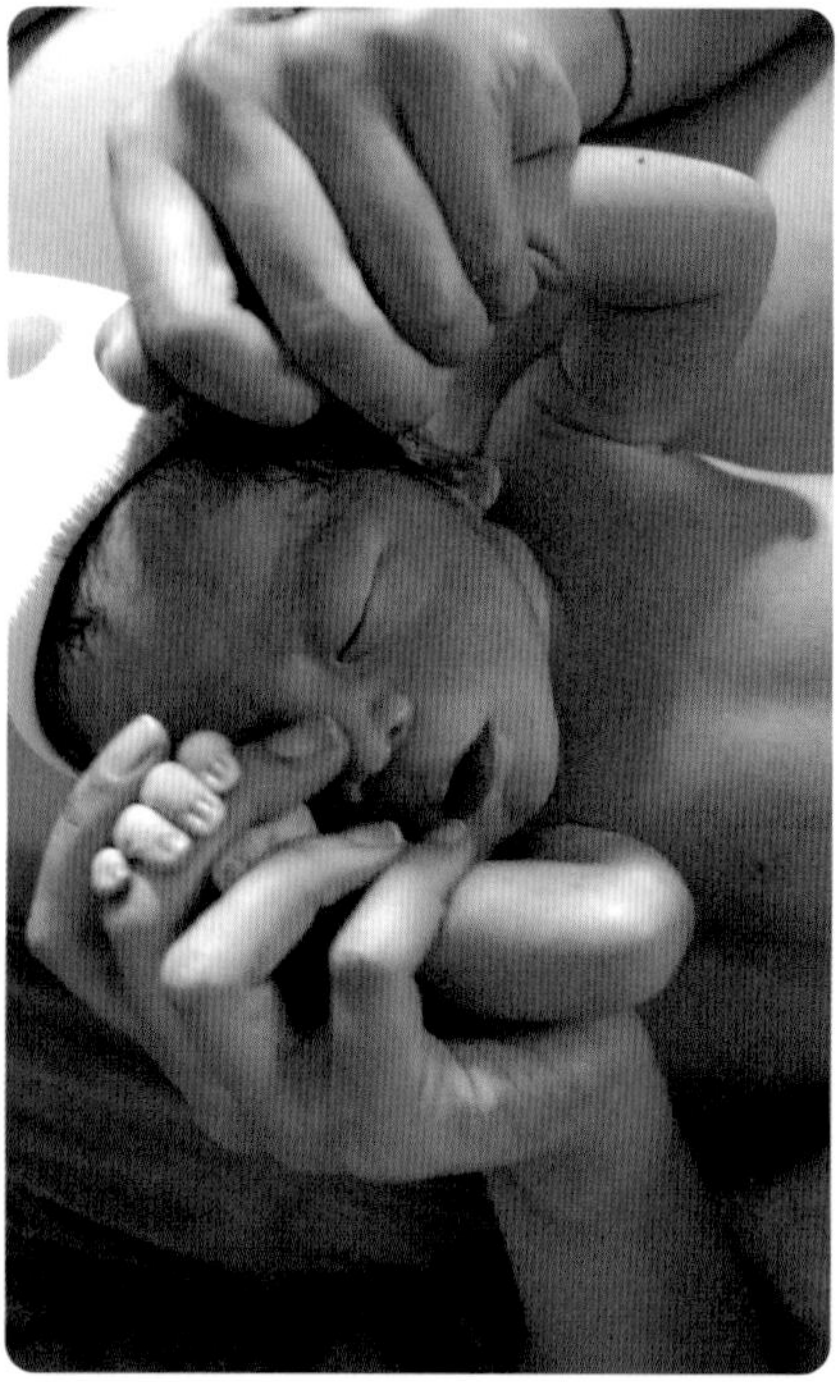

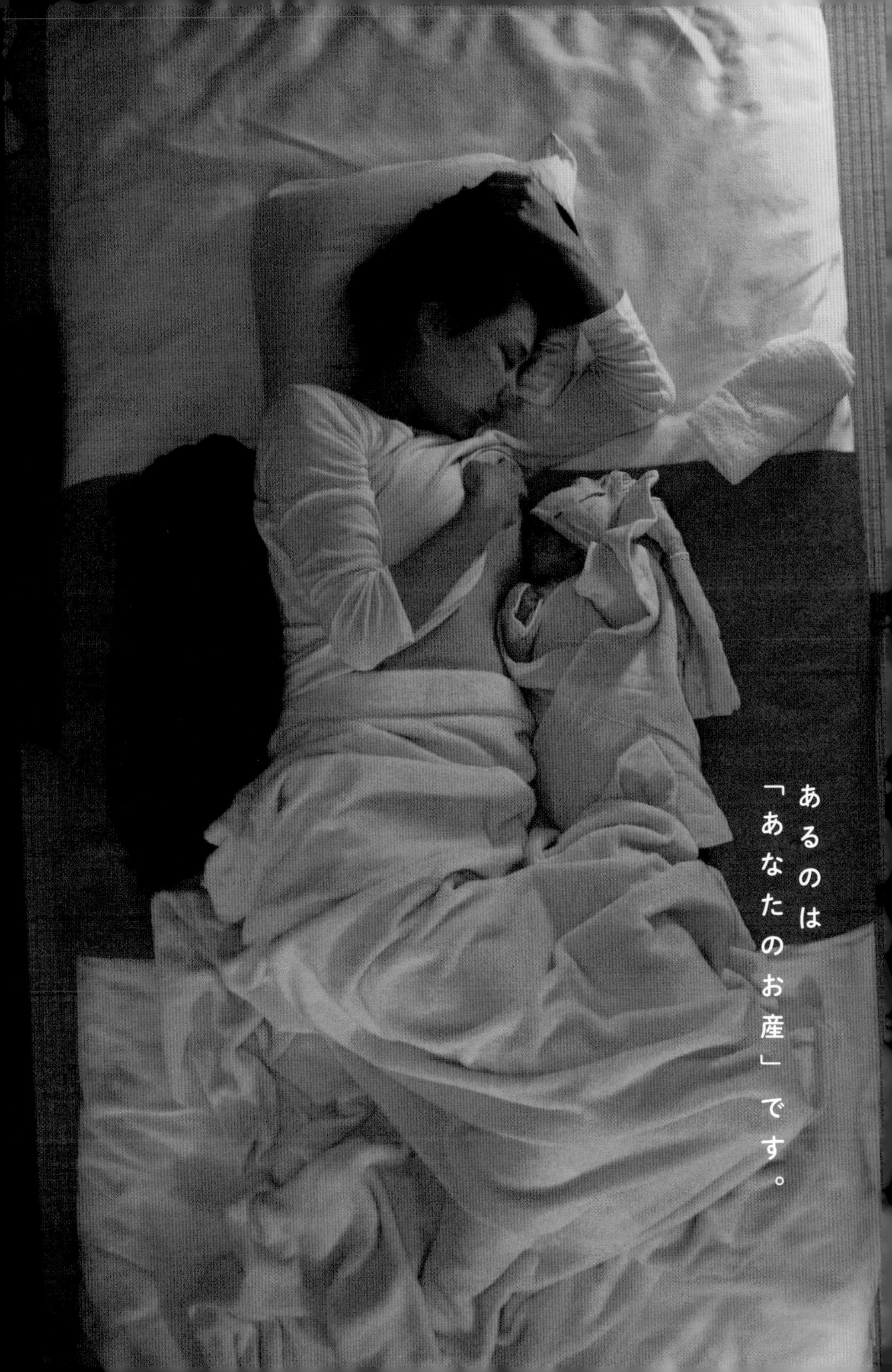

あるのは
「あなたのお産」です。

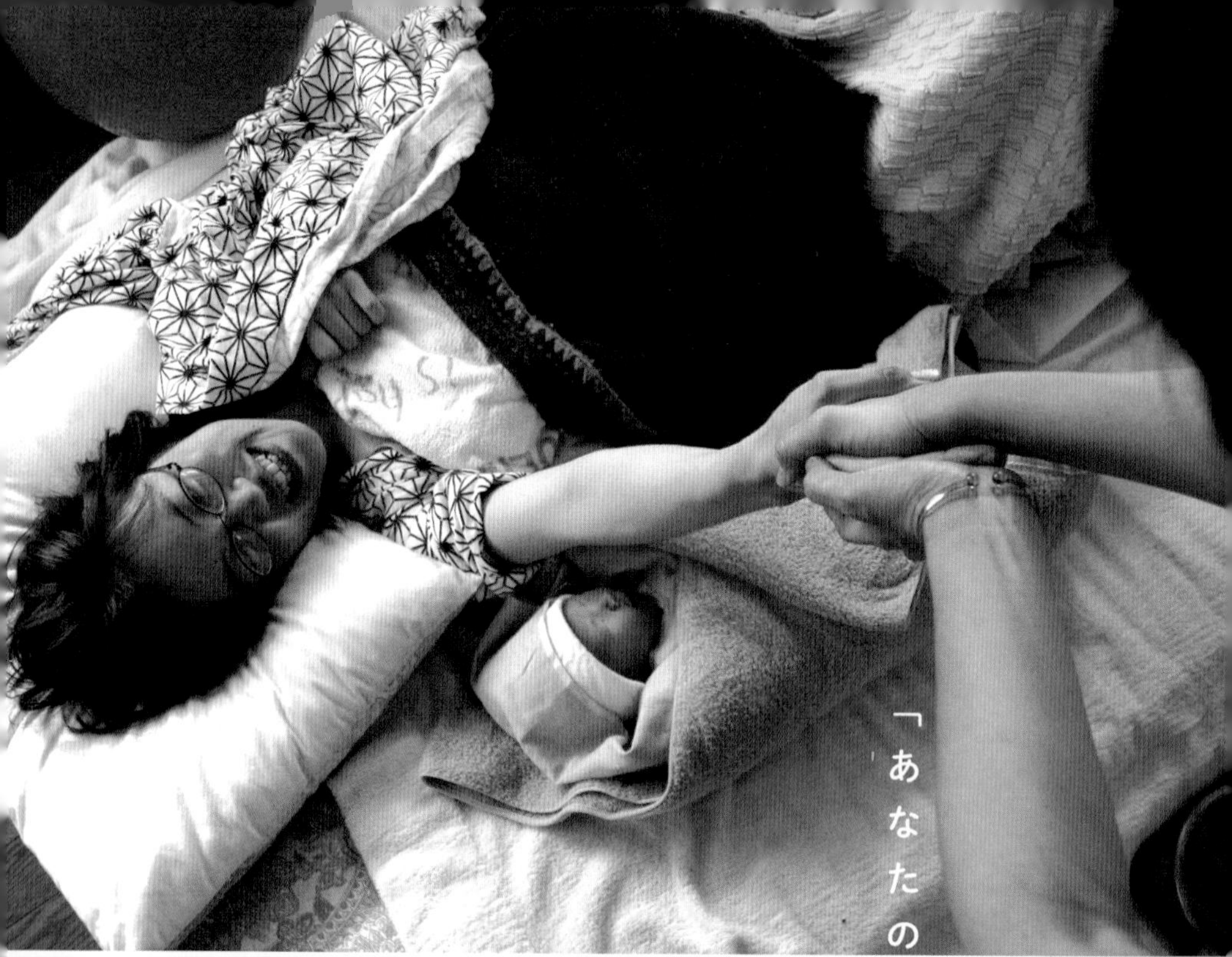

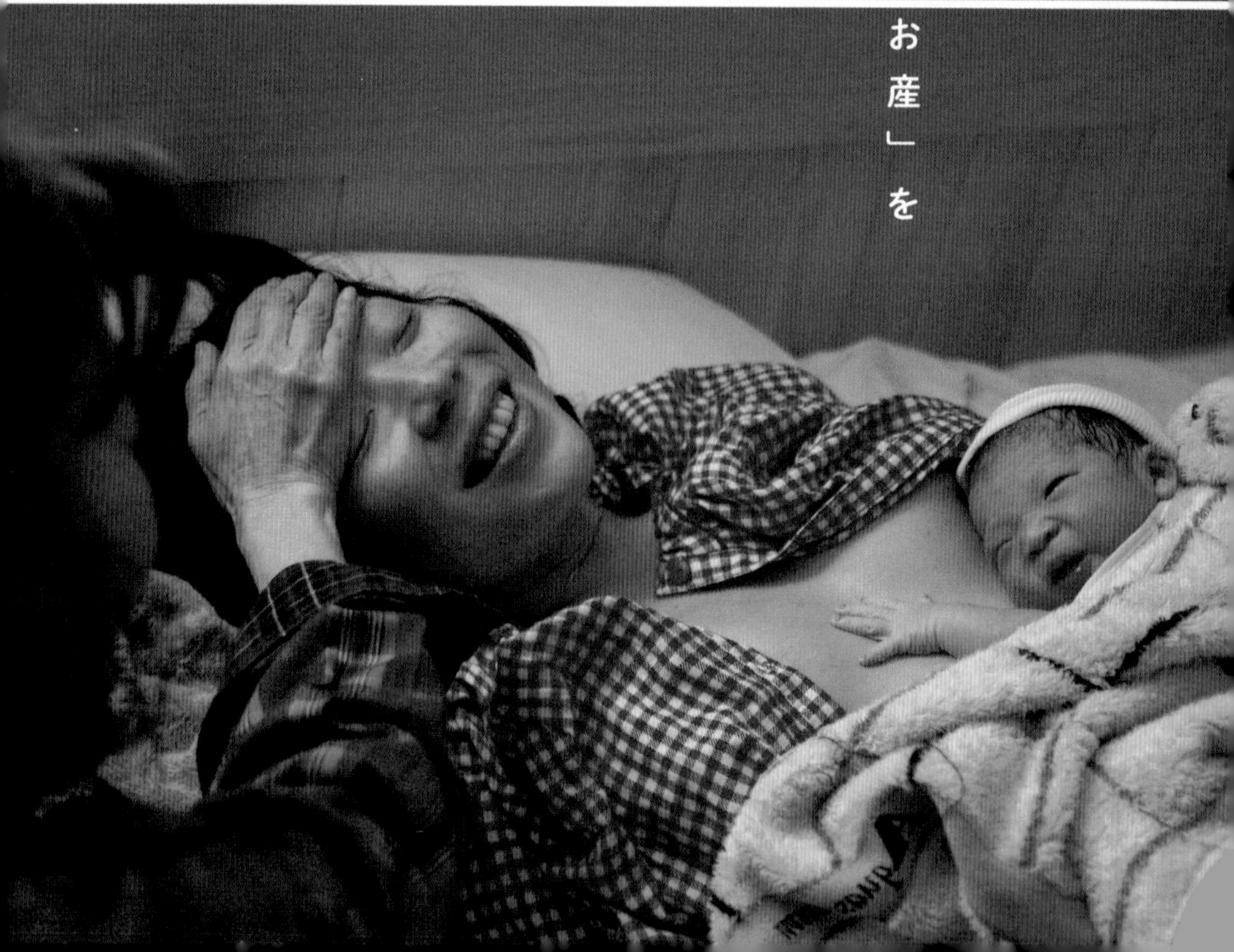

「あなたのお産」を

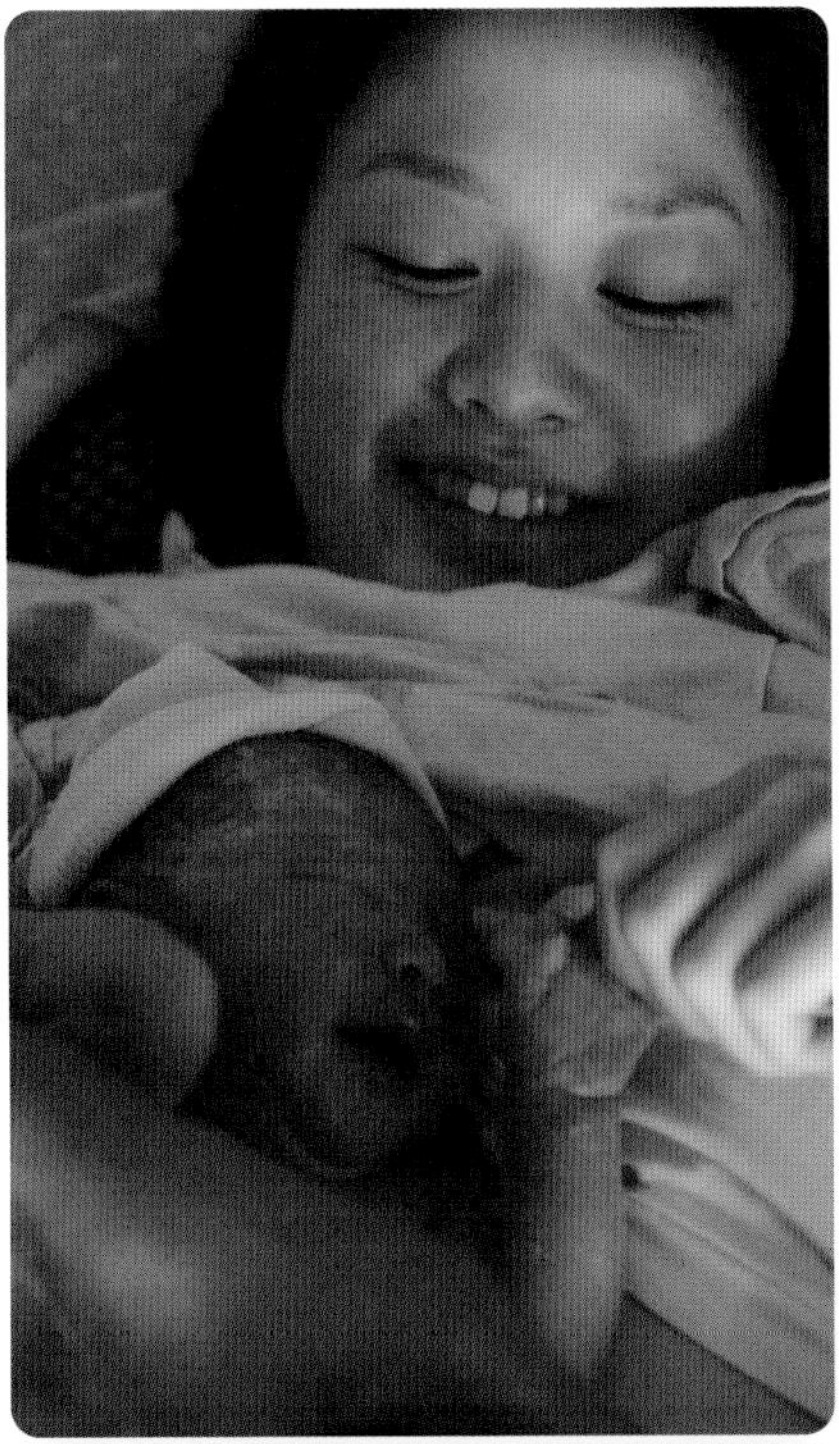
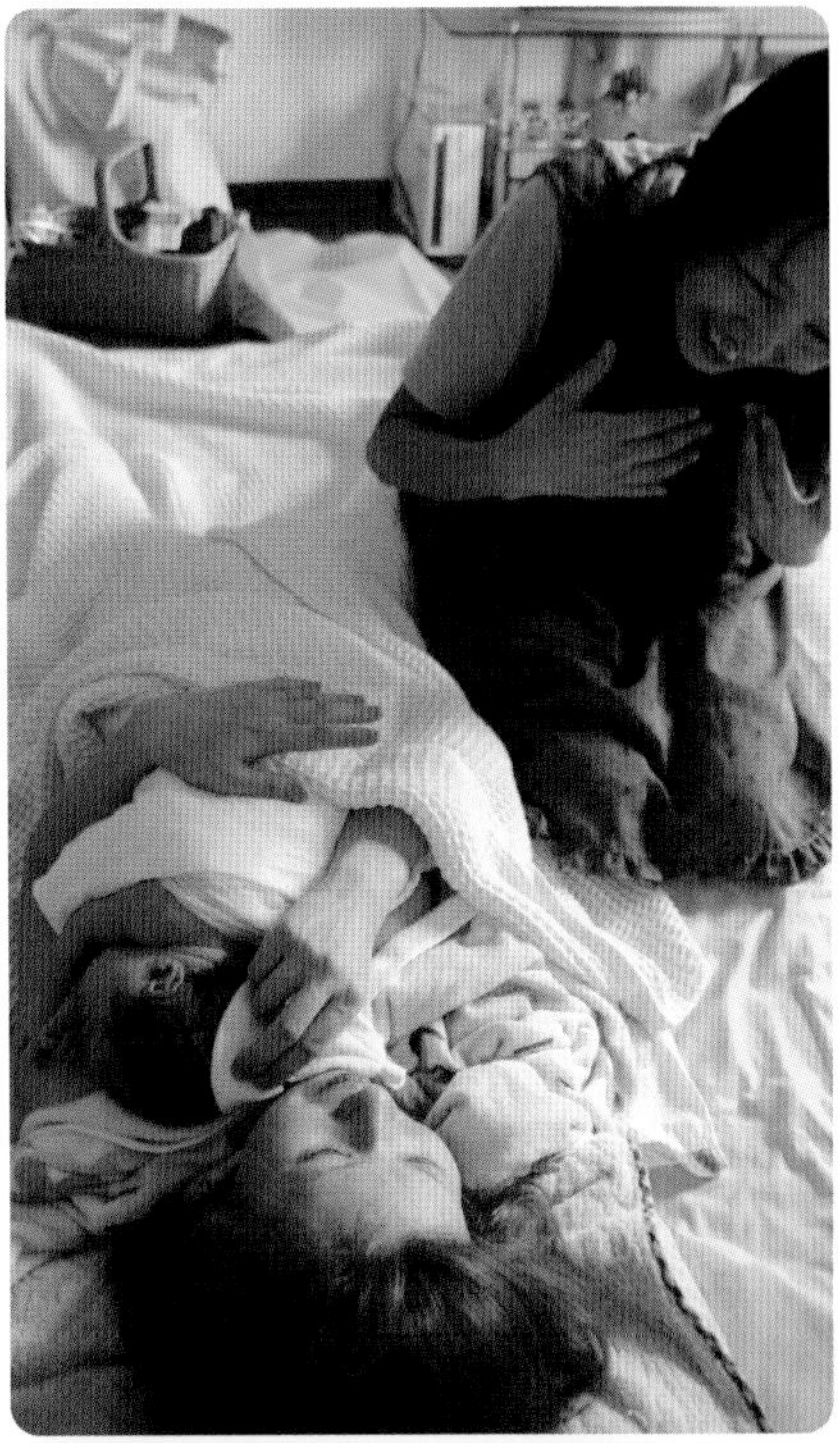

「あなたらしいお産」にすることができたなら、

それは至福の体験となります。

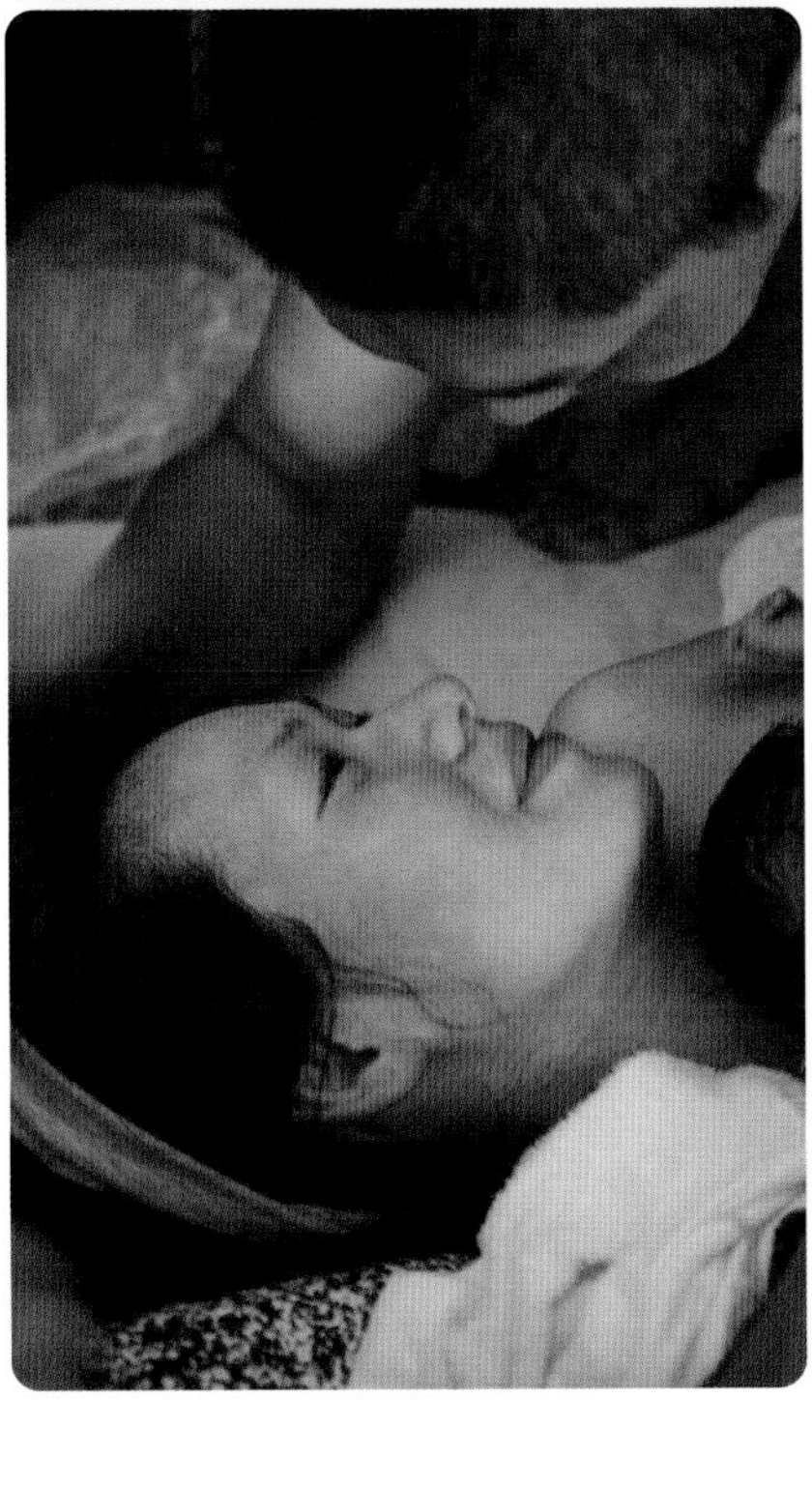
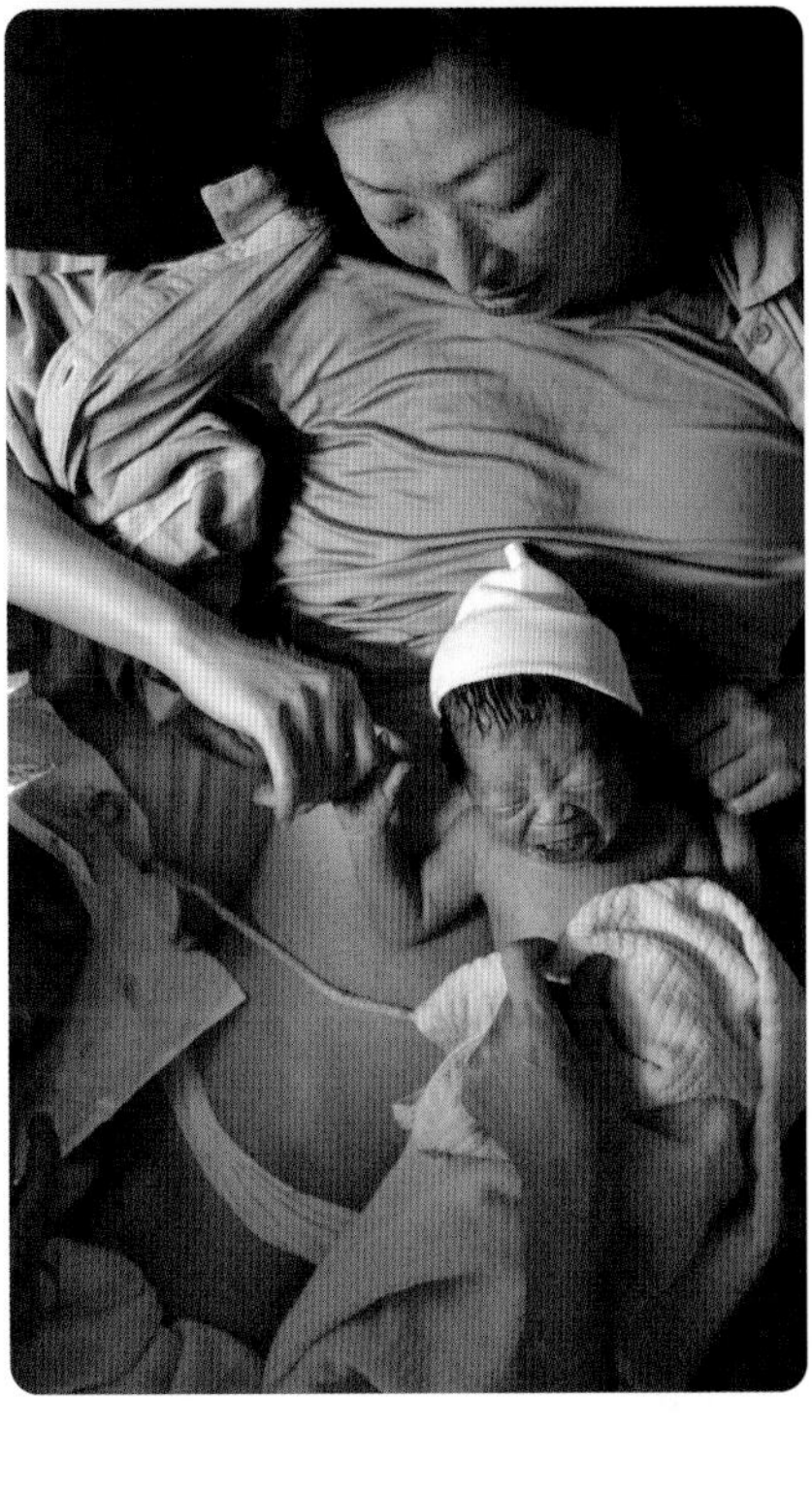

赤ちゃんたちは、

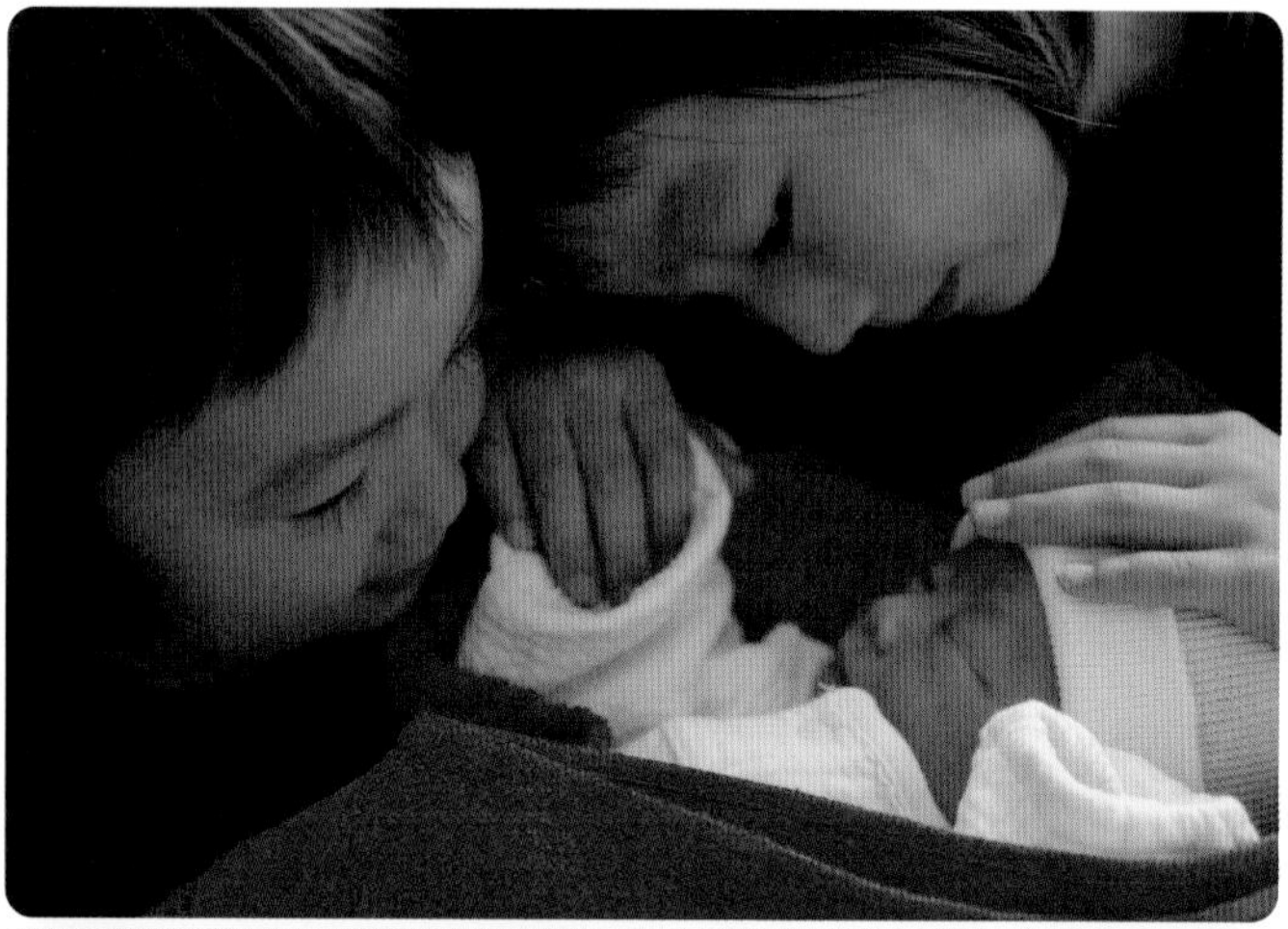

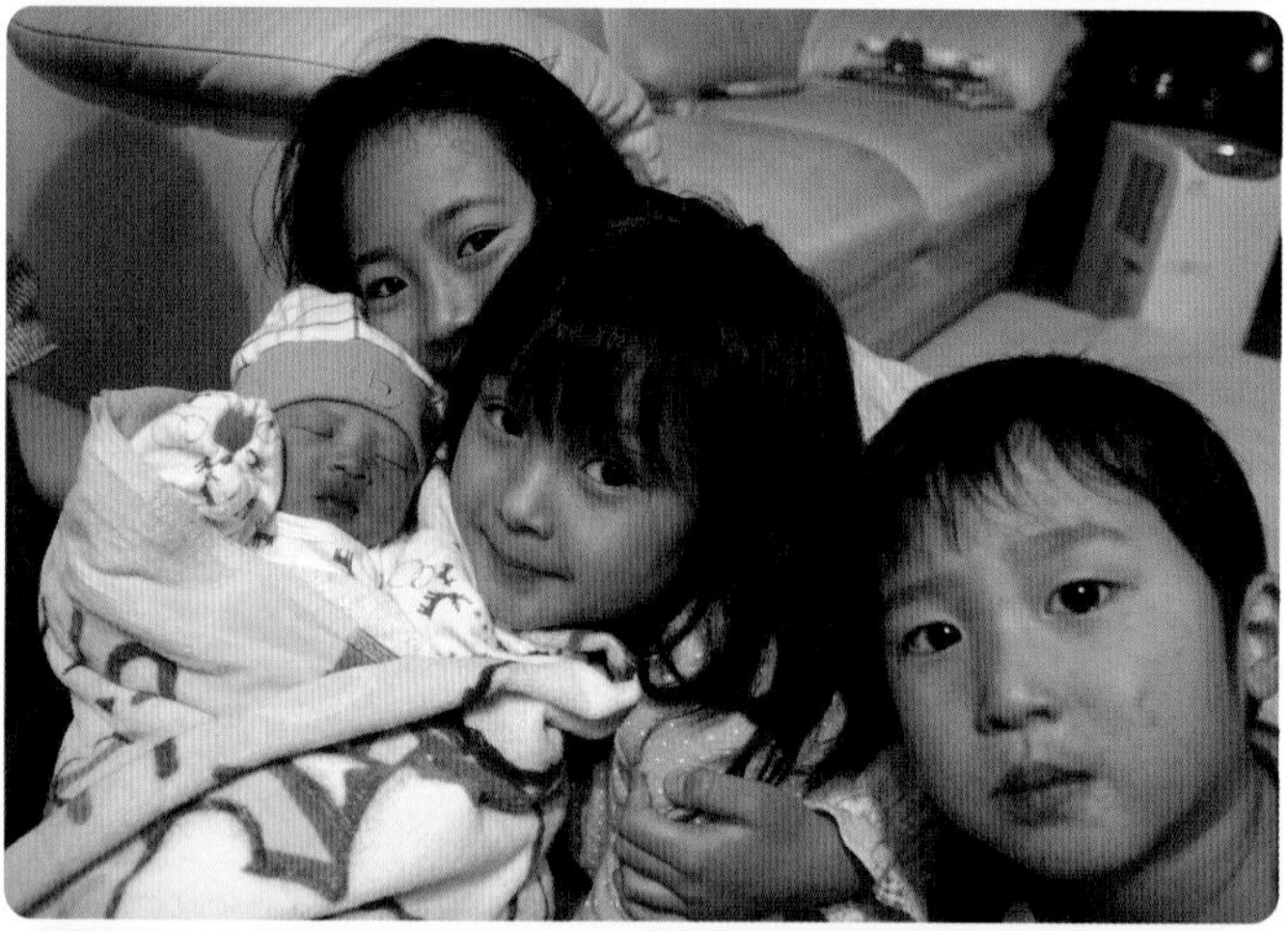

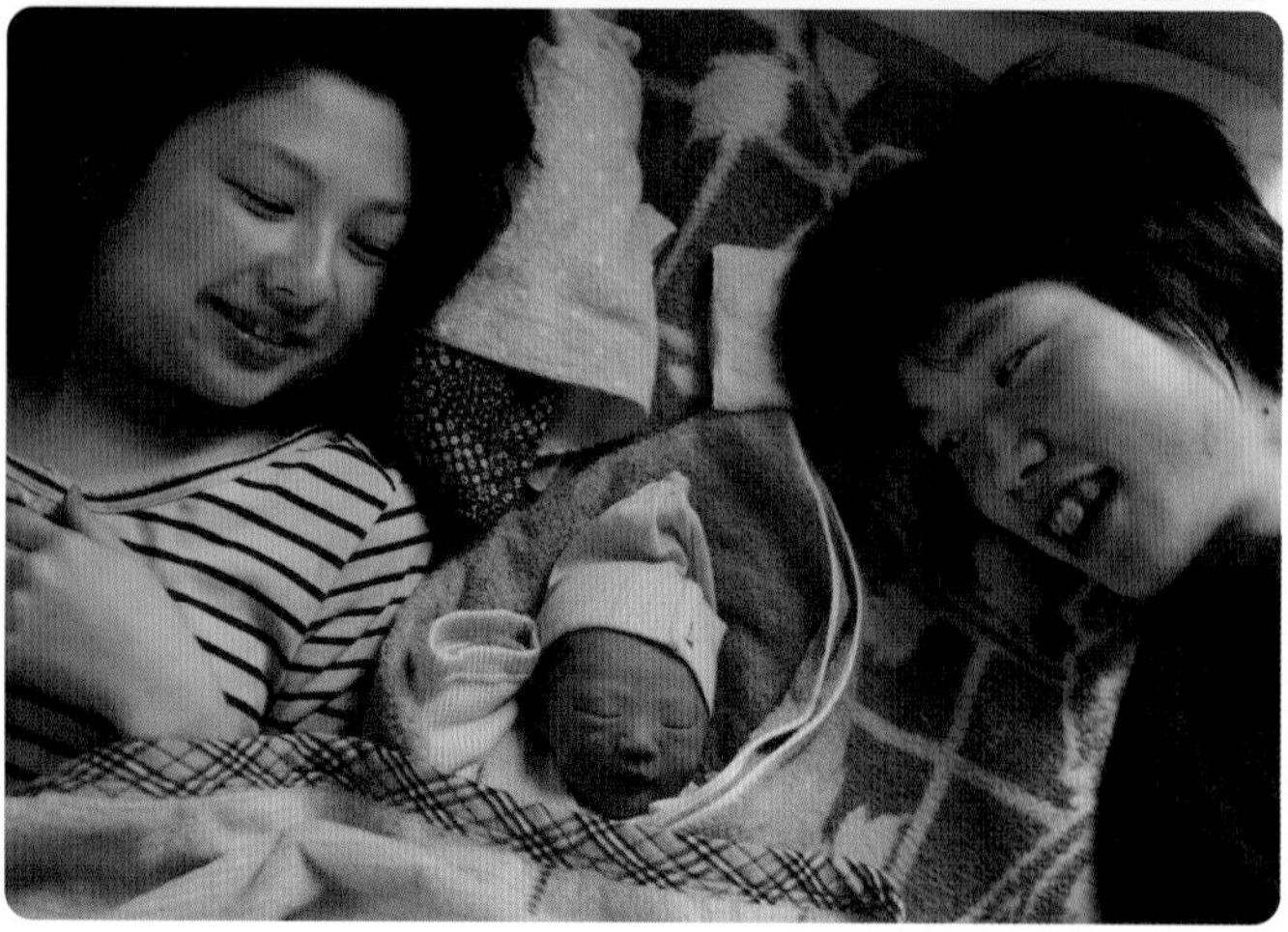

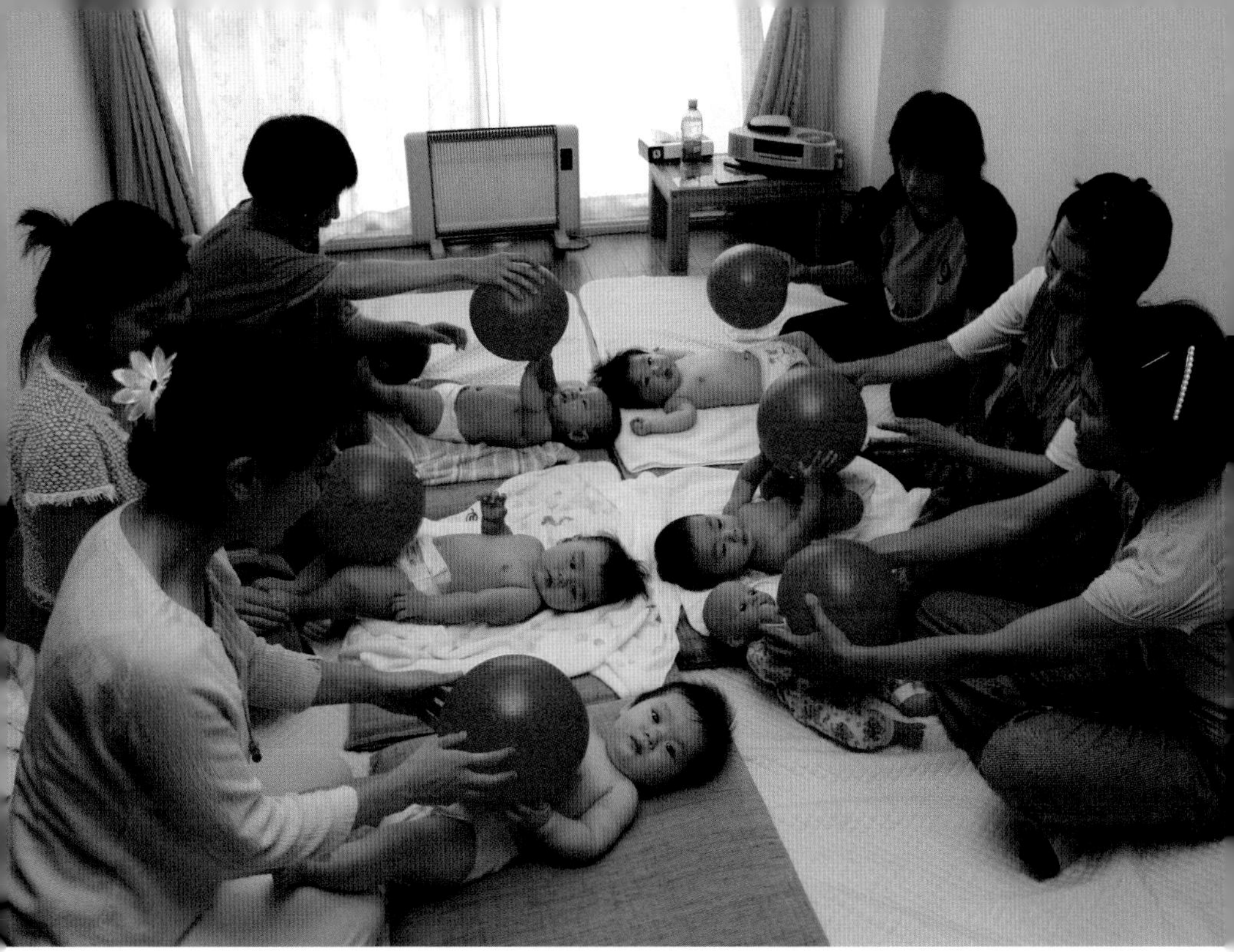

その瞳に
たくさんの夢を
描きながら、

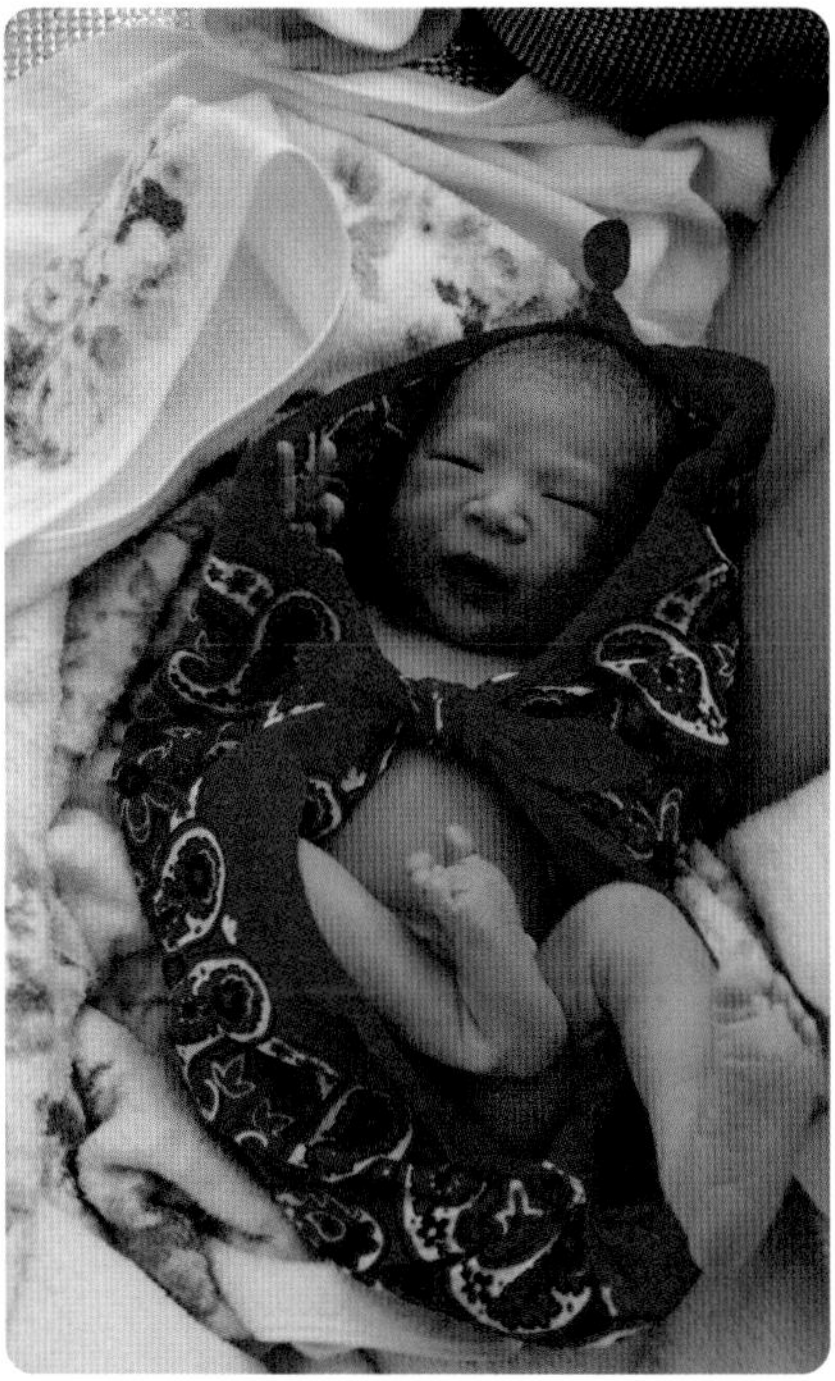

光とともに
生まれてきます。

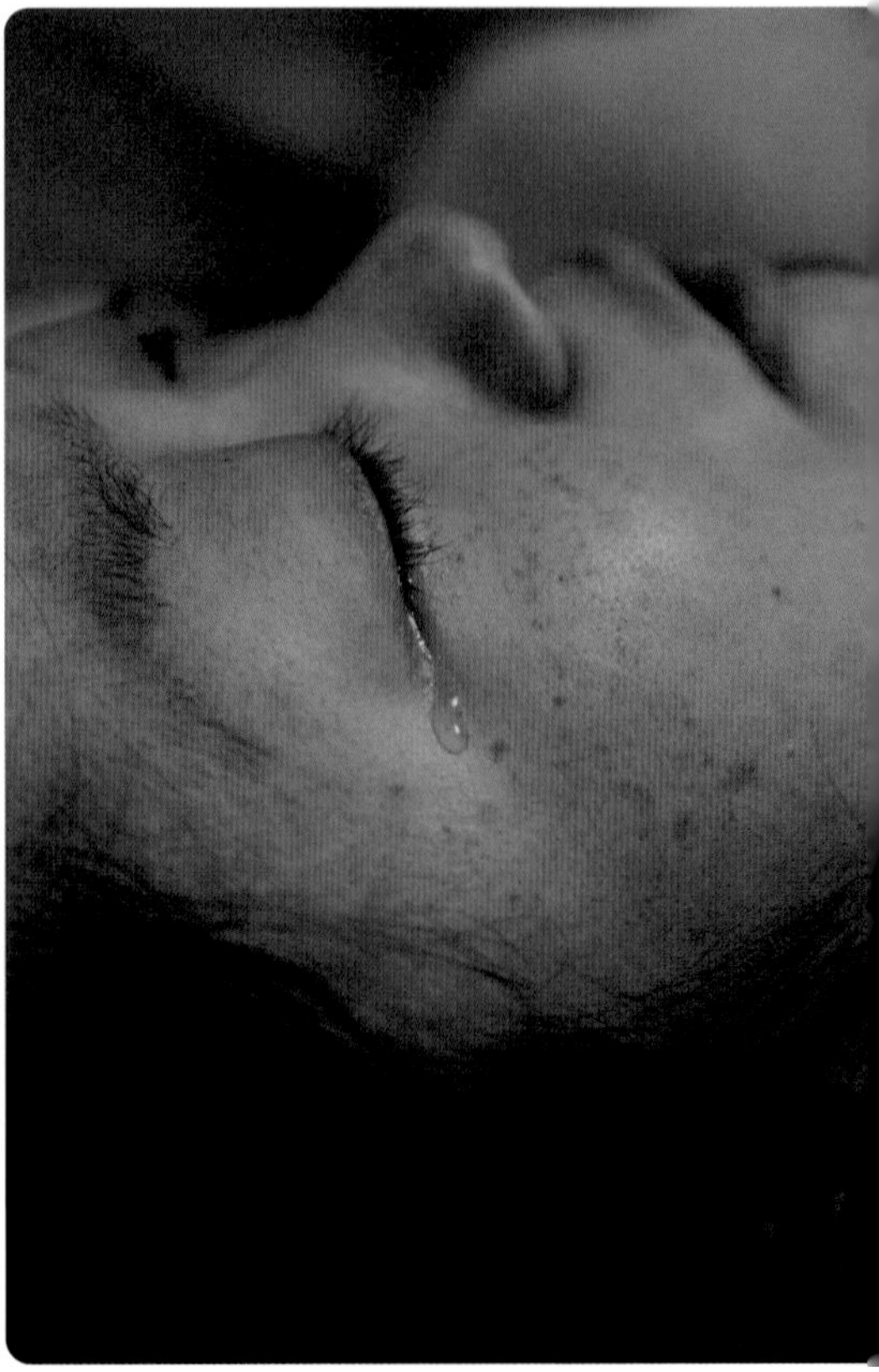

ただ繰り返される
生命の不思議。

まるで神様が
降りてきたような、

赤ちゃんってそんな神々しい存在。

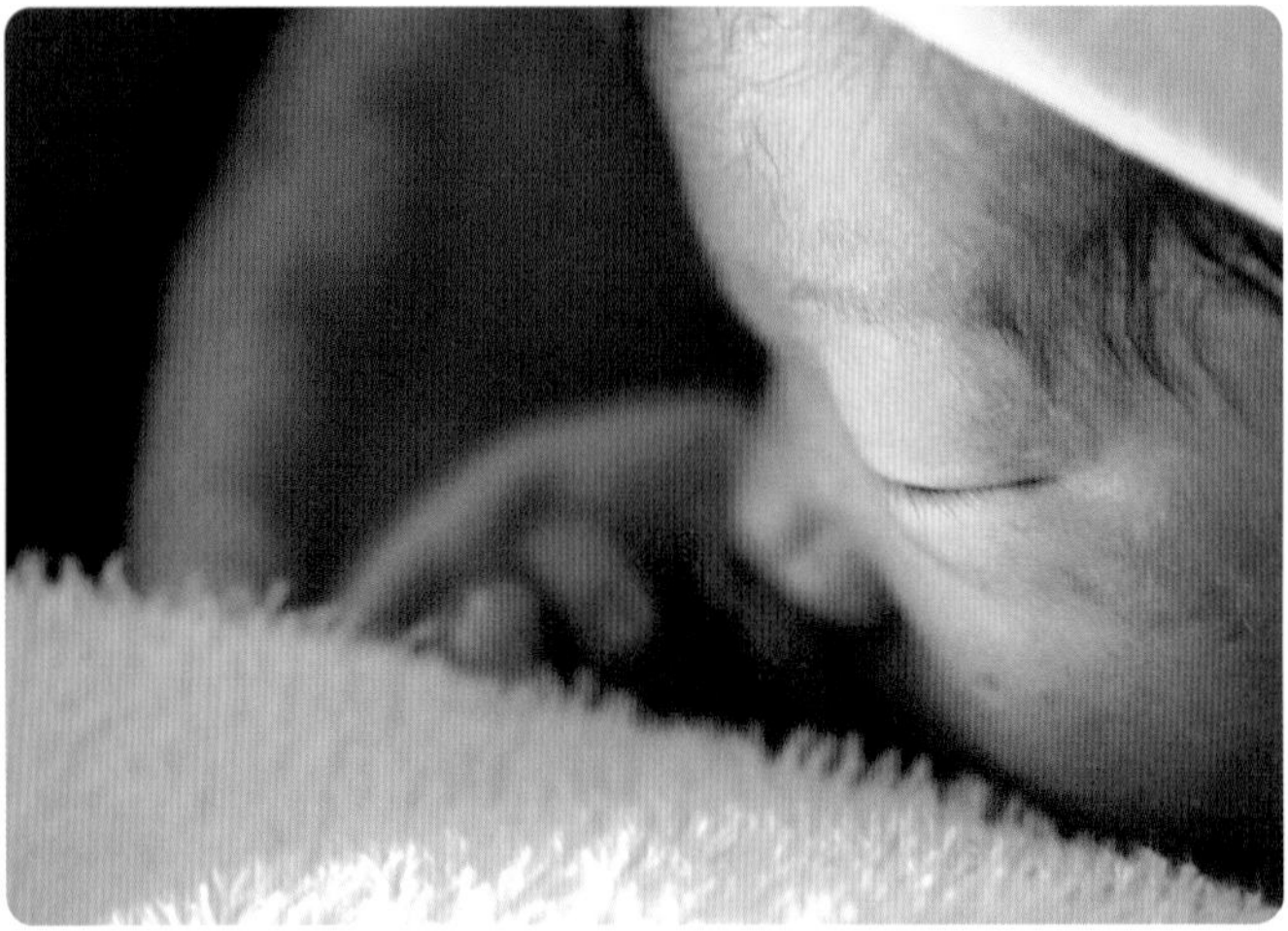

改訂版

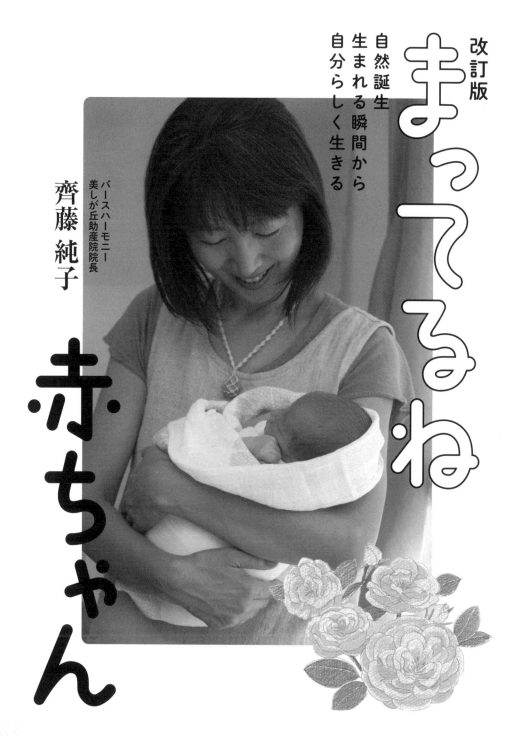

まってるね赤ちゃん

自然誕生
生まれる瞬間から
自分らしく生きる

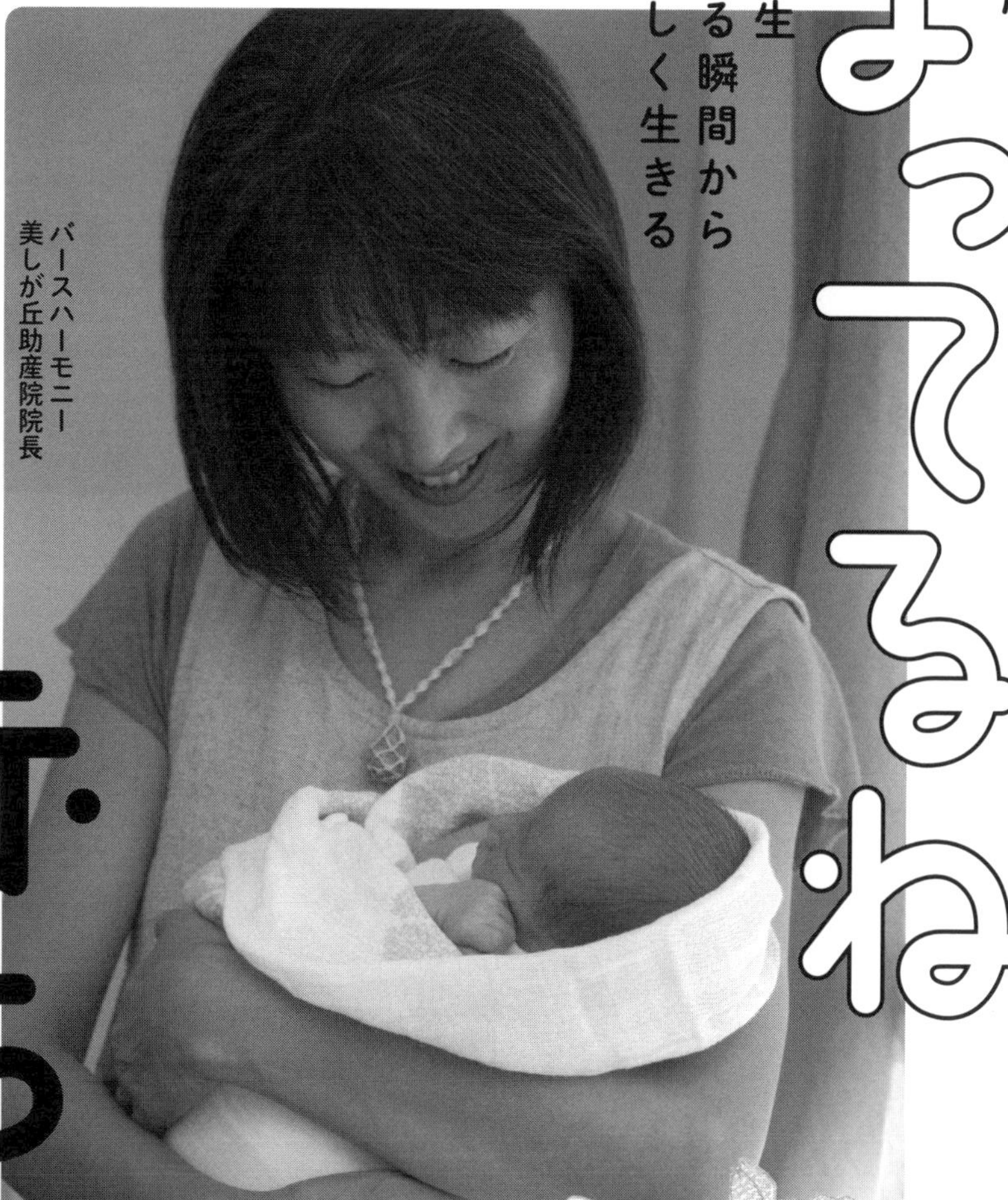

バースハーモニー
美しが丘助産院院長
齊藤 純子

笑がお書房

はじめに

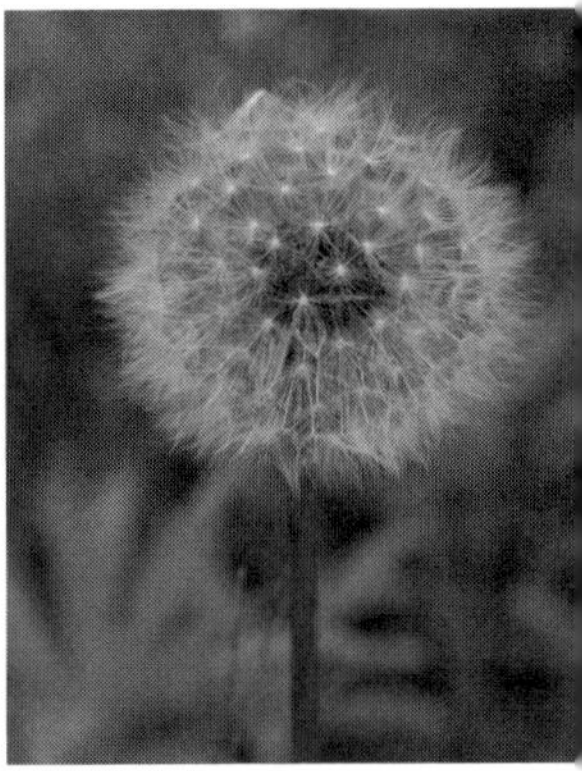

「自然分娩」「自然出産」という言い方をよく耳にします。「分娩」と「出産」はどう違うのでしょう？　そして「誕生」は？

言葉が違うのだから、それぞれに違う意味があるのでは？　ある時ふとそんなことを思って広辞苑を引いてみました。するとどれも「子がうまれること」としか書かれていません。そこで私なりに解釈をしてみました。

「分娩」という言葉を考えてみると、分娩台、分娩介助、分娩監視装置という言葉が表しているように、介助者（助産師、医師等）を主体とした言葉のようです。

「出産」はどうでしょう。自宅出産、出産準備品、出産する……主体は、母親ですね。では「誕生」は？　誕生する、誕生日……そう！　生まれてくる赤ちゃんが主体です！

それに気づいた私は嬉しくなって、「自然誕生」という言葉を勝手につくりました。それは、私が助産院を立ち上げてからずっと、赤ちゃんの立場にたったお産の介助をしたい！という思いがあったからです。赤ちゃんにとっての自然とはなんだろう。そして、「自然誕生」を実現するにはどうすれば良いのか、妊婦健診や、お産介助をしながら、ずっと探求してきました。

そして、自然なお産を実現するために、助産院では、食を大切にしたり、様々な専門家を招いて教室を開催し、妊婦さんやご家族のみなさんと一緒に学んできました。それでも、自然には産めない方もいらっしゃいます。そんな時は、お母さんや介助する私たちも、とまどいを感じたり、残念な気持ちになったりすることもありました。

そんな風に、未熟ながらも日々お産に携わる仕事を続けさせていただき、15年がたった今、幸せな体験も、不思議な体験も、奇跡のような体験も、辛く苦しい体験でさえも、実はすべてが必要でありがたい体験だったのだと、思えるようになりました。医学や科学では説明できないことがあることを受け入れられるようになり、すべてのことは大自然の調和のなかで起こっているということも感じられるようになりました。

私が立ち上げた助産院の名前は「バースハーモニー」といいます。調和的出産を通して（世界の）調和を産みたい、という気持ちを込めて付けました。

この本は、開業以来、多くのご家族の出産を介助させていただき、泣いたり、笑ったり、驚いたり、感動したりしながら、本当の調和・ハーモニーってなんだろうと考え続けてきたことを綴ったものです。正しい答えをずっと探してきましたが、もしかしたら「ありのままを、ただ受け入れる」ことが答えなのかもしれないとも思い始めています。中にはファンタジーとしか思えないような体験もありますが、ぜひ楽しんで、最後までお付き合いいただければと思います。

齊藤純子

まってる赤ちゃん

自然誕生　生まれる瞬間から　自分らしく生きる

もくじ

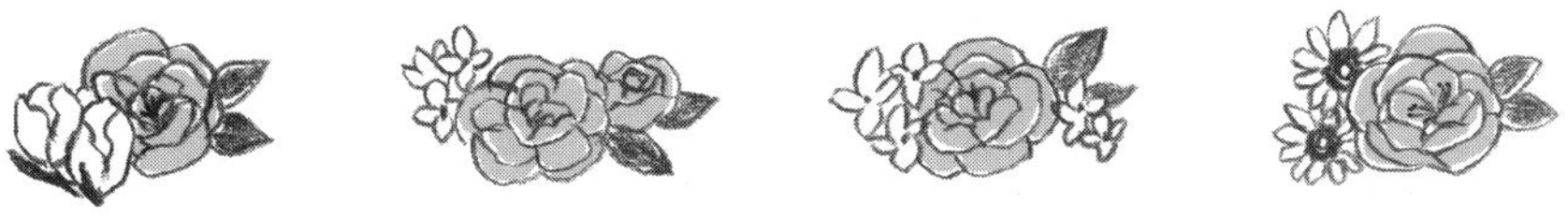

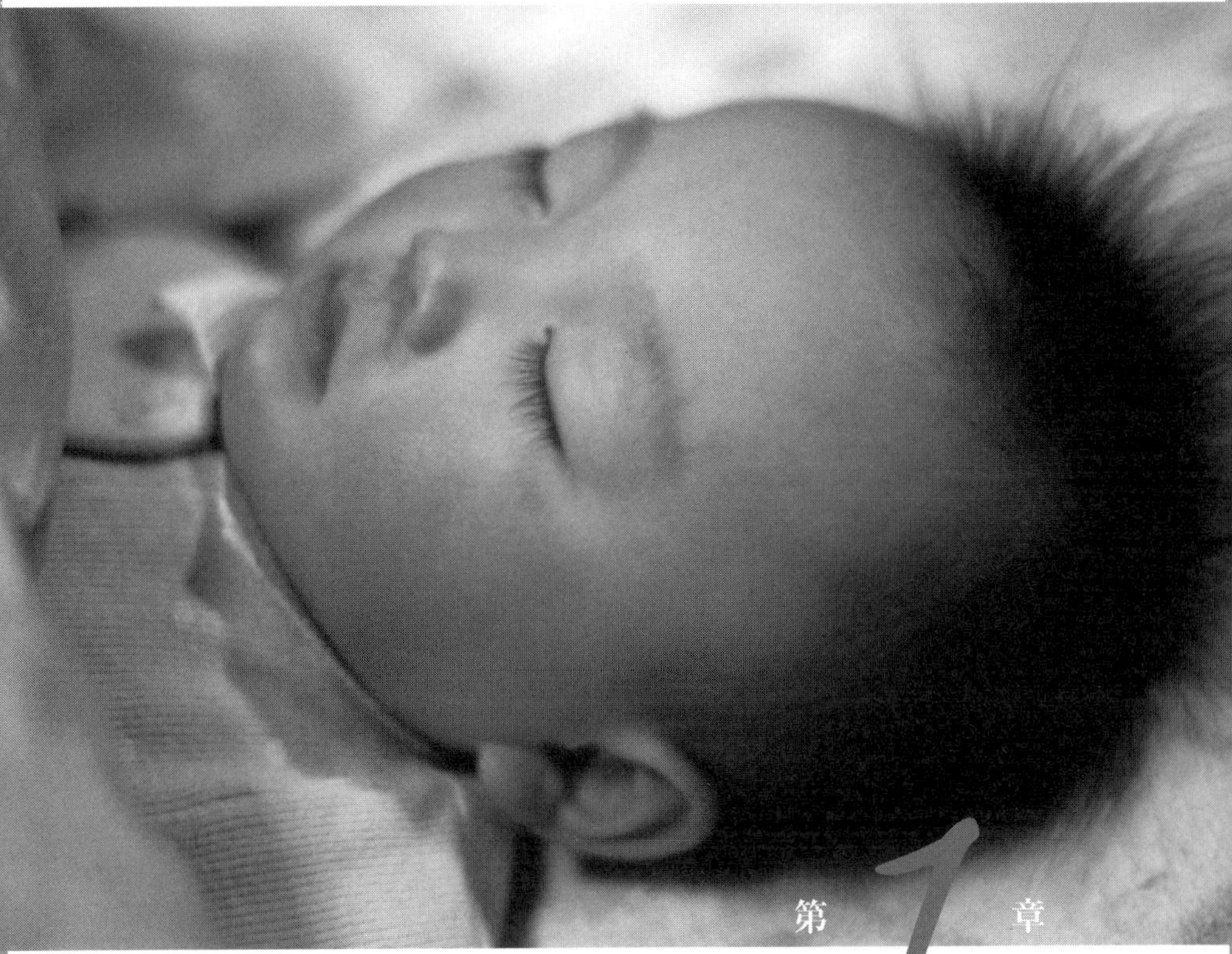

第1章

自然なお産を求めて

自然なお産ってなんだろう。
本当のお産ってなんだろう。
ずっとそれを知りたい一心でした。
四人の子どもを産み育てるなか、
様々な出会いに導かれながら、
少し本質が見えてきた気がします。

出産を通して得てきた学び

「良いお産」も「悪いお産」もない

この本を手に取られたみなさんは、いま妊娠中か、あるいは赤ちゃんを授かりたいと願っている方が多いのではないかと思います。お産というのは、母も子も命がけです。それだけに、お産を通して学ぶことは、本当にたくさんあります。

私自身、四人の子どもを授かりました。一人目は助産院で、二人目と三人目は自宅で、四人目は水中出産をやってみたくて、設備のある助産院を選んで出産しました。そして何か不思議な力に導かれるようにして、１９９９年の10月23日に「自然誕生」の助産院バースハーモニーを横浜市青葉区で開業することになりました。それから15年、２０１４年９月の時点で約６５０件の出産に立ち会い、たくさんの感動を共有させていただきました。病院とは違って、一人ひとりがその人の家族まるごと――お家の様子も、ご家族の様子も全部わかるという、本当に濃い関わりの６５０人です。感謝の気持ちでいっぱいです。

お産は一人ひとり全部違います。ここに来て思うことは、「良いお産」も「悪いお産」もないということです。あるのは、「あなたのお産」です。「あなたのお産」を「あなた

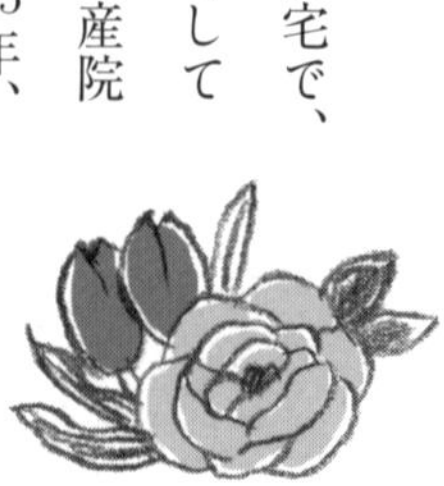

らしいお産」にすることができたなら、それは間違いなく至福の体験となります。そんな「あなたらしいお産」にするためのお手伝いをさせていただきたいと、私はいつも思っています。

赤ちゃんが「自然」に「誕生」するとはいったいどんなことなのでしょう。このとても重要なことをしっかり受けとめていただくために、まずは私自身の体験をご紹介させていただくことからお話を始めたいと思います。

人が持つ自然治癒力を信じて

もうずいぶん前のことになりますが、私は看護学校に通った後、助産師と保健師の資格も取り、その後、日本医科大学付属第一病院・第二病院に勤務しながらお産に携わりました。

私が受けた助産師教育は、当然ながら病院でのマニュアル通りの出産が主なものでした。手順を覚え、手際よく処置をこなしていくことは必然です。病院では万が一の危険に対して、万全の備えをしています。大学病院ですから、いざとなったら産科医はもちろん、麻酔科医も小児科医も集まって、緊急手術もできます。

私も医療従事者として、妊婦さんのためにどうすればよいかを一生懸命考えて、より意義のある保健指導をしたいと学び、助産技術の向上を目指しました。幸いなことに、

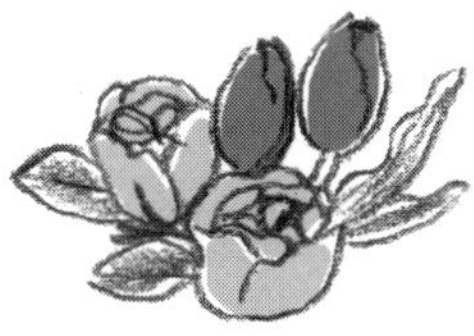

助産師が活躍できる環境もあり、お産された方々にもとても喜んでいただけましたし、私自身、やりがいを感じていたことも事実です。でも、その一方で、私のなかにはどうしても拭い去ることのできない疑問もありました。

私は当時から健康について考える機会が多く、薬を使わずに健康になるにはどうすればよいか、というのが私のなかのテーマでもあったのです。看護学校の時から、薬はほとんど飲まなくなっていました。「薬は毒である」と教えてくれたのは、薬理学の先生です。「薬には有効量がある。それよりも少ないと無効量、多いと致死量。要は、毒を死なない程度に薄めたのがよく効く薬」と、図解入りで教えてもらったのを覚えています。

私は「毒」は好きではありませんし、飲まなくて済むならそのほうがいいと思い、それをきっかけに薬を飲まなくなりました。もう30年以上経ちますが、いまだに薬は飲んでいません。そして、子どもたち四人とも、病気を治すために病院に連れていったことはなく、予防接種も、副作用で重症化した新聞記事を見て、あえて受けるのをやめました。夫も同じ考えだったこともあり、まったく迷いはありませんでした。

もちろん、風邪も引くし、熱も出ます。でも、人間には自然治癒力というものがあります。「医学とは、人の自然治癒力を助けることである」というのも、看護学校の医学概論の第一回目の授業で習った事柄です。ならば、人がもともと持っている自然治癒力を信じて、治るのを待ってみよう。そして純粋に自分の身体で実践してみよう！と思いました。

では、お産の医療現場はどうなのか？　ここが、自分にとっての最大の争点でした。お産というのは、お母さんと赤ちゃんの二人の命を守らなければなりません。正常に経過しているお産が、いつ異常に変わるのか、予測が難しいことがあります。なので、病院では万全の備えをしてすべてのお産に臨むのです。でも、私のなかには自然なお産ってどういうシステムになっているんだろう、医療のなかった昔の人は、どうやってお産をしたのだろう、という疑問がふつふつと沸き上がり、知りたい！という欲求はますます募っていきました。そして、自分が産む時には、本当に動物的な自然なお産というのをやってみたい。たとえお産で死ぬことになっても、それがやれたら本望だとさえ思うようになったのです。そして結婚を期に退職し、程なく第一子を妊娠、待ちに待った自然お産探求の旅が始まりました。１９８７年のことでした。

会陰切開への強い拒否感

初めての妊娠、初めてのつわり。初めての体験がこれほど不安なものだということは、体験して初めてわかりました。お産に関しては、プロとしてやってきて、わかっているつもりだったのに、いざ自分のことになると、さっぱりわかりません。不安と心配で、

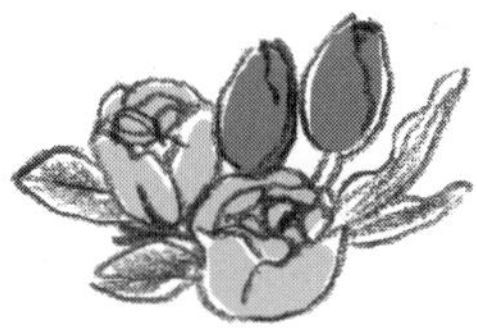

一つ目小僧が産まれる夢を見て、うなされた夜もありました。

さて、自分が産みたい場所をどうやって探そうか、これが一番の問題でした。当時は自然出産といっても今よりもっと知られていなく、みんな当たり前に病院で産んでいました。インターネットなどない時代で、情報も少なく、唯一、調べるものといったら電話帳くらいしかありません。暗中模索のなか、その電話帳をめくって見つけたのが、当時飯田橋にあった「日本助産婦会」（今は助産婦ではなく助産師）でした。

さっそく電話をして、自然出産ができる助産院を探していると伝えると、「うちでもやってますよ」という返事。当時は世田谷に住んでいましたが、近くには助産院がなく、ちょっと遠いけれど初めてだし（初産は、陣痛が始まって生まれるまでに12～14時間はかかると言われています）、ここでお世話になることにしました。

実を言うと、この時、私は「会陰切開をされたくない」の一心でした。

病院でいわゆる正常分娩に対して行われる数々の医療処置のなかで、私がどうしても耐えられないと感じていたのが会陰切開だったのです。自然裂傷でギザギザに裂ける傷より、まっすぐなハサミの創のほうが縫合しやすく、きれいに治る、また重度の裂傷を防ぐことができると教えられました。でも私は、剃毛や浣腸くらいなら我慢できますが、麻酔もなく、局所をハサミでジョリッと切られることは、耐え難い屈辱のように感じたのです。しかも、傷からの出血で、赤ちゃんは血まみれになって生まれてきます。

とにかく、私は切られるのは嫌でした。初産婦でも会陰切開をせずに、裂傷なく産むことはできないのだろうか、という疑問の答えをずっと探していたのです。

もちろん、他にもいろいろ感じたことはあります。剃毛や浣腸は本当に必要なのか。分娩監視装置にずっとつながれて身動きもできないのは辛そうだなあ。点滴もされたくない。赤ちゃんが新生児室に預けられてしまうのはかわいそう。ミルクをまったくあげないで育てることはできないのかしら。人間は病院のなかった昔から、ずっと今まで子孫を残してきているのに……。

会陰切開なしでも産める！

そこで夫婦で「お産の学校」に初めて参加した際、最後に何でも質問してくださいと言われて、私は迷わずこう質問しました。

「初産婦でも会陰切開なしで、裂傷なく産めるものなのでしょうか？」

年配の助産師さんがニコニコしながら答えてくれました。

「産めますよ」

私は、その言葉を待っていたのです！「産めますよ」と、いとも簡単にそう言える自信。それは経験によって裏打ちされた何ものにも代えられない頼もしい一言でした。

私はとても嬉しくて、「やっぱり、自然ってすごい」と思ったのを今でも強く覚えてい

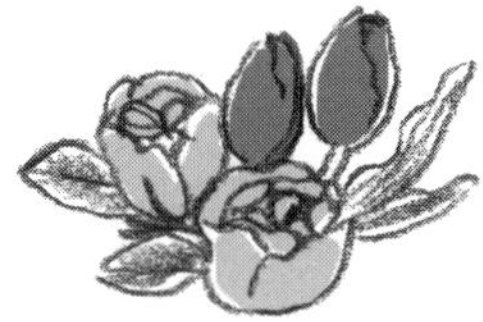

ます。

　長男を出産したのは1988年の早春、前日の午後7時に陣痛が始まり、いきなり5分から3分間隔の陣痛がきて、午前0時5分に入院、午前1時4分に生まれました。

　当初は初産だからまだ来なくていいと言われて、家で洗い物やいろんな雑用をしていました。ところが、やがて陣痛が3分間隔になったので電話しました。「初産だから朝ね」と言われたのに、助産院に着いた時点でもう全開。陣痛開始から約6時間、助産院に着いてからはわずか1時間と、あっという間の出産でした。

　さて、私の会陰はどうなったのでしょう。

　無事でした。ちょっとだけかすり傷になって、クリップで1箇所だけ止めただけです。でも、陣痛が痛くて、思わず呼吸法を忘れて「いたーい！」と叫んでしまった。その時、足もとのほうにいた助産師さんたちがボソボソ話していた言葉がしっかり聞こえました。

「（会陰が）切れるかもしれないわね」

　ガーン！　それからは必死で、息まないように、叫ばないように、ファー、ファーと力を抜いて、呼吸法を頑張ったことは言うまでもありません。結果としては異常もなく、安産でした。喜びと、達成感と、「ああ、お産ってこんな感じなんだ」というのが、身をもってわかりました。

　ただ、産むのは意外と楽でしたが、陣痛のなか車で移動したり、助産院に着いたらすぐに浣腸されたりと、終始バタバタした慌ただしい気持ちではありました。浣腸をしてトイレに行くと破水して、そのまま分娩台へ。お産用の足袋（あしぶくろ）を両足にはかせてもらい、そのまま足台に固定されました。ベテランの助産師さんに足を動かさないように押さえられました。ほんの20～30分のことだったと思いますが、足が固定されていることがこれほど苦痛なことだとは、思いもしませんでした。

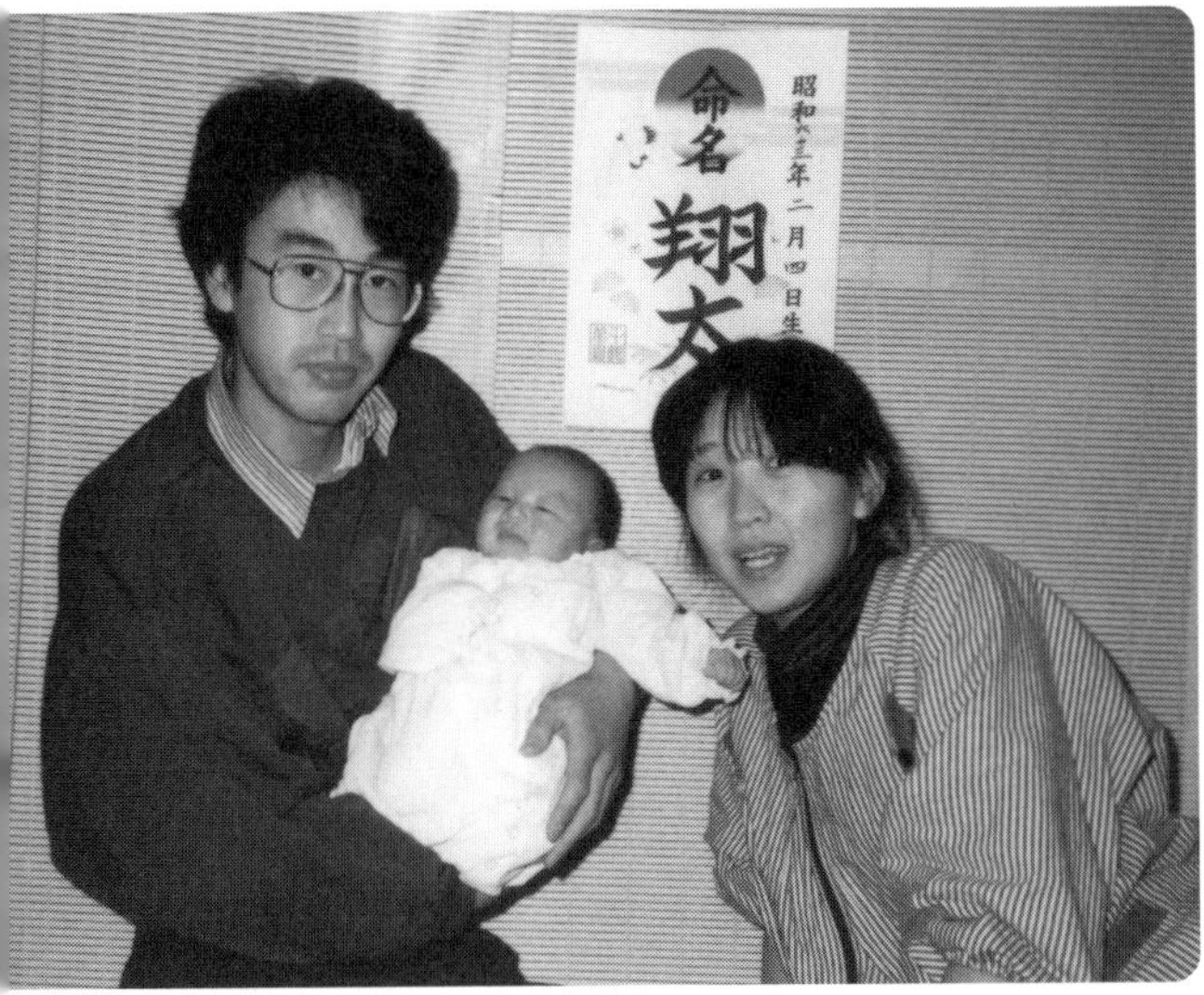

家族３人の新しい生活がスタート。はじめての子育ては育児書を片手に慣れないことばかり。「育児」は「育自」と学びました。

赤ちゃんは、次の朝まで別室でした。その後からは、ずっと同室です。おっぱいを初めて含ませ、あまりの力強さにびっくりしました。一人で入院していると、夜とても寂しくなって、いろいろな思いが脳裏をかけめぐり、マタニティブルーも体験しました。退院後、24時間休みなしの母親業は、思っていたよりつらいものでした。勤務だと3交代できるのに、母親は、誰にも交代してもらえないのです。初めての子育ては、きちんと育てなくちゃという責任感と気負いと、悩みと戸惑いだらけでした。

もちろん赤ちゃんは可愛かったのですよ。でも可愛いって口に出して言うと、だめな子どもにしてしまいそうだったり、甘やかすと自立できないんじゃないかと思ったり、少しでもいい情報はないかと、育児の本をたくさん買い込み、授乳しながら本を読んだり、必死の子育てをしていました。

分娩台に乗らなくて済む心の軽さ

次男を妊娠した時は、「今度は自宅で産みたい」と思いました。助産院から自宅というのは自分にとっては大きな転換でした。長男を産んだ助産院に当時アルバイトに来ていらっしゃった、若かりし頃の助産師の神谷整子さんから（いまやカリスマ的大先輩ですが）「自宅出産っていうのもあるのよ」と聞いていた言葉が強く心に残っていたからです。

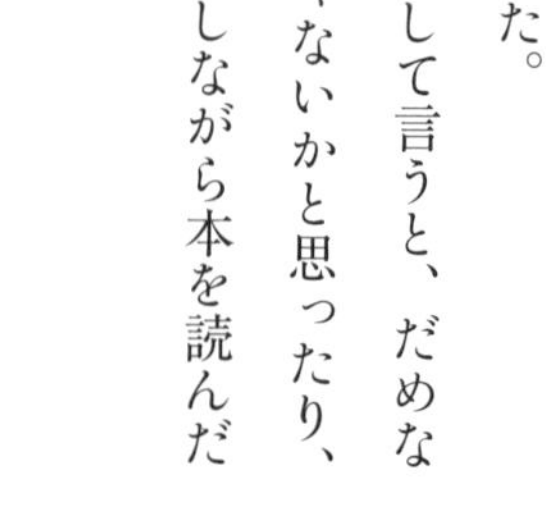

そこでまたしても日本助産師会へ電話をして、自宅出産を受けてくれる助産師さんを探しました。当時は本当に少なく、世田谷には一人いらっしゃっただけでした。助産師の伊達鶴子さんは、当時の世田谷区助産師会の会長さんで、お年が72歳。そして、サポートに来られた助産師さんがなんと82歳。なので、最初は大丈夫かなと思ったのですけれど、実際に来ていただくとすごく安心感がありました。

お二人ともとてもお元気で、生き生きと仕事をされていて、びっくりしました。「陣痛が来た」と電話したらすぐ来てくださって、一人の産婦に二人の超ベテラン助産師さんが、かかりっきりです。腰をさすってもらったり、手を貸してもらったり、ツボを押してもらって陣痛がとても和らぐのも不思議でした。なんて贅沢なんでしょう。楽な姿勢でずっといられることが、こんなに嬉しいことだとは……。

いよいよ陣痛が強くなっても布団の上に座ったままで、内診もしないで、肛門と会陰部をずっと押さえてもらっていました。頭が下がってくる感じが、外から押さえているだけでわかるのですね。そしてずうっと腰をさすりながら、いろんなお産の話をしてくださるのです。私が助産師だからか、こんなお産、あんなお産と、ものすごく珍しいお産の話をいっぱい話してくださいました。

だんだん痛くなってきたから、「もうちょっと黙っていてください」と言ったら、「そうそう。そうなってくると生まれるのよ」とのお返事です。そして「この姿勢がいいわ

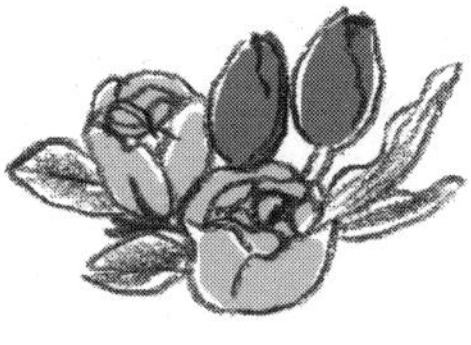

よ」と言われて、正座してかかとで肛門のところをぐっと圧迫していました。その姿勢をずっととっていると本当に楽でした。

　破水したので「じゃあ、横になって」と言われて、すぐにその場で横になりました。背中には背もたれ用に畳んだ掛け布団を重ねました。お二人とも腰の位置に腰ひもを巻いています。そして、横になった私の右と左にお二人が膝立ちします。「この腰ひもを引っ張りなさい」と言われ、腰ひもを引っ張りながら二回ほど息んだら、次男が誕生しました。1990年春のことでした。陣痛が始まって約7時間、分娩台に乗らなくて済むのがこんなに楽なことだとは、思いもよりませんでした。

産後にはしっかりと休養を

　今回は自宅なので赤ちゃんもずっと一緒です。初乳もあげられるし、添い寝もできます。産後6日目には、6時間も寝てくれて、夜もぐっすり眠ることができました。体重も一時は生理的に減少しますが、その後は順調に増え、1週間経った頃には、おっぱいだけで生まれた時よりも重くなっていました。

　哺乳量の測定などしなくても、自然に泣けば飲ませるの繰り返しです。難しいことなど何もありません。うんちをしたいのがよくわかる子で、真っ赤になってきばりそうになると、トイレに連れていきました。鉛筆くらいの太さの胎便が、にゅるにゅると出て

くるのが驚きでした。おかげで、落ちにくい胎便を洗濯しなくて済みました。

自宅で産むためには、お手伝いが必要です。私の場合、幸いにも当日は妹と義妹が来てくれ、夫も休みの日で、人手がいっぱいでした。産後は、茨城から夫の母が来て、手伝ってくれました。上の子がいるとなかなか休養できないので、手伝いに来てもらったことがとても助かりました。産後の安静は、とても重要です。産後に無理をすることだけは、絶対に避けてください。

ただ、この時もまだ本当の産後の過ごし方を知りませんでした。自分なりに安静にしているつもりではありましたが、今思えば、肝心なところが守られていなかったのです。詳しくは、後述いたします。

時間泥棒に追われ続けて

こうして自宅出産に味をしめた私は、三人目の時も迷わず自宅出産を選びました。三男が生まれたのは、1993年春。次男の時と同じ助産師さんたちに来てもらいました。今回はゆっくり感じる余裕もなく、陣痛らしき陣痛に気づいてから約1時間半というあっという間のお産でした。ただ、今回のお産では今までにない感覚を味わいました。それは、赤ちゃんの頭が産道を降りてくる時、すっごく気持ちよかった!!のです。思いもよらない感覚に、驚きました。

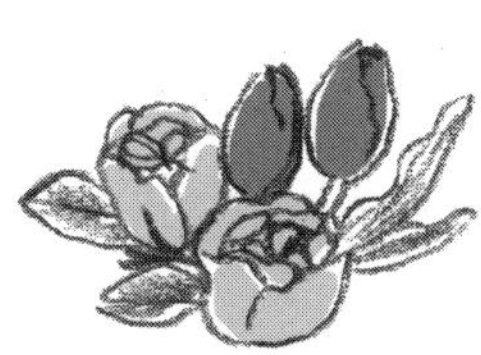

実はその1週間前に、2分ごとにお腹が張って、子宮口が6センチまで開いたのですが、お風呂に入ったとたんに張りが嘘のように消えてしまいました。今回の妊娠では、歩くことを意識し、毎日８０００～１００００歩を目指して歩いていました。しかし9カ月に入って、出血してしまい、自宅で出産当日まで安静にしていたので、長い休養期間を経た出産となりました。

その頃の私は食事に関しては食品添加物を避けるくらいの意識しかありませんでした。次男が生まれる直前に生協に入り、質のいい牛乳や卵、安全なお肉やベーコン、自然素材だけれど砂糖（白砂糖ではない）のたくさん入ったお菓子や菓子パン、減農薬のお野菜や果物を食べるようになって3年以上経っていました。育児と家事とボランティアの仕事が大変で、ストレスから甘いものを過食していたと思います。

ただ、切迫早産になったおかげで、ゆっくり休養することができたのは、その頃の私にとっては幸せな体験でした。専業主婦だったにもかかわらず、私には、「出血したから安静にしなくてはいけない」という、休むための正しい理由が必要だったのです。とにかく忙しかった。分刻み、秒刻みの生活をしていました。時間泥棒に時間を盗まれてしまっていたと思います。今思えば、なぜあんなに忙しく暮らしていたのか、不思議です。

赤ちゃんを産むたびに、ゆっくりとした時間をプレゼントされるのが嬉しくて、また

産みたいなあ、と思っていました。お産の時くらいしか、ゆっくりできない。当時の私は、そう思い込んでいました。ゆっくり過ごすことに罪悪感を抱いていたと思います。幸せを味わったのもつかの間、その後、四男出産直前まで、時間に追われる日々が続くことになります。

赤ちゃんに導かれながら

意味のわからない問いかけ

慌ただしいなかにも心に少し余裕が出てきたのは、三男が4歳になった頃でした。肉食をやめ、玄米を食べ始めて2年。日々の暮らしが手持ちぶさたになり、体の奥から「助産婦」の血が騒ぐのを感じ始めていました。暇を見つけては本屋さんへ行って、お産に関する本を片っ端から読みました。自分が体験の真っ只中にいた時は、お産の本なんて読んでいる暇もありませんでした。ただ、自然に産みたい一心で、無我夢中で三人とも産んでしまったことを少し残念に思いました。

そんな時に出会ったのが「水中出産」に関する本でした。ええ？　いったいどういうこと!?　それを見た時、私はすごく悔しかったのです。ああ、自分はこれをやっていない、やりたかったなあ、知っていれば絶対やったのに……そう思いながら、水中出産を

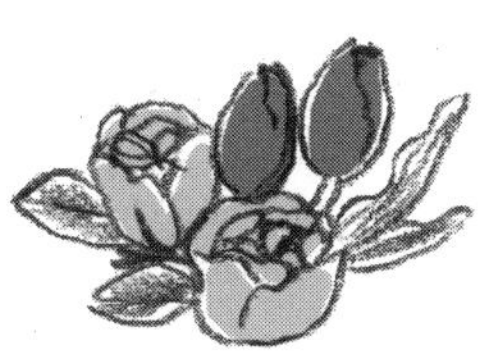

実践している片桐助産院（院長の片桐弘子先生が亡くなられ、今は閉院しています）のことが載っている本を、恨めしく見つめました。

お湯の中に生まれた子がどうしておぼれないのだろう？　消毒はどうするのだろう？　どうして楽なのだろう？　いったいどんな感じなのだろう？　私にとってはすべてが未知の世界です。どうしても知りたいと思いは募るばかりです。

この助産院に勤めてみたい、勉強したい、と思っていると、その1週間後に妊娠がわかりました。まさか、の事実です。「やった〜！　今度は水中出産だ〜！」と私は心のなかで叫びました。

要するに私は、お産のオタクなのですね。自分のなかの一つひとつの疑問がお産を通して解決し、目標が達成されていくという感覚がとても楽しく、自然のお産とは何かを探求したいという感覚が湧き上がってくるのです。さっそく片桐助産院に電話しました。片桐先生は明るい口調で、あっけらかんとした気さくな感じで、いきなりこうおっしゃいました。

「四人目？　子どもの数だけ取らなきゃいけない壁があるのよ」

「……」

当時の私には、よく理解できない言葉でした。私は壁なんてつくってないわ。努力して、自分の苦手なところを克服してきたつもり。誰とでも仲良くできるし、笑顔でもい

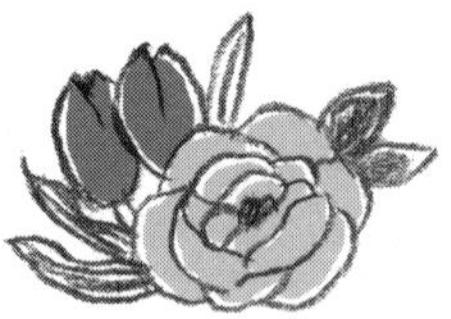

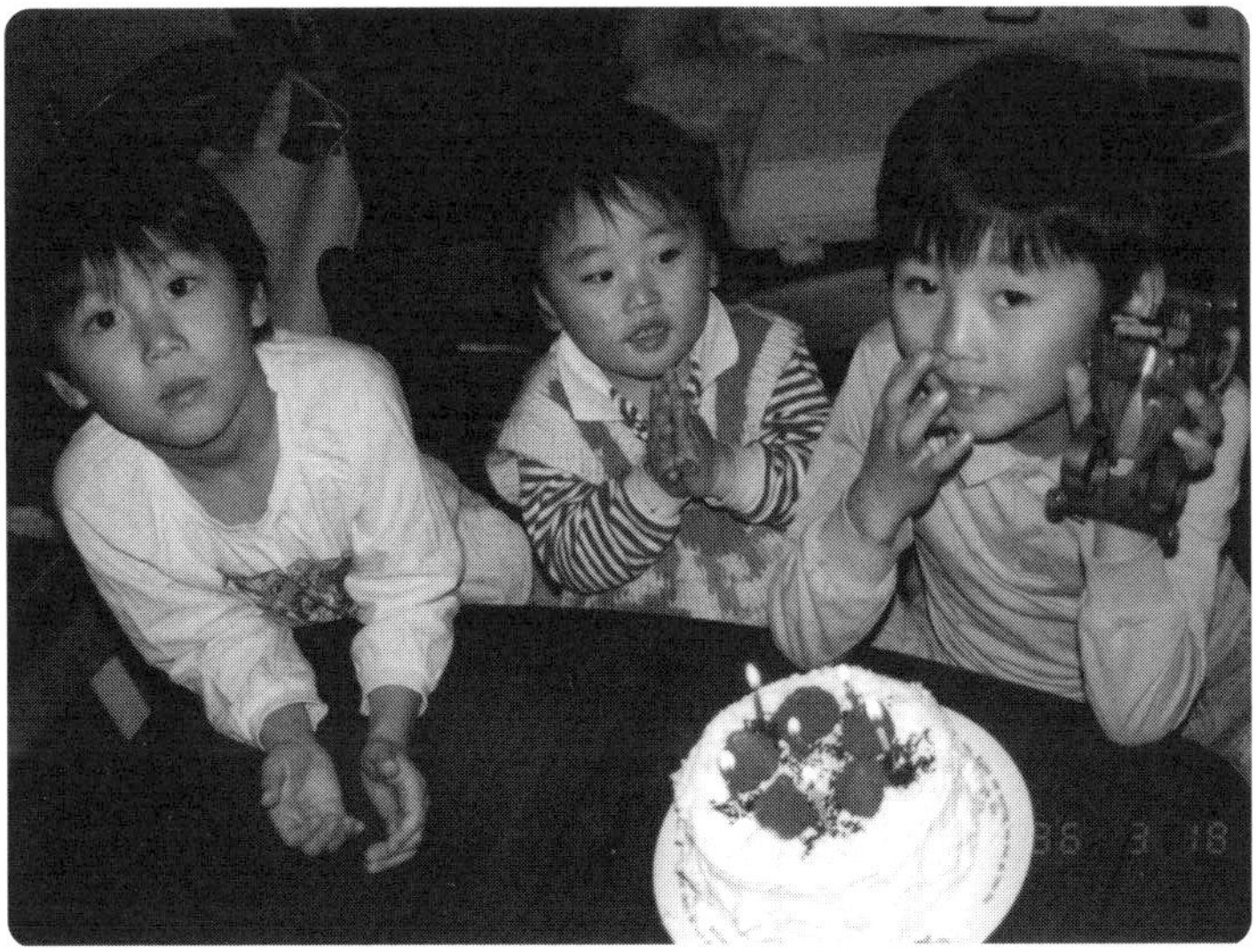

家の中は毎日が運動会。公園に行けば、必ず誰かがいなくなり、迷子アナウンスの常連でした。

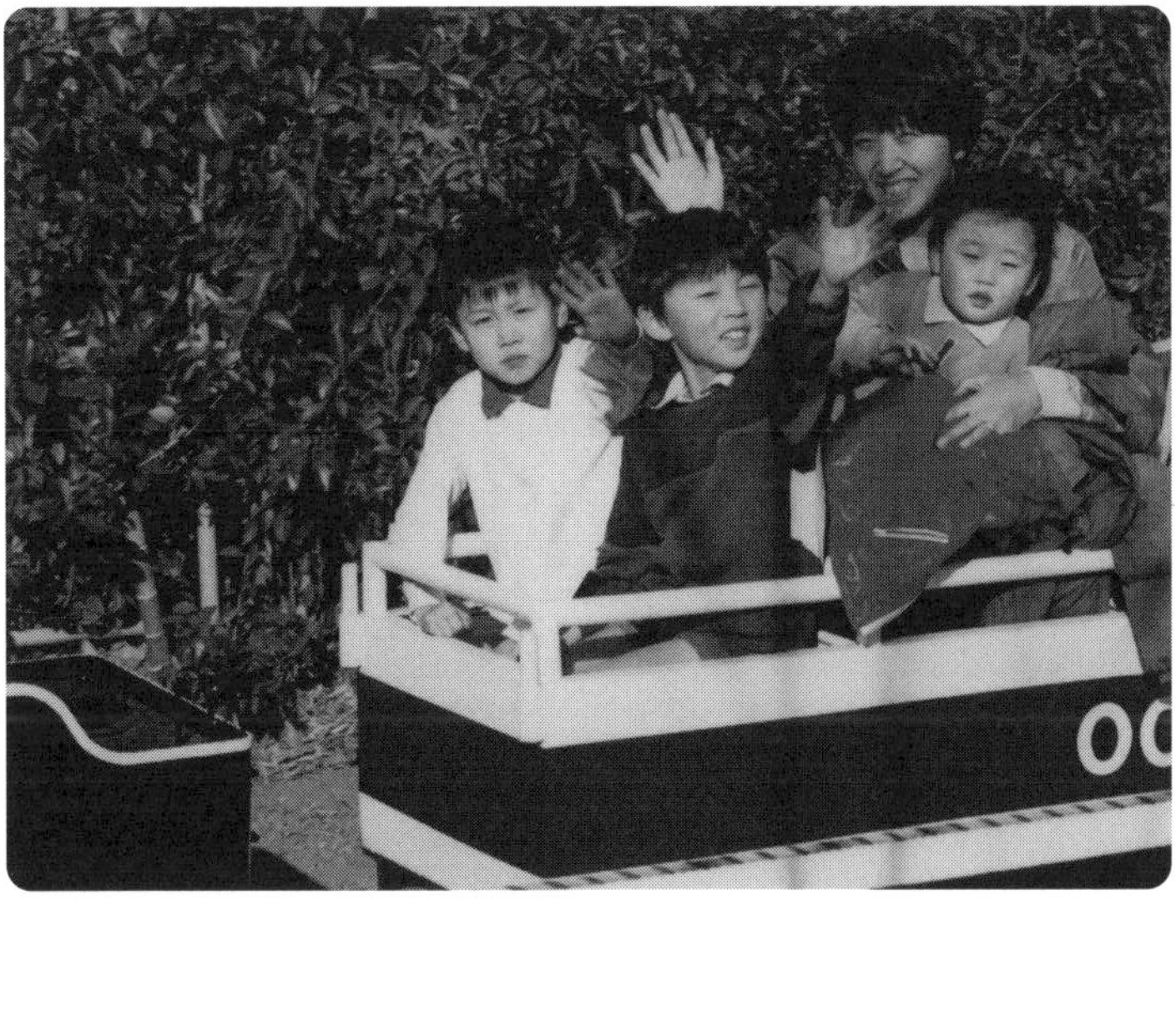

られる（家族以外・苦笑）。人前で話すこともなんとか克服できたし、いいと思うことはいろいろとやってきた。私は、正しく生きてきた。なんでそんなことを言われるのだろう？　それも初めての電話でいきなりなんだもの……。

まるで、私の生き方にいちゃもんをつけられたかのように感じてしまう自分がいました。

とにかくそのくらい、必死で生きていました。一分一秒を惜しんで、何が正しいことなのか、真実はどこにあるのか、一度しかない人生を間違っちゃいけない、そんなことばっかり考えて、忙しく、心を亡くし、答えを外にばかり探して、疲れて不安な生活を送っていたのです。夫にはいつもこう言われていました。

「きみの言うことはいつも正しいよ。でも正しいことがいいことだとは限らない」

でも、その意味が私にはわからなかった。（ああ、懐かしいけど、かえりたくないあの頃。よく頑張っていたね。探しものはなんですか？　外にはありませんよ……。）

かくして、少しの疑問を残しつつ、期待に満ちた妊娠生活が始まりました。なんとなく今までとは違った、ものすごく特別な感じでした。そして、おなかの中の赤ちゃんを通して導かれた様々な出来事が、私のその後の人生を大きく変えることになっていったのです。

赤ちゃんからのメッセージ

片桐助産院で水中出産することを決めたのはいいのですが、ひとつ問題がありました。距離です。片桐助産院のある場所は海老名。車だと東名高速を使っても約1時間半、電車とバスを乗り継ぐと約2時間もかかります。三男を1時間あまりで出産していた私は、四番目がどのくらいで生まれてくるのか、予想がつきません。遠いので、片桐先生からは他の助産院も勧められましたが、ここ以外の助産院へ行きたいとは思いませんでした。

それから、出産費用もバカになりません。いつもお金を使い果たして生きてきた私たちに貯金などあるはずもなく、もしここ以外で産むとしたら、自宅で一人で産んでみようかなとも考えていました（今思うと、若気の至りというか、絶対にまねしないでくださいね。無介助出産は危険です）。でも水中出産を一人で自宅でやるには、あまりにも勉強不足。それでも生来のんき者の私は、あまり深く考えず結論の出ないまま、とにかく片桐助産院に通ってみることにしました。通いながら考えよう、ここでいろいろ勉強させてもらおうと思いました。

片桐助産院ではワークショップがたくさんあり、時間帯も休みの前日の夕方に設定されているので、仕事が終わってから夫も一緒に参加することができます。実際、家族そろって参加されていらっしゃる方ばかりでした。

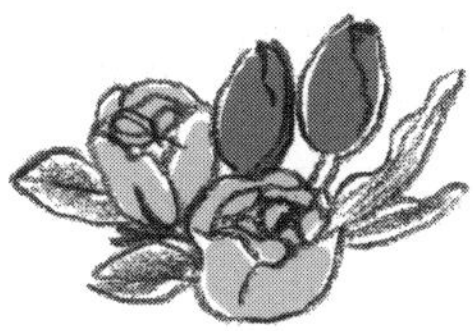

呼吸の講座や、長岡式酵素玄米の炊き方など印象的な教室がいくつもありました。なかでも私にとって驚きだったのは、「魂のリーディング」です。正確に言えばこれは通常のワークショップではなく、片桐先生から「ここ、面白いから行ってごらん」と紹介されたものでした。

リーディングを行うのは浅川和江さんという方で、自分の魂がこの世に生まれた目的などを、描いた絵を通して読み取ってくれるということでした。でも、私はなんだかあやしい感じがして、気乗りがしないでいました。それで興味を持った夫が最初に行ったのですが、すごく良かったから行ってみたら?と勧められ、足を運ぶことにしました。

リーディングでは、絵を描いただけで、私からは何も話していないのに、今の状況がありありと語られ、涙をたくさん流しました。そして、時間について大きな学びがありました。その後、臨月になってどうしても行きたくなったので、もう一度行ってみました。前回と同じように、私の描いた絵に手を乗せて、なんとこんなことをおっしゃいました……。

「おなかの赤ちゃんが話してくるんだけど、聞いてもいいかしら」

私はよく訳もわからないまま、その場の流れで「お願いします」と応えました。

「この子、名前を言ってるんだけど」

浅川さんは続けます。

「普通は子どもの名前は親が決めるんだけど、この子、自分でつけてほしい名前があるみたい。どうする？」

半信半疑ながらも聞くと、その名前は「純」でした。私は「純子」なので、絶対に自分ではつけない名前です。字も一緒です。

その後も赤ちゃんはいろんなことを話してくれました。そしてここから、私を「見えないけれど感じられる世界」へと導いてくれました。最後に彼女はこんなメッセージを伝えてくれました。

「この子、片桐助産院で生まれたいって言ってる。水中出産で、旦那さんに取り上げてほしいって」

それで浅川さんご自身がびっくりして片桐助産院に電話をかけ、「あなたのところ、そういうのやってる？」と聞いてくれました。返事はオーケーでした。

私は助産師の先生の技術を見たくて片桐助産院を選んだので、産むんだったら介助してくださるのは片桐先生がいいと思っていました。でも、おなかの中の赤ちゃんがそう言うなら、仕方がありません。夫もやる気満々でした。「今度は自分で取り上げてみたいです」と両親学級の自己紹介で夫が宣言しているのを横で聞いて、本気なんだ！とびっくりしたのは私でした。

彼は片桐先生の著書『生まれる瞬間』を何度も読んで、彼なりに出産の場面をイメージしてどうやって取り上げるか考えていたようです。「生まれたら、顔を下に向ければいいんですよね？」と助産師さんに確認していました。片桐先生は夫と私たちだけの助産院でのプライベート水中出産を、快諾してくださったのですから、すべては私たちの責任と自由です。私は「（私の）肛門だけは押さえてね」と彼に念を押しました。

そうして結局、第四子は、水中出産で夫が取り上げたのです。その間、助産師さんたちは別の部屋で待機してくださり、生まれてから内線で呼びました。

もう少し詳しくお話ししましょう。

夫と二人だけの水中出産

１９９８年初夏、予定日を1日過ぎて、早朝から不規則ながらいつもとは違うおなかの張りを感じていると、電話が鳴りました。片桐先生からでした。

「どう？　予定日過ぎたわね。ちょうどお部屋が空いたから、来ておけば？」

「いいんですか？」とたずねると、「私は今から出張でいないんだけど、スタッフがいるから」と言われて、とりあえず行くことにしました。おなかの張りは7分から20分間隔で不規則に来る程度でしたが、早めに行って様子を見ることになりました。

内診の結果は、子宮口はかなり薄くなっていて、後方で1.5センチ開大。生まれる頃には子宮口が前の方に来て、10センチ開くのですが、この状態ではまだまだ、という

感じです。

上の子どもたちは学校です。生まれそうな陣痛が来たら迎えに行って、家族で立ち合うことにしていました。特に長男は楽しみにしていました。二人の弟が家で生まれた時、二回とも眠っていて立ち合えなかったからです。

お昼になって、夫と二人分の食事が部屋まで運ばれてきました。美味しそうな野菜たっぷりの玄米食のお膳です。「旅館みたいだね。二人だけでこうやって食事するのって、何年ぶりだろう。なんか嬉しいね！」。そんなことを話しながら食べていると、突然ぐっと強い痛みがやって来ました。12時20分でした。次は5分後にまた来ました。痛みはみるみる強くなっていきます。

午後1時半にトイレに行くとおしるしがありました。「プールに入りますか？」と言われ、「入ったらまた出てもいいんですか？」と聞くと、「ええ、自由にしていいですよ」とのお返事でした。それで気軽な気持ちで入りました。

ひろ～いお風呂です。そっと入ってみると、陣痛の痛みがすうっとなくなりました。あれ？　痛くない。そのうちまた陣痛がやって来ました。ちょっとぬるく感じたので温かいお湯を出して腰に当てるようにすると、本当に気持ち良くてびっくりしました。

陣痛を痛みとして感じないのがすごく不思議でした。膝立ちで、お風呂の縁に両腕をかけた姿勢も、浮力があるのでとても楽です。好きな音楽をかけようとカセットテープ

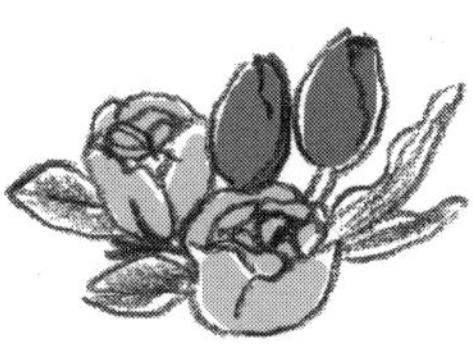

を用意していましたが、いざその場に来てみると、音楽よりも助産院に用意してあった小鳥のさえずりのテープが聞きたくなりました。

夫は子どもたちを迎えに帰るつもりだったので、午後2時半くらいまで洋服のままでお風呂場にいました。いよいよ間隔が短くなってきて、迎えに行くのは無理だということになり、夫もお風呂に入りました。約束通り肛門を綿花で押さえてくれ、とっても楽になりました。

しかし、困ったことに、なかなか子どもたちに連絡がつかないのです。だんだん痛みが強くなって1～2分間隔くらいで来ています。夫の片手はまだ携帯電話です。やっとのことで連絡が取れました。彼の妹と私の母が、それぞれに子どもたちを連れてこちらへ向かってくれることで話がつきました。

彼が電話を切った直後でした。どうしても耐えられないほどの強い息みが来て、う～～～ん、と息んだら、赤ちゃんがぐぐ～～～っと下がってきました。ああ、気持ちいい！　さっきまでの死ぬほどの痛みが快感に変わる瞬間です。またしても味わうことができた感激。ぬるぬるっと体を突き抜けてきた純を彼が受け止めました。お湯から出して、顔を下に向け、純が「エ、エッ」と自分で呼吸を始めたのは午後3時3分のことでした。

手づくりミニ四駆レーシングコース。夢中で廊下いっぱいにつくったものの、しまう場所もなく…。

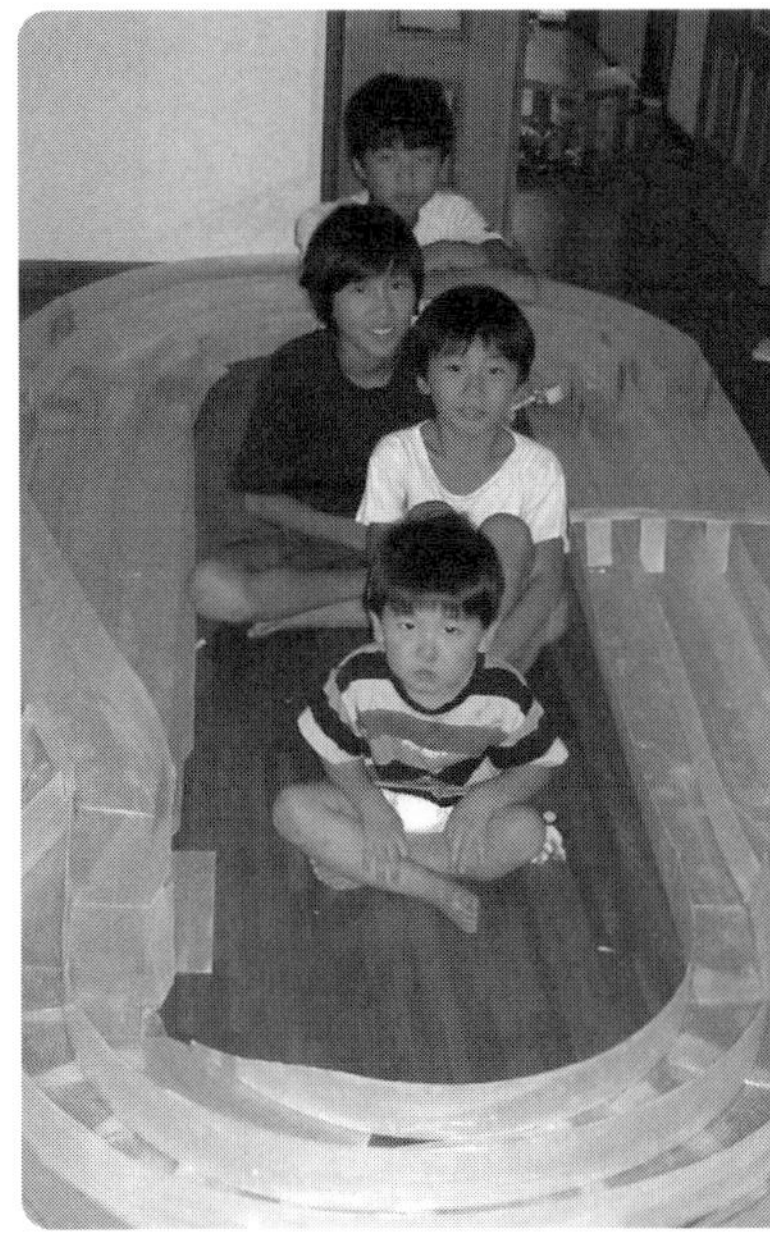

2013年夏、みんな大きくなりました！子育ては、大変なこともいろいろあったけど、子どもたちのおかげで、私たち夫婦も成長できました。今となっては、何もかもが楽しい思い出です。

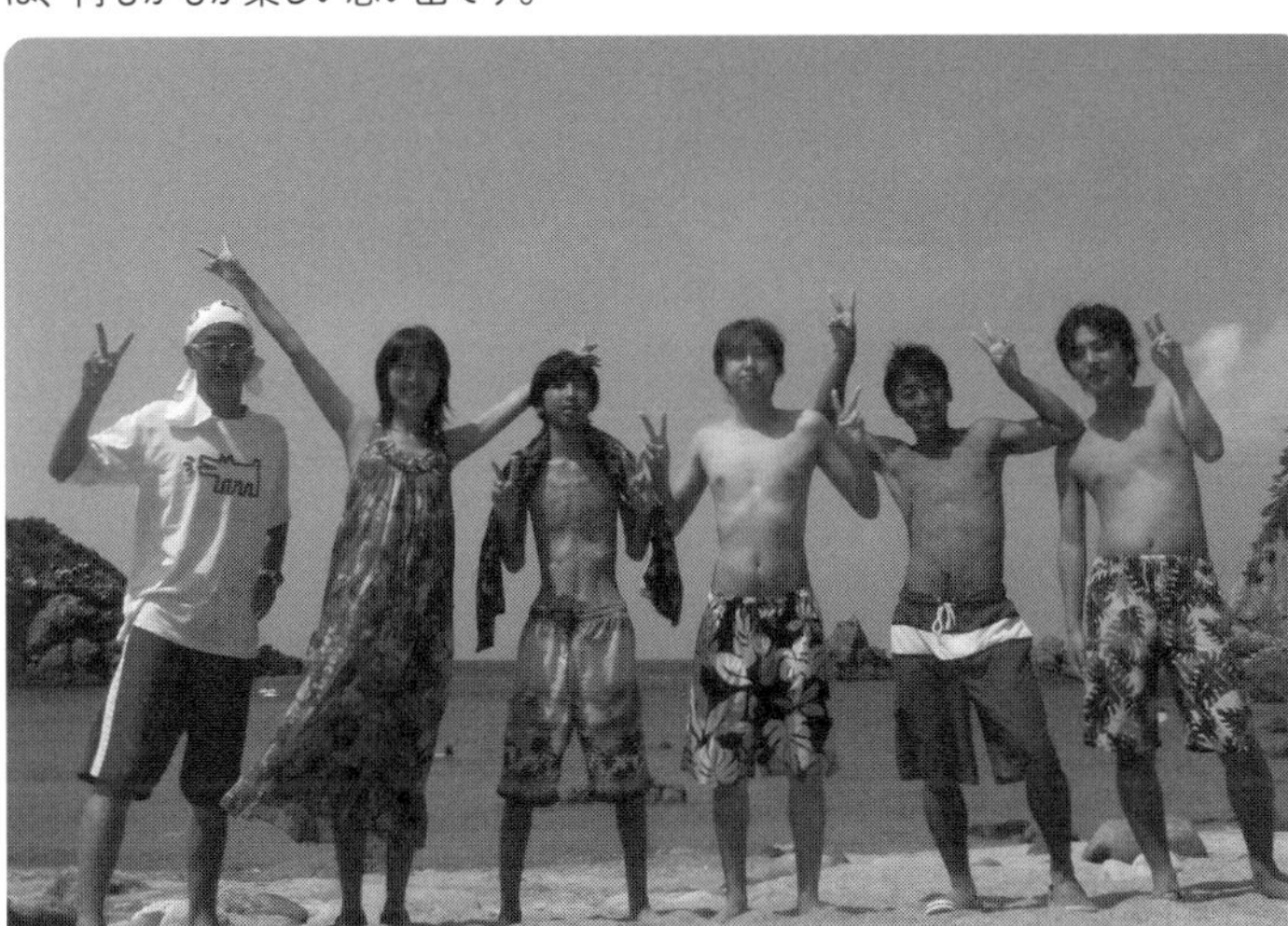

おいそれとはさわれない神々しい存在

生まれてきた純は、大きな泣き声も立てず、目を開けてしっかりと周りを見ていました。真ん丸な頭で、きれいな色。小さな体で私の腕の中に納まって、おっぱいを上手に吸いました。やっと会えたね。このうえない歓びがあたり一帯を包み込んでいました。なんて幸せなんでしょう。夫が内線で「生まれました」というと、助産師さんがやって来てくれました。そして彼女たちが来た後も、おだやかに静かに時間が流れました。

そのうちにぐっとお腹が痛み、う〜ん、と息むと胎盤が出てきました。夫が受けて、プールに浮かべてもらった膿盆に入れました。最後にへその緒も夫が切りました。お風呂から出るのがすごく名残り惜しく、このままずっとこうしていたい感じでした。

でも、もう出なくてはいけません。水から立ち上がってみると思いのほか体が重く、まるで鉛のようでした。意を決して立ち上がり、二人がかりで抱えられて、必死の思いでお部屋まで歩いてたどり着きました。やっとの思いで横になったのですが、その時すでにかなりの量の出血をしてしまっていたのです。

産後の大出血は命にかかわる一大事です。助産師さんたちの険しい表情と、長く無言の慌ただしい動きから、夫もただならぬ気配を感じたようです。「死ぬんですか？」という夫の小さな声が枕元から聞こえました。もし妻がこのまま死んでしまうなら、自分

も覚悟を決めなければいけない、と思ったそうです。助産師さんが強い口調で「止めるんです！」と答えています。でも、当の私はどこも痛くも痒くもない。むしろふわーっとして気持ちいいのです。何を焦っているんだろうと思っていました。そして、意識はぼんやりとしていましたが、不思議とまったく死ぬような気はしませんでした。

この大出血の原因は、妊娠中の誤った食事、もっとはっきり言えば、砂糖の摂り過ぎです。これはきわめて重要なことなので、後で詳しくご説明します。

たぶん、私はここで血を出さなければいけなかったのでしょう。そして、産後におとなしくする必要があったのだと思います。出血してなかったら、以前のように動き回って休まなかったかもしれません。上の二人の子の産後なんて、この時に比べたらずっと動いていたし、お産が軽いと元気だから、赤ちゃんの胎便をトイレに連れていってさせていたくらいです。

でも、この時はもう、まったく動けませんでした。寝たきりでおしっこもできなくて、4日ぐらいはカテーテルでとってもらっていました。

とても不思議だったのは、生まれたばかりの純を隣に置いてもらっていましたが、触れることができなかったのです。赤ちゃんが神々しすぎて、自分の手が触れることで穢れてしまうような気がしたからです。それほどまでに神々しく崇高な存在。神様が降りてきたとしか思えない、おいそれとは触れない存在。四人目にして初めて体験した感覚です。

この時感じた思いが、今の私の原点です。すべての赤ちゃんに対する気持ち、赤ちゃんは神様にほかならないという気持ちは、この時の体験から来ています。

「陣痛」とは「神に通じる道」のこと

純が小学校5年生になった時、私にこんなことを聞いてきました。

「ジンツウって、ジンツウリキのことなの?」

それまで考えたこともなかったので、その言葉が深く心のなかに響きました。陣痛と神通力の「ジンツウ」は、神に通じる同じ言霊だと思ったのです。子宮というのは、子の宮です。そして、「産道」は「参道」です。赤ちゃんは「子の宮」から参道を通って神通力によってこの世に出てくる。赤ちゃんを産むというのは、そして赤ちゃんが誕生するというのは、そういう尊いことなのです。ああ、これは本当に神様をこの世にお迎えする仕事なのだと、私はそう思いました。

池川 明先生が胎内記憶について書かれた『おぼえているよ。ママのおなかにいたときのこと』という本も、ぜひ手にとっていただきたい本のひとつです。これは先生の2冊目の本で、「胎内記憶」を語った子どもたちの言葉がいくつも綴られています。実は、純の胎内記憶の話も載っています。

胎内記憶の話

彼が4歳の時、「ろうそくお風呂」のマイブームがやってきました。「ろうそくお風呂」というのは、電気を消して、その代わりにろうそくを立てて、暗いなかで二人でラブラブでお風呂に入るのです。そんな時、湯船のなかで彼がこそっと話してくれたことがあります。その時の言葉は、今でも鮮明に覚えています。

彼はまず「暑くて暑くて汗びっしょりになったんだよ」と言いました。なんのことかなと思って「もしかして、生まれてくる時のこと？」って聞いたら、「ううん、お母さんのおなかに入る時のことだよ」と答えました。それからのやりとりはこんなふうでした。


「長い長い滑り台を滑ってきたんだよ」

「どれぐらい長かったの？」

「夜寝て、朝起きるくらい長かった」

「その滑り台はどんな色だったの？」

「虹色に光ってた。そして、滑ってくる間にすごく暑くて、汗びっしょりになったんだ」

「洋服を着ていたの？　裸だったの？」

「裸だった」

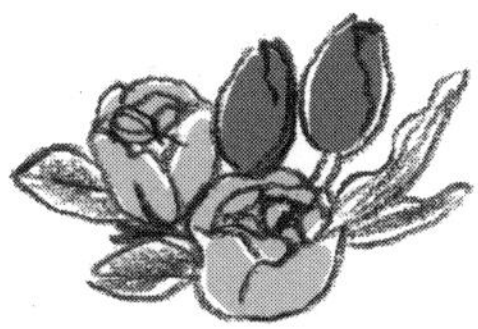

「頭を先に滑ったの？　足を先に滑ったの？」

「足を先に滑った。途中、分かれ道があったんだけど、真っすぐ来た」

「その分かれ道を行ったらどこに行くの？」

「別のお母さんのところに行くんだよ」

「どうして真っすぐ来れたの？　迷わなかったの？」

「マサヒロ君に聞いてきた」

マサヒロというのは次男です。じゃあ長男や三男はどうだったのかと思いましたが、その時は8歳年上の次男の名前が出てきました。彼は続けてこう言いました。

「もうすぐお母さんのところだと思った」

「どうして？」

「地球が見えてきたから」

私は「え～っ」と思ってたずねました。

「地球が見えてきたって、それまでどこにいたの？」

「宇宙のてっぺんにいたんだよ。宇宙のてっぺんはね、お母さん、ご飯を食べないんだよ」

私はちょっと驚いて、すぐには言葉が出ませんでした。

すると彼は「どうしても思い出せないことがあるんだ」と言葉を続けます。

「それは何？」

「もうすぐお母さんのおなかだって思ったのに、どうやってお母さんのおなかに入ったのかが思い出せない」

私は「ほんとだよね、どうやって入るんだろう」と思いながら、たずねました。

「じゃあ、それはどんな感じだったの？」

「もうすぐお母さんのおなかだって思った時に、いきなり眠くなって寝ちゃったんだ。そして、目が覚めたらお母さんのおなかの中だった。でも、どうやって入ったのか思い出せない」

それで私は期待を込めて「お母さんのおなかに入ってどんな気持ちだった？」と聞きました。そうしたら、「暗くて、狭くて、泣きそうだった」という返事でした。「確かに」と思いました。だって、虹色の滑り台で滑ってきて、いきなりのおなかの中は、さぞかし暗くて狭かっただろうに違いありません。

そして、池川先生の本ではここまでの紹介ですが、実は続きがあります。

彼はいま高1ですが、中1の時に新たに「ピカッっと思い出した」ことがあって、次男と三男と四男の三人一緒に来たんだと言いました。次男が先に滑って、そして次男が見えなくなったぐらいに三男が滑って、三男が見えなくなったぐらいに自分が滑ったのだそうです。道は全部お兄ちゃんたちに聞いていたので迷わず来たと言いました。「それが着いてみたら、何年も間が開いているのが不思議だった」と感じたことを思い出した

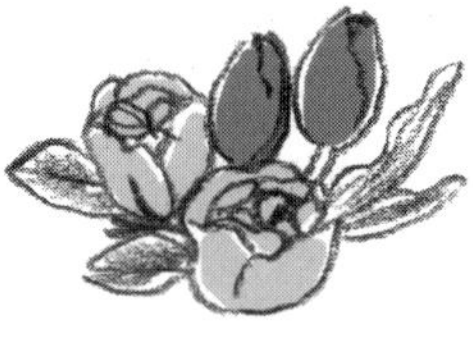

のだそうです。純が生まれた時、次男は8歳、三男は5歳でした。

これが「真実」かどうかという議論はさておき、このことは私の人生で起こったまぎれもない「事実」であり、私の生き方を変えてくれた大きな出来事のひとつとしてご紹介させていただきたいと思いました。

真の自立を考えた時、一人ひとりが自分の意思でお母さんを選んで生まれてきている。そして神様の世界とつながっている。そのことを思い出して、自分を大好きになって、自己を肯定して、愛を持って生きる。それが本当の自立ではないかと思うからです。

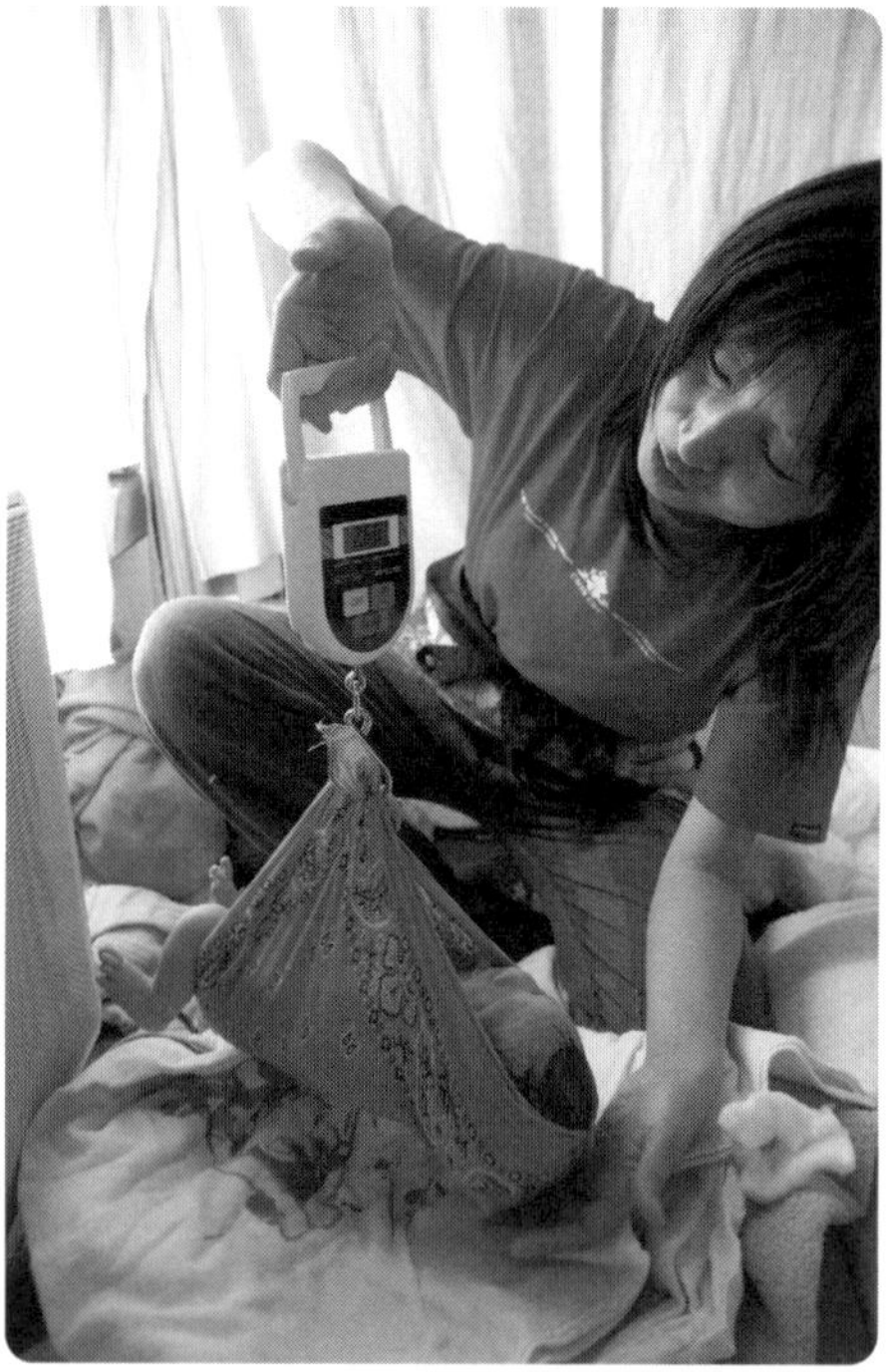

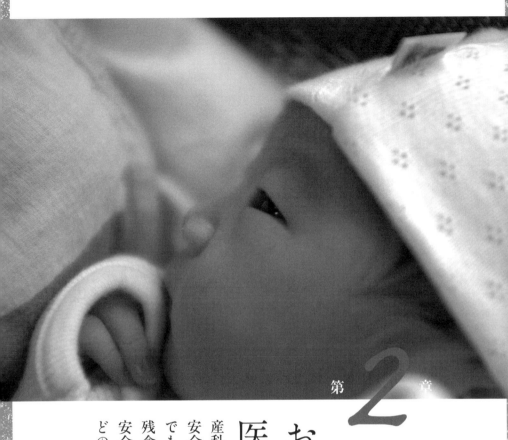

第2章

お産に関する医療の現状

産科医療の発達によって、
安全性の高いお産が実現しました。
でも、安全なお産と幸せなお産は、
残念ながら同じものとは限りません。
安全でしかも幸せなお産とは、
どのような形なのでしょうか？

安全のためのルーチンケア

妊娠も出産も病気ではない

　人類は、おそらく人類として存在し始めた時から、子孫を産み育んできました。今の私たちが存在するのも、その繋がりの結果であり、未来へと繋げていく責任があります。妊娠から出産への一連の過程は病気ではありません。ただ、過去においても、その過程にはとても幸せな側面もありましたが、思いもよらないことに母親が命を落としたり、赤ちゃんたちが生きて生まれてこられなかったりする側面も自然淘汰の一部として受け入れなければなりませんでした。赤ちゃんが生まれてくる喜びから、母親まで失ってしまう悲しみへの転化は、どれほどだったでしょうか。安全に、安楽にお産が行われることは、人類にとって夢であり希望であったに違いありません。

　現代の私たちは、医療の発達によって、その夢と希望を叶えようとしています。妊産婦死亡率や、新生児死亡率は激減し、陣痛の痛みを感じなくするための麻酔による無痛分娩までも可能にしてきました。しかし、果たして、それが人類の進歩に繋がっていくのか、という疑問を感じる人たちも出てきました。本当のお産ってなんだろう。自然なお産ってなんだろう。お産は本当に辛く苦しいものなのだろうか？　生まれるってどう

いうことなのだろうか？

周産期統計

ここ１００年間の日本の周産期統計の推移を見ると、母体死亡は約１００分の1に、新生児死亡は80分の1に減りました。１９００年の日本の妊産婦死亡率は、10万人の出産のうち４３６.５人でしたが、１９６０年に１１７.５人、２０１３年では３.８人で、世界のトップクラスです。また新生児死亡率は、出生１０００人に対して、１９００年には７９.０人でしたが、１９６０年には１７.０人、２０１３年では１.１人と世界一の低さです。これは間違いなく、産科医療の発達の恩恵によるものといえるでしょう。

調和的出産へ

しかしこの事実が、産む側の満足度と必ずしも一致していない、つまり幸せなお産と安全なお産は、残念ながら同じではないことが問題なのです。

病院では、安全のために、すべてのお産に対して行われるルーチンケアがあります。消毒しやすくするために外陰部を剃毛し、排便で汚れないために、また陣痛を促すために浣腸をします。出血に備えて点滴で血管を確保し、赤ちゃんが出やすいように、産道の出口を切開（会陰切開）します。

また、病院での出産は、昼間に多いという統計があります。これは、スタッフが多い時間帯に出産したほうが、もしものときに迅速に対応できるからなのですが、そのために、陣痛がコントロールされることになります。また、土曜日や日曜日、祝日には生まれにくいのも、同様の理由からです。

病院における日別出生数（2001年12月）

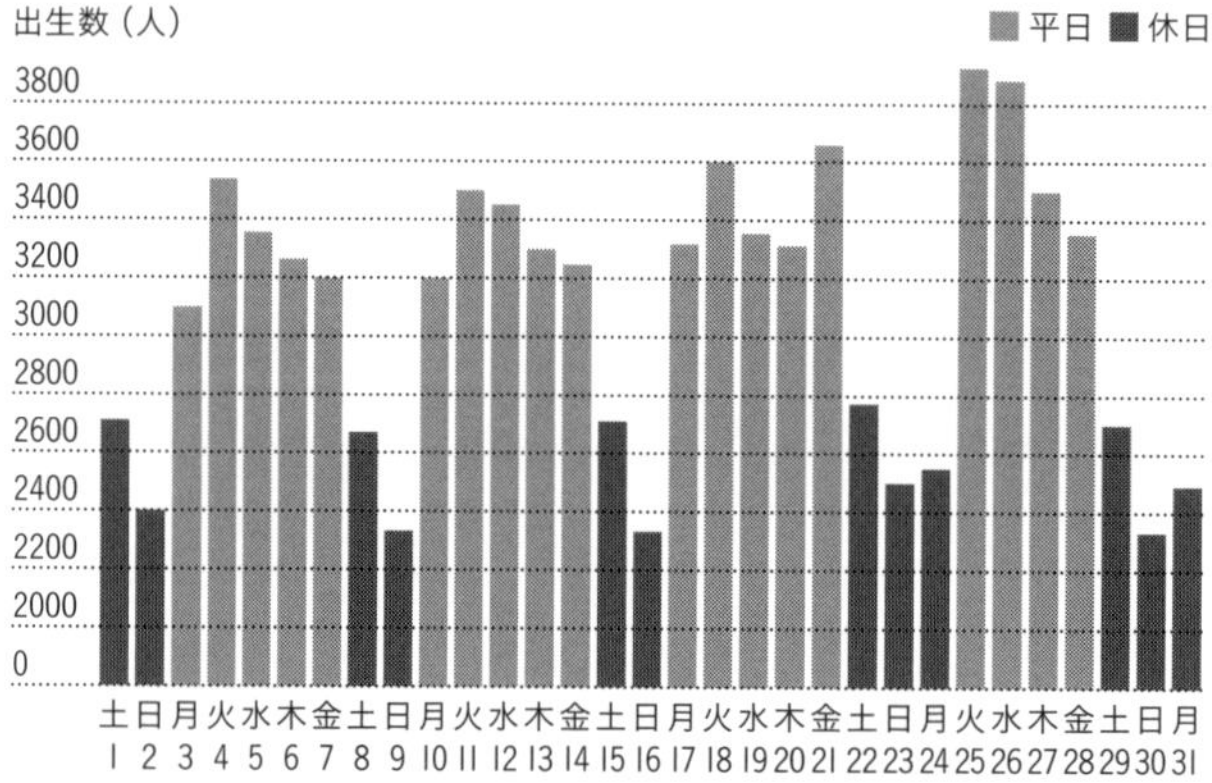

助産院と病院での出生時間の比較

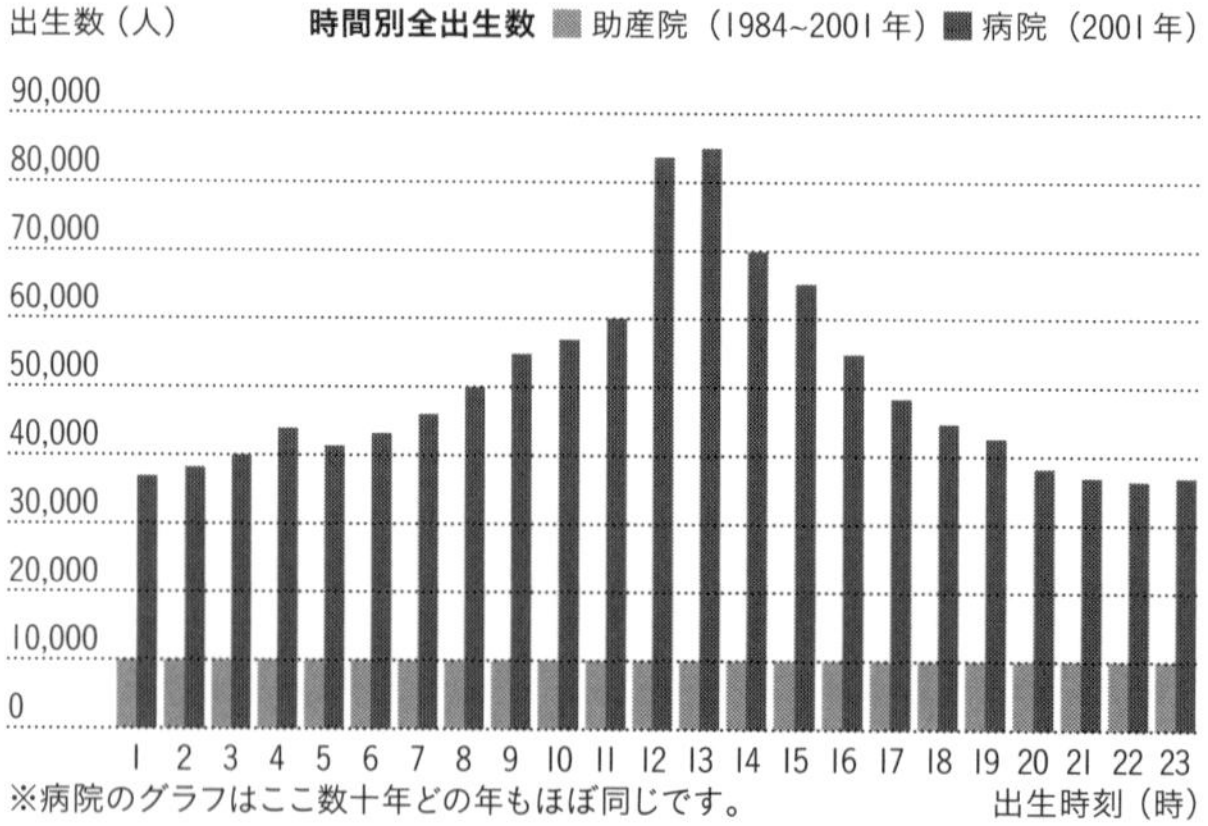

※病院のグラフはここ数十年どの年もほぼ同じです。

出典：『陣痛促進剤あなたはどうする』
陣痛促進剤による被害を考える会／編著さいろ社

これらの処置に関しては、予め納得してから受けられれば問題はありませんし、このことで安心できていいお産に繋がる人もいるでしょう。病院でも、とてもいいお産ができた方ももちろんたくさんいらっしゃいます。しかし、説明なしで一方的に処置をされたり、また、多忙のために、コールしてもすぐに来てもらえなかったり、遠慮して話がうまく伝えられなかったり、つけっぱなしの分娩監視装置に任されて、ひとり寂しい思いをしてしまったり、というように、出産が辛く寂しく切ない思い出になってしまっている方も少なからずいらっしゃるのも現実なのです。

昔のように、一人の女性がたくさんの赤ちゃんを産む時代ではなく、一生で一人～二人のお子さんを出産される（２０１０年完結出生児数１．９６）そのお産を通して、自分たちの人生をより豊かにしたい、幸せな体験にしたいと願い、自然な形での出産を希望されるお母さんたちが、少しずつ増えてきているのもそのような背景が原因と考えられます。

一方、冒頭でも述べましたが、お産というのは、いつ異常になるかわからない、という側面があるのも事実です。さっきまで何ともなかった赤ちゃんの心音が突然消えてしまったり、元気に産んだ直後に、母体の出血が止まらなくなって亡くなってしまったりと、命と直結したリスクがゼロにはならないのがお産なのです。お産は、赤ちゃんが無事に生まれてきても、それで終わりではありません。むしろ胎盤が上手く出るかどうか、胎盤が出た後に、出血が止まるかどうか、そこが母体の命にとても大きく影響します。赤ちゃんとお母さんの二人の命がかかっているのです。

そのためには、正常なお産が急変した時の対処と、急変を予測して早めに対応する訓練が医療従事者には求められます。

自然は、いい景色ばかりではなく、地震や洪水などの災害も含めての自然なのです。自然なお産も知り、急変時にも対応できる医療がある、そんな調和的出産ができるシステムが一番の理想ではないかと思います。

日本における分娩場所の推移

わずか50年前までは、ほとんどが自宅出産でした。95％にも上ります。それがだいたい1960年代くらいから半々になっていき、診療所や病院での出産が急激に増え始めました。助産院での出産は全体の1％です。ここ数年、1％という数は変化していません。そして現在、自宅出産の割合は0・2％になっています。10年前の0・1％から比べると、増えてきているようです。

しかしそのなかには、健診も受けず、医療の専門家も呼ばずに、家族だけでお産をする『無介助出産』という選択をされる方もいらっしゃるようです。お気持ちはわかりますが、それは、かなり危険だと思います。今の時代にあって、医療的にもきちんと異常

が予測されないことを確認したうえで、少しでも自然なお産ができるように、ご家族や赤ちゃん、そして医療従事者とも充分なコミュニケーションを図り、本当の意味で安心してお産に臨むことが大切だと思います。

地域に開業する助産師として、少しでも産む人の力を引き出し、自然なお産ができるための妊娠前からの身体づくり、妊娠中に気をつけること、お産のしくみや産後の過ごし方、ご家族の役割などを多くの方に知っていただけるよう啓蒙していきたいと思います。自分の心と身体を自己管理できる幸せなお母さんと幸せな赤ちゃんが溢れる社会になることを願ってやみません。

人類の未来を担う子どもたちが、あるがままに幸せに生まれ育ってくれますように。

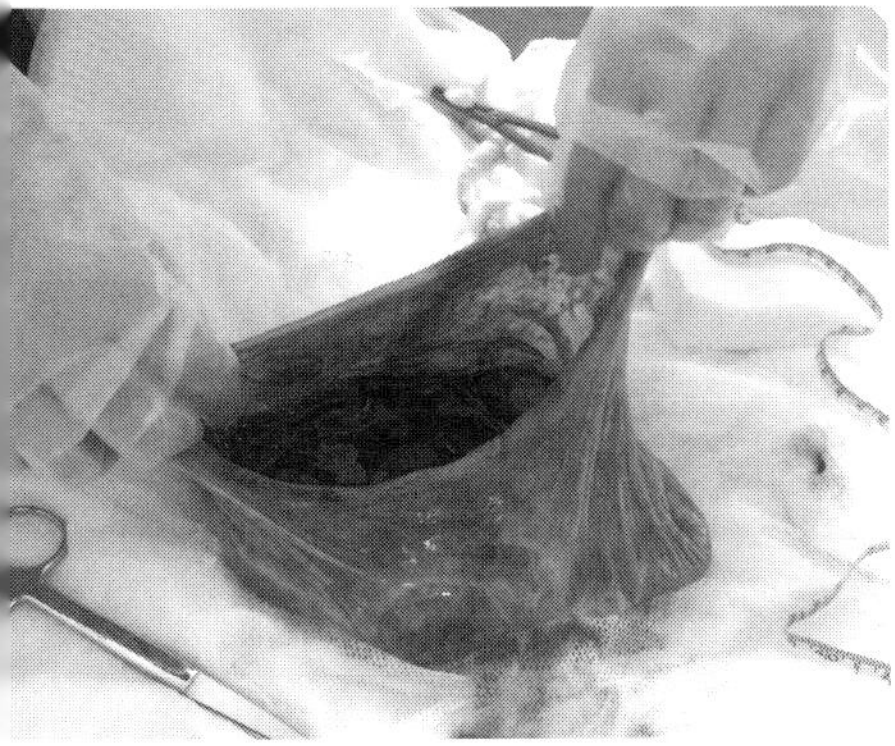

赤ちゃんを包んでいた丈夫な卵膜と胎盤。通常は、このように、卵膜が胎盤を包み込む形で、きれいに出てきます。

助産師ってなに？

母子の健康を守る活動

「助産師とは、厚生労働大臣の免許を受けて、助産又は妊婦、じょく婦若しくは新生児の保健指導を行うことを業とする女子」をいいます。

助産師になるためには、看護師の資格も必要です。全部で4年から6年の教育課程を経て助産師の国家試験を受けることができます。

古くは「取り上げ婆」（とりあげばばあ）、戦前は「産婆」（さんば）、戦後は「助産婦」（じょさんふ、じょさんぷ）と呼んでいました。

２００２年3月1日に従来の「保健婦助産婦看護婦法」が「保健師助産師看護師法」に変更され、看護師や保健師とともに助産師に名称が変わりました。助産師には医師と同様に開業権（名称：助産院）もあります。

助産師は、妊娠中の母親の医学的な観察・指導・ケアを行い、新生児の観察・沐浴など、妊娠から出産、育児まで母子の健康を守る活動をします。特に、正常に経過している分娩時には、医師の指示を必要とせず、自らの判断で「へその緒を切り、浣腸を施し、その他助産師の業務に当然付随する行為」などの助産および助産業務ができます。また、

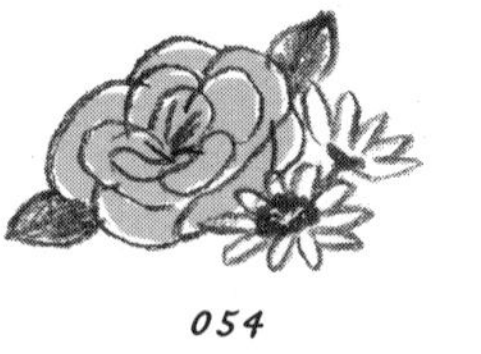

異常が認められた場合は、医師と連携をとり、医療に繋げます。

そして、生まれた後は赤ちゃんのケアや保健指導、産後のお母さんに対しての母乳育児相談や育児相談など、幅広く母子を支えます。また、妊娠・分娩・産褥（さんじょく）（妊娠や出産によって変化した身体が、妊娠前の状態に戻るまでの期間のこと）という狭い範囲だけでなく、思春期から老年期までの女性に関わる職業でもあり、性教育、不妊相談、家族計画、更年期への支援、といった様々な分野も関係諸機関と連携し、包括的な活動を行う職業です。

助産婦と助産師

私が免許を取得した当時は、「助産婦」という名称でしたが、２００２年に「助産師」に変わりました。「婦」が「師」に変わったのは、女性でも男性でも使えるという意味を持ちますが（実際は、男性助産師は認められていません）、助産婦を助産師にするというのは、助・産婦（産婦を助ける）という意味から、助産・師（助産をする師）という意味に変わるとも言えます。この本のなかでどちらの名称を用いるか悩みました。厳密に言うと、２００２年より前の出来事は、助産婦で、それ以降は助産師なのかもしれません。が、それも混乱しますので、ここは新しい時代に倣って、「助産師」に統一することにしました。でも、思いはいつも「助・産婦」です。

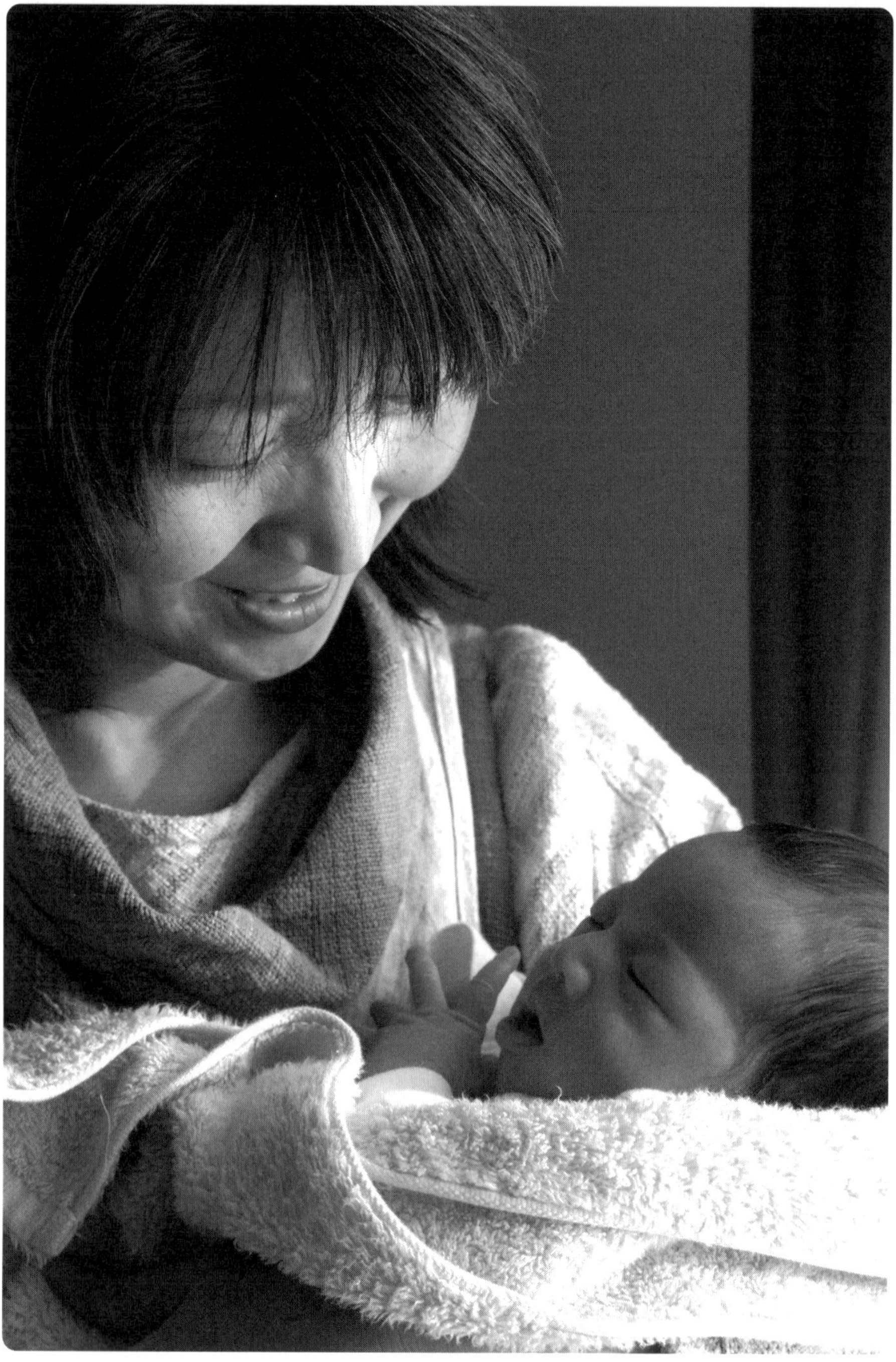

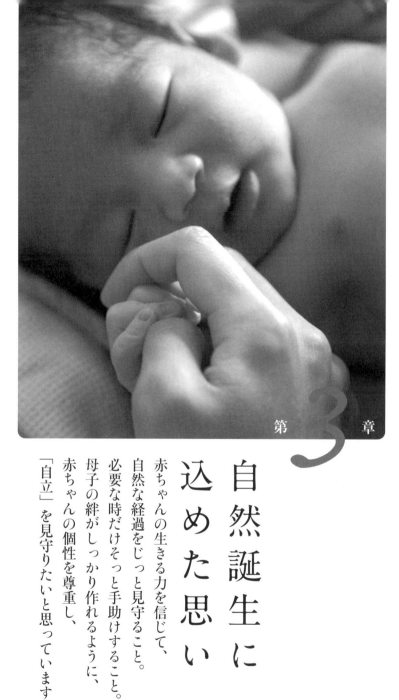

第3章

自然誕生に込めた思い

赤ちゃんの生きる力を信じて、
自然な経過をじっと見守ること。
必要な時だけそっと手助けすること。
母子の絆がしっかり作れるように、
赤ちゃんの個性を尊重し、
「自立」を見守りたいと思っています。

開業の決意

呼吸の自立を妨げないこと

病院でのお産とは大きく異なり、バースハーモニーではできうる限りの「自然誕生」を心がけています。「自然誕生」の最大の重要事は「呼吸の自立を妨げないこと」にあると私は考えています。病院では、自然の経過を妨げうる数々の処置がなされます。そのなかでも、臍帯の早期切断と気道吸引は、赤ちゃんにとって「ちょっと待って！　苦しいよ！　いま自分でやろうと思っていたのに！」という思いを抱かせる最初の行為となるのではないでしょうか。

ここではバースハーモニーにおける出産の流れをご紹介しましょう。その前に、まずはバースハーモニーが誕生したいきさつを、簡単にご説明したいと思います。

真弓定夫先生との出会いと神谷さんとの再会

四人の子どもをもうける過程で、私のなかでは一つひとつの疑問がお産を通して解決し、目標が達成されていくという感覚がありました。自然のお産っていったいなんなんだろうというテーマに、少しずつ光が射してきた感じがしました。子どもを四人産んでいろいろな体験をし、こうしたらいいと思うような自分なりの夢も膨らんできました。そして、助産師として開業することを意識するようになりました。

ちょうどその頃、小児科の真弓定夫先生の講演会に参加して、たまたま主催者と親しくなったこともあり、講演会後の会食に家族でお邪魔させていただきました。真弓先生は、歯磨きを一度もしていないのに虫歯が一本もないとおっしゃっていました。また、真弓先生のビールに虫が飛び込んだので、主催者の方が「取り替えます」と言ったら、「もったいないからいいです」とおっしゃってそのまま虫ごと飲んでしまわれました。

みんなが呆気にとられていると、先生は「死んですぐならまったく問題ないんです、ビールを捨てるのはもったいないですからね」と言われました。それを見て私は、この先生は口だけでなく本当に自然な生き方を実践されているんだ、と思いました。私が助産師であることをお話しすると、「開業しなさい」、とアドバイスをいただいたこともあり、開業を意識し始めました。

とはいえ、12年間のブランクを越えていきなり開業することには、やはり大きなためらいがあります。そんな時にふと頭に浮かんできたのが、長男を産んだ際に助産院でお世話になった助産師の神谷さんでした。「助産師には開業権があるのよ。ゆくゆくは開業したいと思っているの」かつて言われたそんなひと言が、頭の中をぐるぐる回っていました。

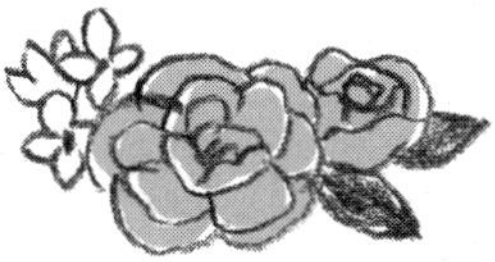

神谷さん、という名字しか知りません。東京の助産師名簿を探してみると、神谷さんという名前の人は一人だけでした。この人に違いない！　そう確信しつつも少し不安な気持ちで、電話をかけました。するとまもなく、明るく人なつっこい声が聞こえてきました。聞き覚えのある声でした。

「あの……つかぬことをお伺いしますが、神谷さんは12年前に八千代助産院でアルバイトされていたあの神谷さんですか？」

「ええ、していましたよ」

「実は私は、長男を産んだ時にお世話になった者です。あの後、神谷さんが開業されたのかなと思って、いろいろお話を伺いたいと思ったんです。直接お会いできますか？」

「ええ、いいですよ。いつがいいかしら？　そうね、ちょうど明日が空いているわ」

「え？　いいんですか？　で、どちらへ伺ったらいいでしょうか？」

「そうねえ……子ども連れでしょ？　大変よね。私がお宅へ伺いましょう」

「えーっ？　いいんですかあ？」

「結局はそうなっちゃうのよね。そのほうが楽でしょ？」

「は、はい！」

電話を切った後も、とても興奮していました。あの神谷さんが明日来てくれる！！

わくわくしながら、前の日に本屋さんで見つけた『ザ・自宅出産・水中出産』という本をぱらぱらめくっていました。するとなんと、神谷さんが載っているではありませんか！

そこにはこう紹介してありました。

「神谷整子（助産婦）。助産院に勤務するかたわら、たくさんの自宅出産をやっていらっしゃるたいへん心強い助産婦さん。現在、東京大学医学部付属助産婦学校、東邦大学医療短大、順天堂医療短大、国立大蔵病院助産婦学校の非常勤講師等を兼任する」

なんと、彼女は電話が繋がっただけでも奇跡的な、超多忙な方だったのでした。その彼女が家に来てくれる！　それも明日!!　彼女に聞きたいと思うことをノートに書き出しながら、私は嬉しくて興奮していました。

強く支えてくださったお二人

翌日、彼女は本当にやって来てくれました。いろんなことを質問し、いろんなお話を聞いてもらい、おっぱいのマッサージもしてもらって、一緒にお昼を食べて、私のために一日時間を割いてくださいました。そして、

「そんなにいい体験をさせてもらって、自分だけのものにしておくのはどうかしら？」

と言われました。自分は完璧ではないから、不安があることを話すと、

「完璧って何かしら？　まずはやってみて、わからないことが出てきたらそこで学べばいいのよ」

神谷さんの言葉を聞いて、はっとした私は、開業を決意しました。1999年9月8日のことでした。

その日の日記より抜粋します。

「自分がさせていただいた経験を人にお返しする、なんのために良い経験をさせてもらったか、自分が良かったらそれでいいのか？　人と分かち合いたい。まずやってみる。やりながらわからないことが出てきたら、そこで学ぶ。完璧である必要なし。完璧とは何をもっていうのか⁉　ニーズに応じられるように、自分を磨く。自分を安売りしない。自信と信念をもって、優しさと愛をもって、相手を受け入れる」

そして、開業のための手続きを勉強し、翌月の10月23日に出張専門助産師として開業届を出しました。まずは、友人たちの母乳相談をお受けすることから始めました。そのうちお産もやりたいと思い始めた時に、自宅出産を希望している方との偶然の出逢いがあり、そこからまたどんどん導かれていきました。

また、ちょうどこの頃に、主人が倒れました。「化学物質過敏症」という病気です。建設現場で有機溶剤を扱う仕事だったので、これ以上働かせることは命を縮めることになります。そのことは、私がこれから頑張ってお産をやると心に決めるには充分すぎる動機でした。

そしてもう一人、そんな私を強く支えてくださった方がいます。四男を出産する際にリーディングしてくださった浅川和江さんです。実は四男を出産してから1年ぐらい経った時、浅川さんからは「あなた、お産をやりなさい」と言われていました。それは、「私が天から白い衣を渡された」という比喩のリーディングでした。その後も行き詰まることがあると相談に乗っていただき、リーディングや彼女が育てたバラからつくったローズエッセンスに助けられながら、今に至っています。

2011年には、たった1床だけですが入院施設をつくり、自宅出産に加えて入院出産も行うようになりました。今では主人も、症状が少しずつ良くなってきて、一緒に助産院の仕事（経理、事務等）を手伝ってくれています。

のちに、真弓定夫先生と再開した折に、開業しました、とご報告したところ、とても喜んでくださり、「いい医者と組みなさい」とアドバイスをいただきました。それ以来、寝ても覚めても、どこかにいいお医者さんがいないかなと、祈り続けていました。その祈りが通じたのか、紆余曲折を経て、今はとても素晴らしいたくさんの医師の方に巡り会え、ありがたくサポートしていただいています。心より感謝申し上げます。

へその緒を切るタイミング

へその緒をすぐに切らないということ

開業し、お産の介助をするにあたって、私が一番やりたいと思っていたのは、へその緒の拍動が止まるのを待ってからへその緒を切ることでした。それは、フレデリック・ボワイエ著『暴力なき出産』とデーヴィッド・チェンバレン著『誕生を記憶する子どもたち』という本を読んだのがきっかけでした。この二冊の本は、バースサイコロジーの視点から、子どもが自分の誕生をどのように体験するか、またその時受けた心的外傷（出生外傷）が、その後の成長や大人になってからのパーソナリティの形成にいかに大きく影響を与えるか、ということを考えさせられる内容でした。

　この本を読んで思い出したのは、四男の出産でした。彼の出産の時は水中出産をしましたが、生まれた後も、しばらくプールにいて、自然に胎盤が出た後、へその緒を切ったのです。生まれた直後ひどく泣くこともなく、とても穏やかで、静かで、至福のひとときを過ごしました。赤ちゃんは、その後も、ずっと静かで、とても育てやすい子どもでした。

　生まれたその日から、私の寝ている横に寝かせてもらっていましたが、特にぐずるこ

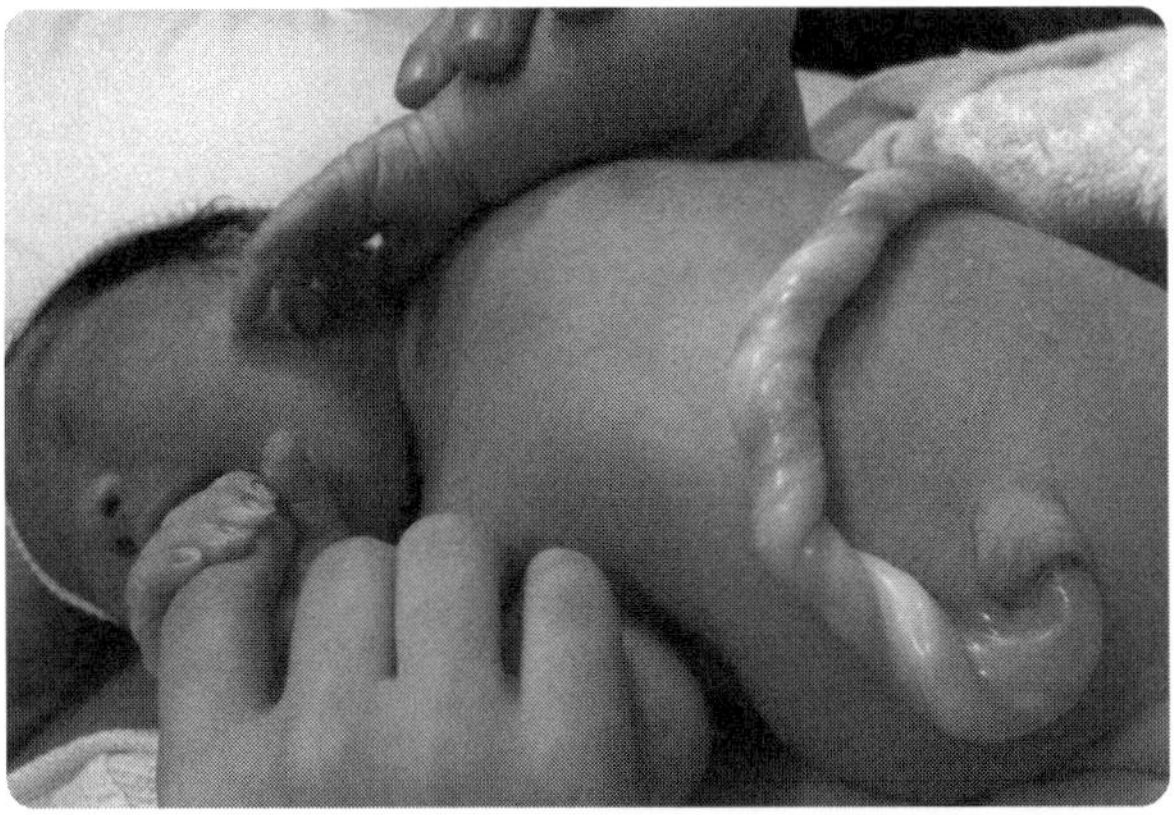

太くて頼もしいへその緒は赤ちゃんの命綱。生まれてしばらくの間、ドクドク拍動を続け、お母さんから赤ちゃんに、酸素と栄養が送り続けられます。その間に、赤ちゃんは自分のペースで呼吸を始めます。

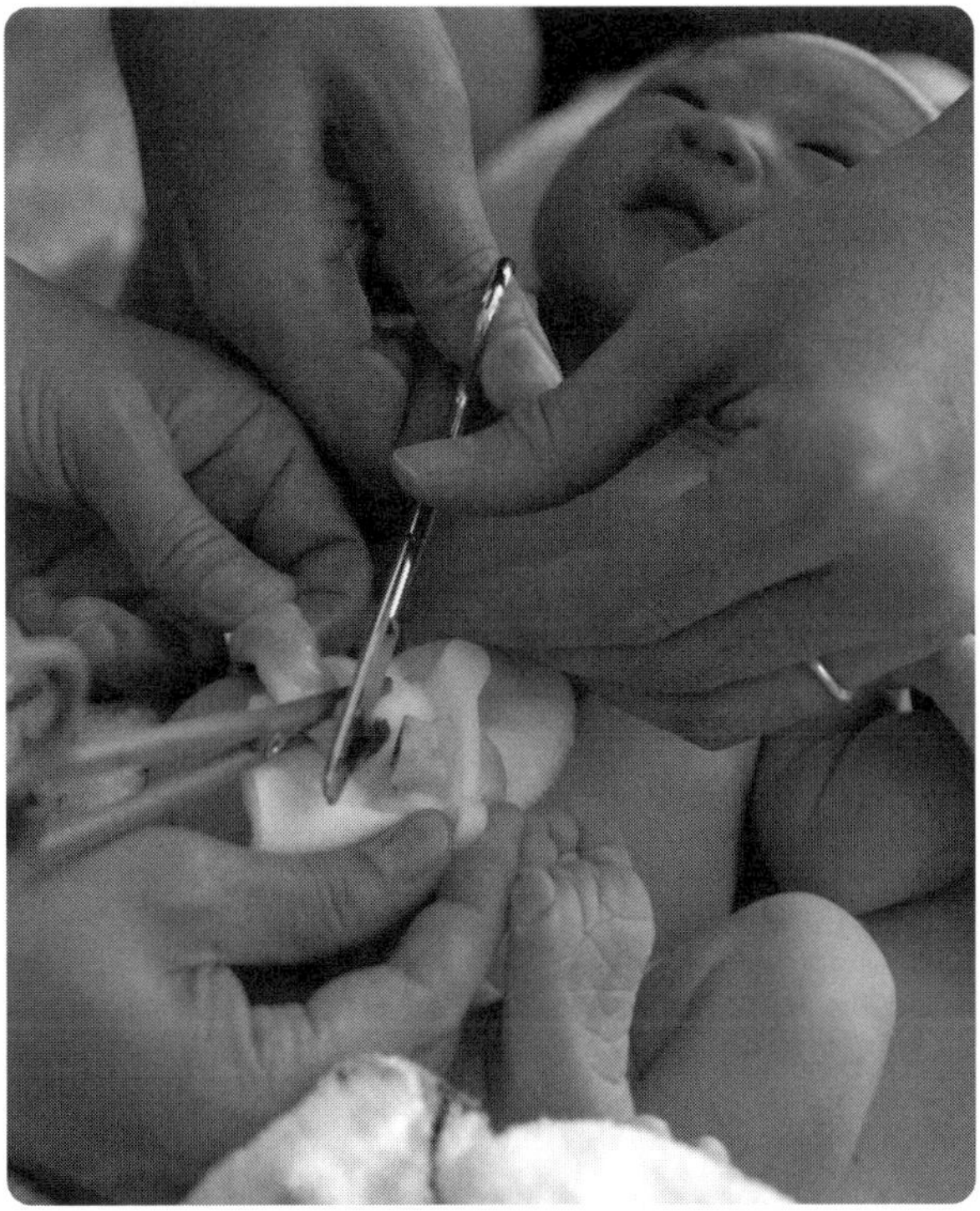

拍動が止まると、へその緒は白く、冷たくなり、捻転もほどけてきます。切断するのはそれからです。

ともなく、夜寝たと思って時計を見ると、9時の秒針がちょうど回る頃でした。その後は夜中の12時過ぎに一回起きて授乳し、朝方の4時に授乳して、朝8時頃に起きる、という規則的な生活が続きました。子どもに対して、憎らしいとか、腹が立つなどという感情は、いっさい起こりませんでした。育児に対するストレスもまったく感じませんでした。愛しくて、可愛くて、特におっぱいをあげる時間はとてもしあわせな「人生の休憩時間」となりました。

この出産の後、今までの子育てとはまったく違う子育てが始まりました。上の子どもたちに対する気持ちもまったく変わりました。今までの、必死で無我夢中で、イライラだらけの子育てとはうって変わった子育てでした。

長男も、次男も三男も、その時考える一番いい出産方法を選び、実践してきたつもりだったのですが、今回のお産で徹底的に違っていたのは、へその緒を切るタイミングだったことが、この本を読んでわかりました。四番目の子どもだから、自分自身にも余裕があったということもあるかもしれません。しかし、面白いことに、私が取り上げた赤ちゃんたちは、初めての赤ちゃんでもとても穏やかで、育てやすいとよく言われるのです。それは、へその緒をすぐに切らなかった赤ちゃんたちすべてに共通していることなのかもしれません。

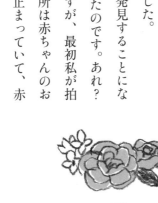

臍帯拍動の停止は赤ちゃんの自立

そんな思いから、バースハーモニーを立ち上げたので、自分なりに、へその緒の拍動をかなり意識していました。生まれてきた赤ちゃんは、そのままお母さんのおなかの上に乗せます。バスタオルで包んで体が冷えないように、また、すぐに帽子をかぶせて、羊水で濡れた頭が冷えないように気をつけます。それと同時に、へその緒に触れ、拍動を確認します。最初は、どくどくと勢いよく拍動していますが、そのうち拍動が止まってきます。初めの頃は5分くらいで拍動停止を確認して、切っていました。

ところが、開業して7人目に取り上げた赤ちゃんで、驚きの事実を発見することになりました。拍動が止まったのを確認して切ろうとしたら、まだ動いていたのです。あれ？と思い観察してみました。へその緒の長さは平均50センチほどなのですが、最初私が拍動を確認した場所は、ちょうど真ん中あたりでした。切ろうとした場所は赤ちゃんのおなかから4センチほどの場所です。よく見てみると、真ん中あたりは止まっていて、赤ちゃんに近い側は、まだ拍動しているのです。

この拍動は、どうなっていくのだろう？という思いで、さらに待っていました。そうすると、なんと、先に胎盤が出てきたのです。

胎盤が出てきたら、赤ちゃんはもうお母さんとは繋がっていません。なので、臍帯拍動は止まるはず？と思っていたのです。ですが、なんとまだ拍動は続いています！　一体全体自然のしくみはどうなっているのだろう、と観察していると、へその緒の中の血液が胎盤側から徐々に赤ちゃんの方に移動していくのがわかりました。やがて、赤ちゃんのおなかのへその緒の付け根の部分まで、すべての拍動が止まると、へその緒と赤ちゃんの様子が変わりました。

　へその緒は、50センチ全部が真っ白になりました。捻転もすっかりほどけています。そして、冷たくなっていました。すごい！と思いました。へその緒と胎盤は「胎児付属物」です。赤ちゃんの一部です。それまで、お母さんから酸素や栄養をもらっていたのですから、生きるのに必要な「絆」そのものです。冷たくなったへその緒を触ってみると、その役割がすべて終わり、まさにそのご臨終に立ち会ったような気分でした。

　赤ちゃんは、その様子がまったく変わりました。静かだった赤ちゃんが一瞬泣いたのです。見てみると臍帯拍動が止まっていました。そして、お母さんの暖かい胸に抱かれて、穏やかで夢見心地だった表情が、とても凛とした表情になっていました。まるで泣き声で合図してくれたかのようなタイミングでした。その様子を見て、臍帯拍動が止まることは、赤ちゃんがお母さんから自立することを意味することなのかもしれないと感じました。

拍動停止までの時間差は、その子の個性

それ以来、すべてのお産について、へその緒の拍動が完全に停止するのを待つようになり、時間を記録していきました。その時間は早くて5分、長いと3時間半も拍動していました。この違いはなんだろう?と不思議に思いました。お産にかかった時間や初産経産の違い、臍帯の長さや太さ、捻転の度合いなど、特に規則性は見受けられませんでした。やがて、きっと自立までにかかる時間が、赤ちゃんによって違うのだという持論に達しました。それがその子の個性なのだと思うようになりました。個性を尊重したお産、それが「自然誕生」なのだと。

それからしばらくして、臍帯血の重要性が明らかになり、臍帯血を保存する動きが出てきた時に、なぜか不自然な感覚が湧いてきました。だって、自然に待っていると、臍帯血は一滴も無駄になることなく、赤ちゃんに入っていってしまうからです。ちょうどその頃、臍帯血バンクの方が助産院に来られたので、拍動が完全に止まるのを待つと、臍帯血は臍帯に残らないことをお話したら、そんなのは聞いたことがないと驚かれていました。「自然誕生」で一番大切にしたいのはこのことにほかならない！との思いをさらに強くしました。

当時、嘱託医をしてくださった年配の先生にこの思いをお話すると、「昔は、みんな

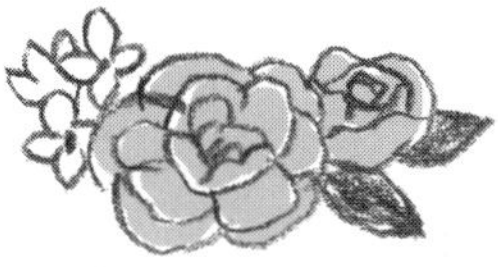

臍帯拍動を待って切ってたんですけどね。今は黄疸のことがあるから、すぐに切るようになったんですね。僕は待ったとしても3、4分ですかね」と笑っておられました。しかしその後、骨盤位（逆子）で帝王切開をお願いした時に、へその緒の切断を少し遅らせられないかと相談したところ、それを受けて帝王切開の手順を考えてくださいました。

実際は、私も手洗いとガウンテクニックをして手術に入りました。生まれた赤ちゃんを滅菌の柔らかい厚手の覆い布で受け取り、へその緒がつながったまま右腕で抱っこします。先生は、先に切開創の両端のみを縫合し、その間に胎盤が自然に剥離してきたのを取り出し、私がもう片方の手で滅菌の膿盆に受けました。その後先生は創の縫合に移ります。私は受け取った赤ちゃんと胎盤をそのままインファントウォーマーまで運び、赤ちゃんを暖かい場所に寝かせてへその緒の拍動が最後まで止まるのを待ちました。15分かかりました。

その後、創の縫合が終わったお母さんのもとに赤ちゃんを連れて行き、対面しました。産後しばらくは別室だったのですが、その赤ちゃんは、とても穏やかで、おかあさんの母乳もたくさん出て、おっぱいもよく飲んで、ミルクを足すことなく退院になりました。帝王切開でも自然誕生できる!?という体験に、わくわくしたのを思い出します。

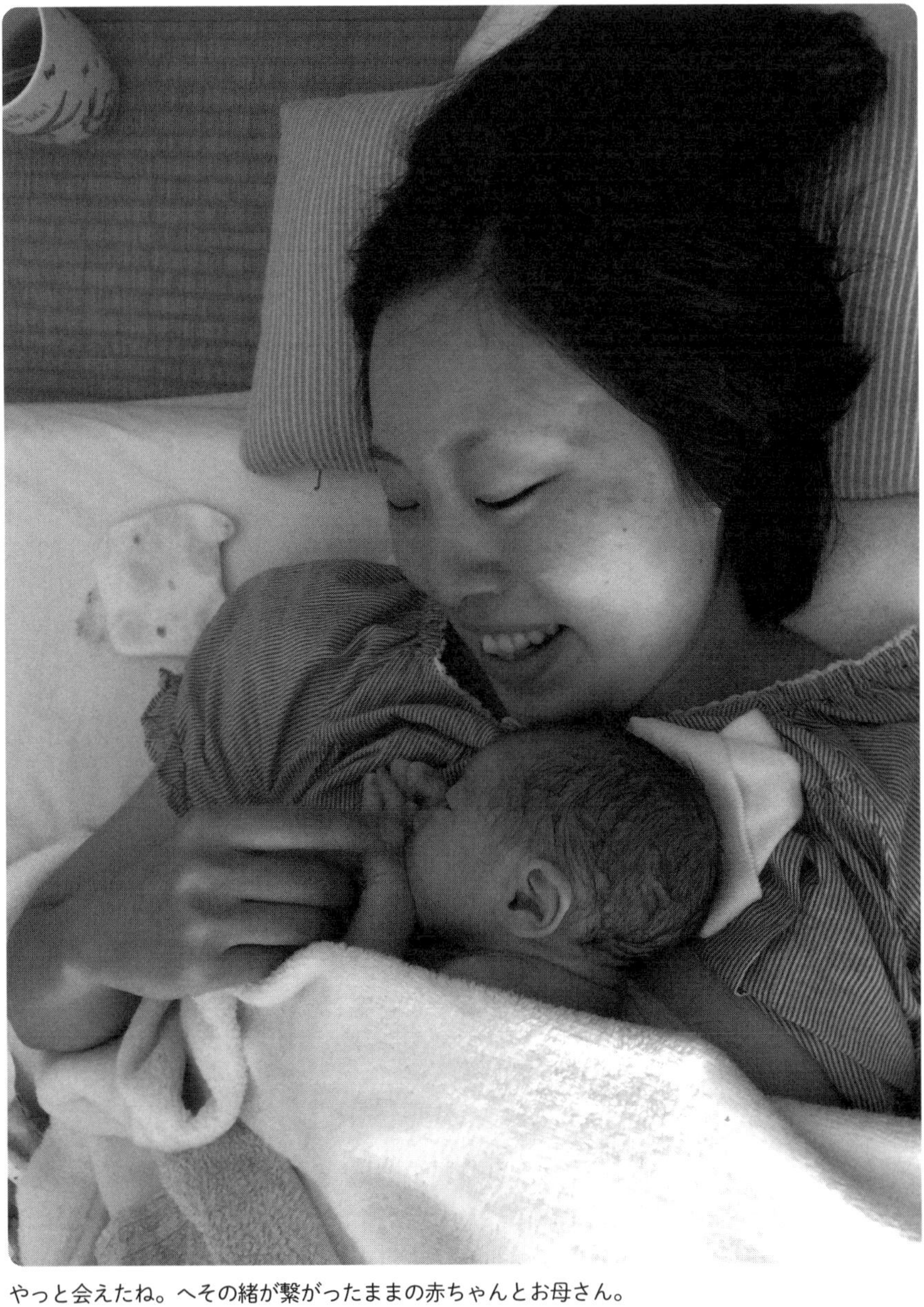

やっと会えたね。へその緒が繋がったままの赤ちゃんとお母さん。
しっかりと絆がつくられる大切な時間。

へその緒を切るタイミングと世界の動向

２０１２年に韓国のテレビ局ＳＢＳスペシャルで、『妊婦、失われた権利を取り戻す』という出産に関する番組が放送されたのですが、そのなかで日本のバースハーモニーの出産が取材されました。その番組では、生まれた直後に、赤ちゃんのへその緒を繋いだまま、お母さんとの絆をつくることがとても大切だということを大々的に取り上げていて、とても驚きました。

番組でも紹介された、アメリカのカリフォルニア州サンタバーバラにあるベバクリニックは、主に異常行動を見せる子どもを治療しているクリニックです。院長のレイ・カステリーノ博士（Ray Castellino、出産心理学者）は、出産直後、お母さんと赤ちゃんとの絆づくりができなかった時、問題が発生すると言います。そのような子どもたちを時間をかけて観察し、解決方法を見つけるのが治療方法なのだそうです。

カステリーノ博士は以下のようにコメントされていました。

「出産直後、赤ちゃんが皮膚接触を通じて父母と絆をつくり、母乳を授乳すると、そうしなかった赤ちゃんよりバランスのとれた発達をします。父母との絆づくりができなく、出産中のトラウマ（精神的外傷）を抱えてしまった子どもは、体全体に繋がったニューロンの神経回路が妨害を受けることになり、結局、子どもの成長発達のバランスが崩れ

WHOの59カ条　お産のケア実践ガイド（戸田律子訳）135p

遅くへその緒をとめること（または、まったくとめないこと）は、へその緒の扱いとしては生理学的です。
　それに対して、早期に止めることは、正当な理由が必要とされる医療介入です。　胎盤から赤ちゃんに「輸血」されることについては、それがへその緒を遅くとめたためのことであれば、生理学的なものだと考えられます。少なくとも正常なケースに関しては、それが原因でマイナスの効果が引き起こされることはないでしょう。

ることになります。そのために、子どもに特別な異常がなければ、出産後最小限２時間はお母さんと赤ちゃんがいかなる妨害も受けずに、一緒にいなければなりません」

このコメントを見てとても驚き、また自分が感じてやってきたことが間違っていないことに確信を持ちました。

日本の動向とバースハーモニーの対応

日本版新生児蘇生法ガイドラインによると、臍帯結紮（さいたいけっさつ／臍帯クリップなどで、臍帯血管の血流を止めること）のタイミングについて、以下のように示されています。

「コンセンサス２０１０では、『合併症のない正期産児の出生では、児娩出後１分から臍帯拍動停止までのいずれかの時期での臍帯結紮、あるいは最低１分以上の臍帯遅延結紮は有益である』として臍帯遅延結紮が推奨された」が、日本では保留されました。なぜなら、

「我が国では、経皮的に測定したビリルビン値が白人に比べて有意に高く、黄疸が多い原因として、人種的にビリルビンウリジン２リン酸グルクロン酸転移酵素遺伝子変異の頻度が高いことが報告されている。臍帯遅延結紮を導入した場合に、光線療法の頻度の増加とそれに伴う児の入院期間の延長が危惧されるなど、我が国において臍帯遅延結

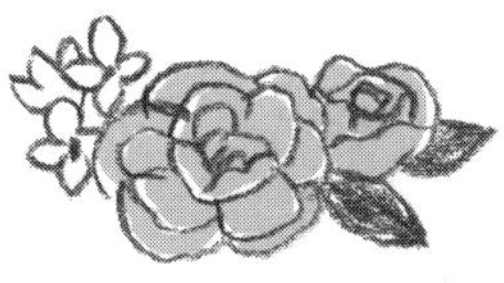

紮を支持あるいは否定するエビデンスは十分でない」

というのが現時点での見解のようです。つまり、黄色人種である日本人の場合には、黄疸が強くなる可能性が否めないために、臍帯遅延結紮を支持も否定もできないということなのです。ただ、なかには、臍帯を遅く切ることを試みている医療機関も少しずつ出てきているようです。

バースハーモニーでは、バースサイコロジーからの視点で、15年前より臍帯遅延結紮を行ってきました。しかも1分、ではなく5分から3時間と様々です。では、バースハーモニーで生まれた赤ちゃんが、黄疸が有意に高いかというと、そうではありません。

助産院では、新生児の黄疸の治療である光線療法を行うことができないため、その際は病院に搬送しなくてはなりません。今まで生まれた６５０人の赤ちゃんのなかで、黄疸のために搬送が必要になった赤ちゃんは、お二人でした。お二人に共通していたのは、小さめの出生体重で、２３００ｇしかなかったことです。

最初のお一人は、元気に生まれてきてくれたので、助産院で様子を見ていたのですが、母乳栄養確立のためにミルクを飲ませるのが遅くなってしまったことが反省点でした。もう一人は、自宅出産でしたが、上のお子さんも黄疸が強かったこともあり、血液型不適合による可能性も考えました。この体験から、特に小さめの赤ちゃんの観察には充分注意を払い、循環血液量を確保するために、早めに水分やミルクを足すなど留意したところ、それ以来、黄疸が原因で搬送することは今のところありません。

病的な黄疸の場合は、即ＮＩＣＵに搬送しなければなりませんが、生理的黄疸が徐々に強くなってきた時点では、自然の力を利用して黄疸の値を下げる方法もあります。バースハーモニーでは黄疸を毎日チェックしていますが、黄疸の値が少し上がってくると、まず日光浴をします。日光浴の前後で値を測ると、明らかに数値が下がるのがわかります。

その方法は、座布団にバスタオルを敷き、太陽の光が入る窓際に置きます。一日一回から二回、赤ちゃんを裸にし、目に光が入らないようカーテンなどでお顔の部分に陰を作り、仰向けで15分、うつぶせで15分、合計30分ほど日光浴を行います。窓越しで、お部屋を暖かくしておくのがポイントです。もちろん、途中目を離さず、赤ちゃんの安全を確認しながら行います。終わった後には、水分補給（ぬるま湯）も忘れないようにします。直接太陽の光が入る窓があるかどうか、またお天気が晴れているかどうかがとても重要な要素です。うまくいけば、自然の力を借りて、黄疸を軽減させることもできるのですね。

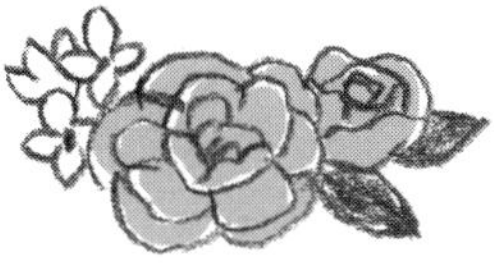

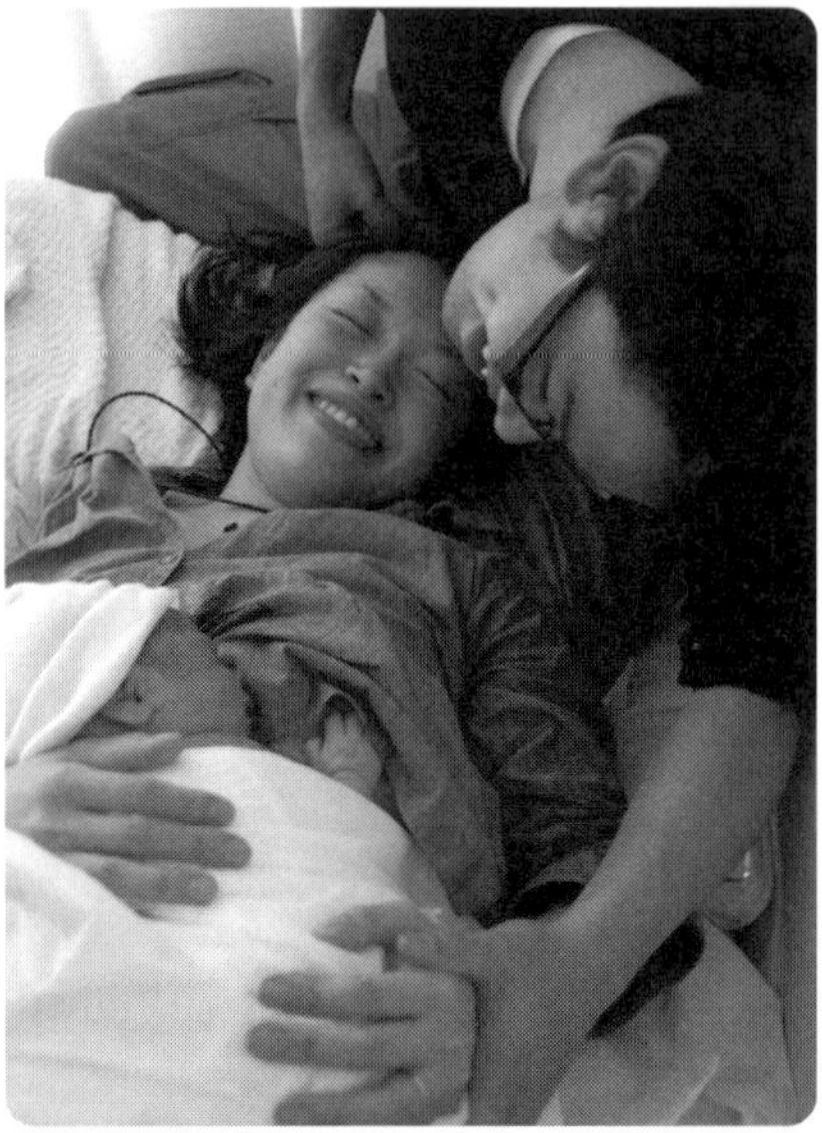

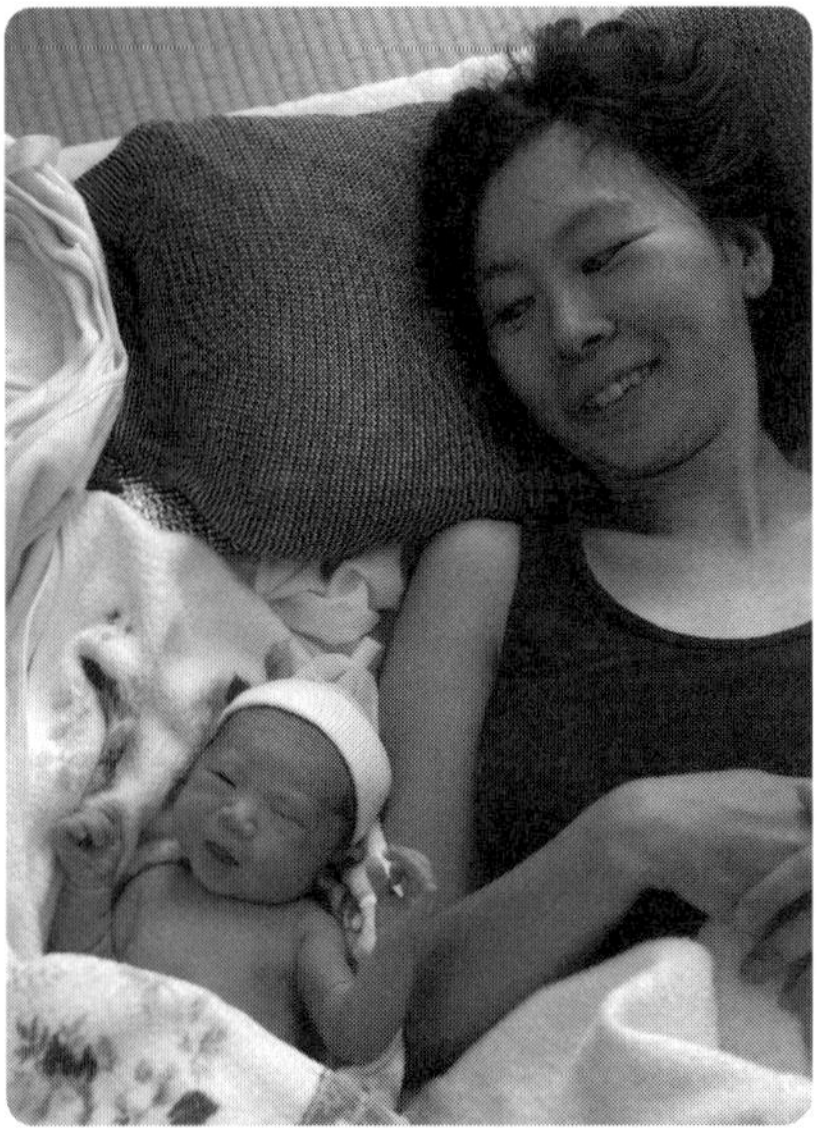

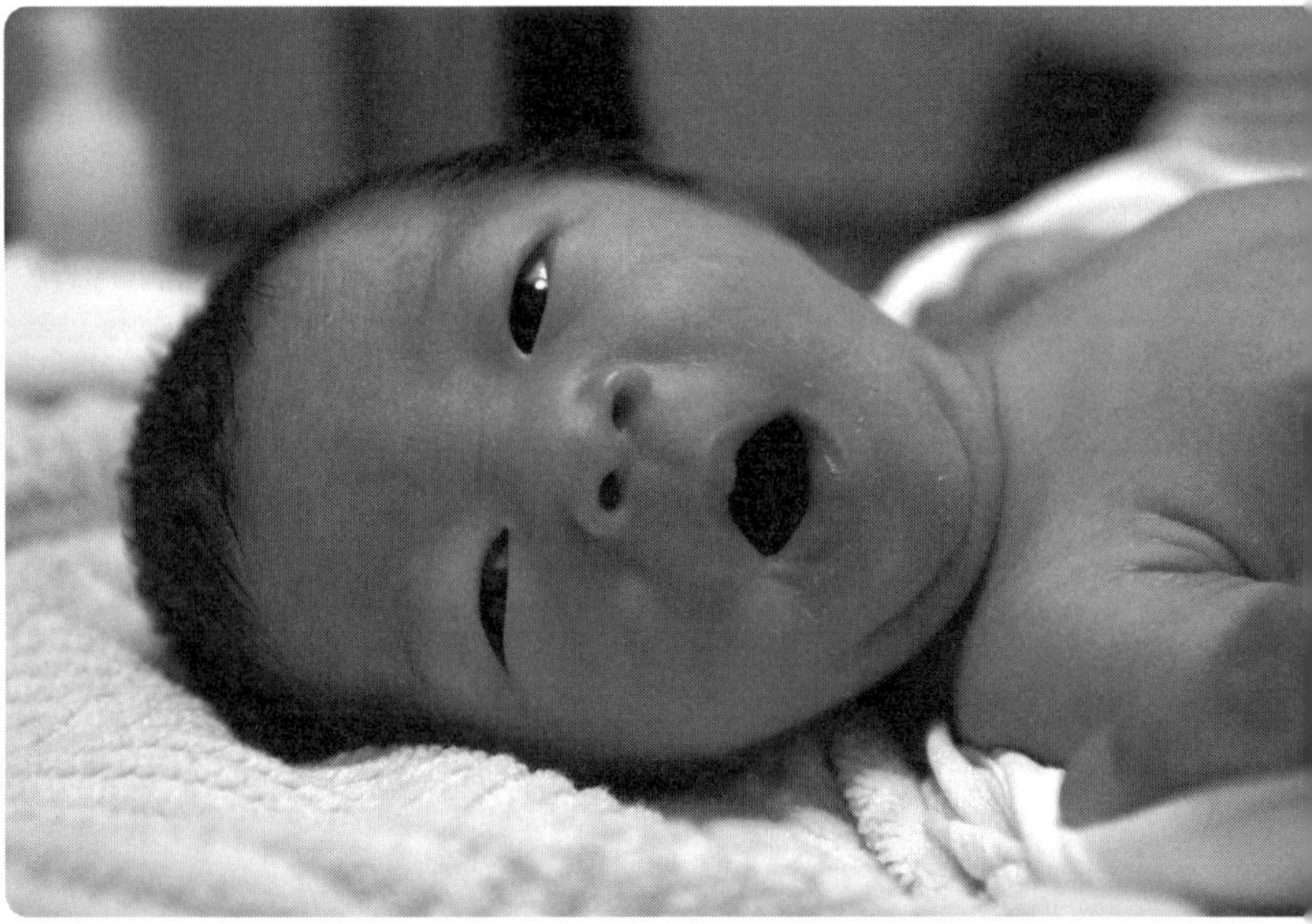

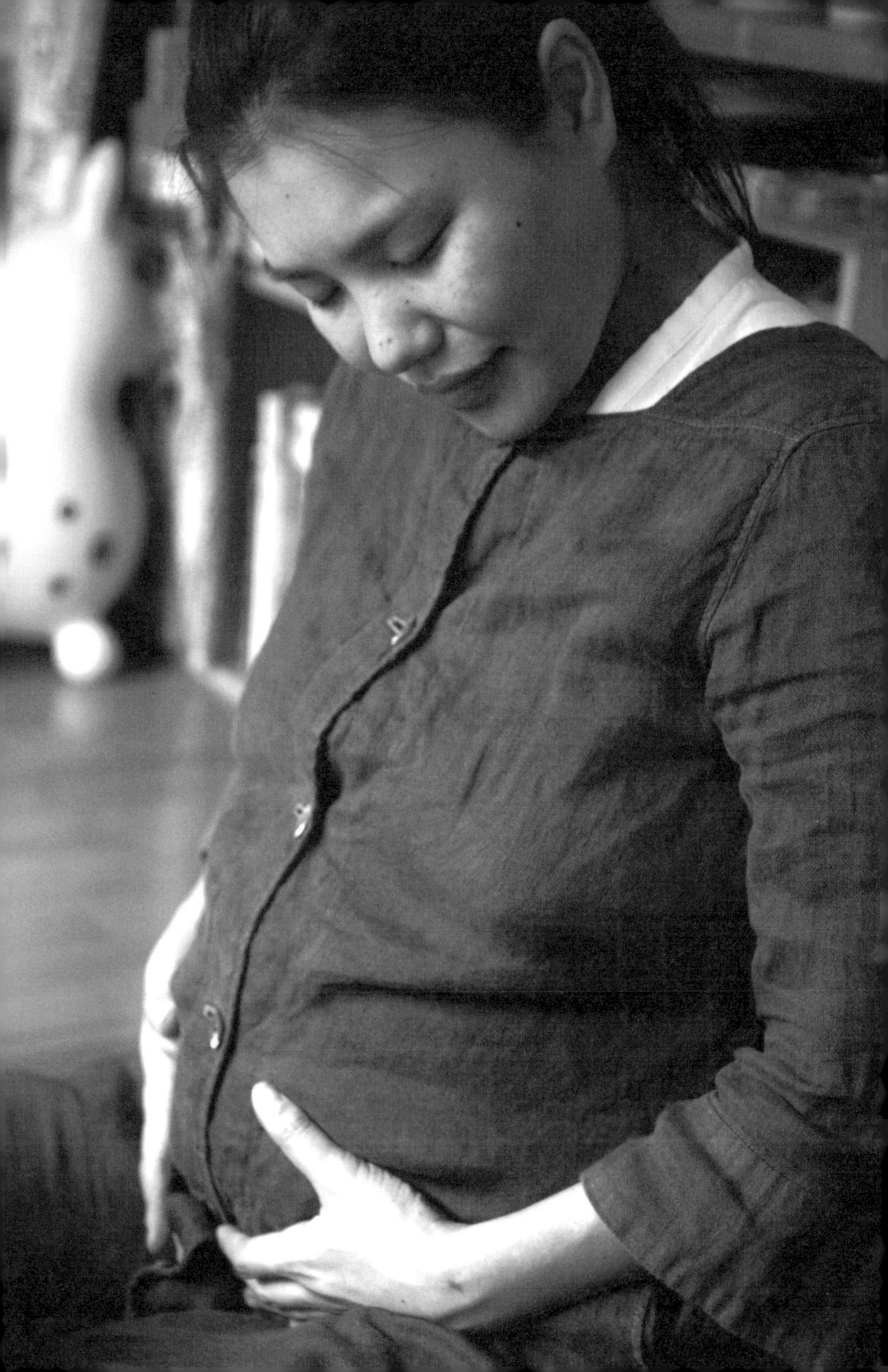

バースハーモニーでのお産の流れ

赤ちゃんをお迎えする

バースハーモニーでは、赤ちゃんを迎える時に気をつけていることがあります。それは、赤ちゃんの生きる力を信じて、じっと見守ることです。臍帯は、拍動が止まるまで、止めたり切ったりしないでそのままにしておきます。それから、気道や胃の吸引をしないこと。愛情深く、そっとやさしく接することです。

おなかの中は、暗くて、あったかい。羊水の中で、プカプカしながら、安全に守られてきた赤ちゃん。それはそれでとても快適だったのだけれど、近頃、伸びをしてもすぐにつっかえるし、どうも窮屈だ。もっと広いところへ行きたいなあ。そしてお母さんに合図して、陣痛が始まります。

赤ちゃんは、狭い産道を決死の覚悟で降りてきます。少しでもお母さんに負担をかけないように、骨盤の一番広いところに自分の頭の大きい部分を合わせるように回旋しながら降りてきます。お母さんがすることは、リラックスして赤ちゃんに酸素を送り続けることだけ。体の力を抜いて細胞に血液を送ること、呼吸を止めないで血液に酸素を取り込むこと。周りには、励ましてくれる家族や、介助してくれる人々がいます。その方たちの優しい気持ちを赤ちゃんもきっと感じています。そして、ついに「誕生」の時を迎えます。

「なんて自由に手足が伸ばせるんだろう！　苦労したかいがあったというもの！」。そして実は、この瞬間に、赤ちゃんは人生最初の学びを得るのです。すなわち「自分で呼吸すること」です。

それまでは、お母さんから、へその緒を通して酸素をもらって生きていた赤ちゃん。ここからは、自分の肺で呼吸をしなければなりません。肺に溜まった肺液を出して、空気を吸い込む。一大事だけど、自分でできるのをお母さんは待っていてくれます。生まれてしばらくは、へその緒が拍動を続け、赤ちゃんに酸素を送り続けてくれるからです。

そして、やさしく呼吸が始まります。泣き叫ぶ必要など何もないのです。お母さんは、しっかり抱いてくれています。とても幸せな気持ち……。そしてそれは、お母さんにとってもまさに至福の時間です。

母子両方の思いが合うのを待つ

自然な経過を待つということは、一体どういうことなのでしょう。具体的に言うと、まず、赤ちゃんの生まれたい気持ちを待ちます（※ただし、助産院で管理できる週数は

40週6日までです。予定日を一週間過ぎると異常が起こりやすくなりますので、41週からは医師との共同管理になります）。

次にお母さんの体がお産の準備をするのを待ちます。自然な出産プロセスでは、臨月になるとお母さんの体も少しずつ準備を始めていき、赤ちゃんが「生まれたい！」と思ったその時にお母さんの準備も完了しています。「大丈夫、出てきていいよ」と、母子両方の思いが同調して初めて、陣痛が来て生まれてくれる、本来はそういうものなのです。

臨月に入ると、「前駆陣痛」といって、おなかが不規則によく張るようになります。その張りによって子宮口がどんどん柔らかくなります。鼻の頭くらいの硬さから、唇の柔かさくらいになります。そして、本格的な陣痛が始まると、スムーズに開いていくのです。直径10センチまで開きます。子宮口の厚みも最初は3～4センチありますが、次第に薄くなり、最後はペラペラの紙のように伸びて展退し、消失します。

骨盤の動きを待つ

次は骨盤の動きを待ちます。骨盤の弾力がないと赤ちゃんがなかなか下に降りてきません。これは妊娠中にどんな運動をしたか、いかに目を使わなかったか、といったことが関係してきます。妊娠中にテレビやパソコンを見たり、スマートフォンを使ったり、細かい字で日記を書いていたり、本や雑誌などを読んだりすると、目が疲れ、骨盤もガチガチに硬く、弾力がなくなっていきます。妊娠したらなるべく目や頭を使わず、考えすぎず、ボ～ッとすることを心がけましょう。

身体や心で感じる生活を普段から心がけている人はお産がスムーズです。どうしても目を使った時には、目の温湿布をしたり、自力整体をしたり、散歩をしたり、骨盤の動きを高めるようにセルフケアしましょう。

赤ちゃんの回旋を待つ

次に赤ちゃんの回旋を待ちます。赤ちゃんは回りながら生まれてきます。先進部が小泉門（しょうせんもん／頭のてっぺんの少し後ろ）になるようにまず顎を引き、横軸に回旋します（第一回旋）。次に、お母さんの骨盤の形に合わせて骨盤の入口では横向きに、そして出口では縦になるように縦軸に90度回旋（第二回旋）、そして最後は顎をあげて横軸に反屈し（第三回旋）、最後に肩が90度縦軸に回旋し、おなかにいた時と同じ胎勢に戻って出てきます。また、骨重積といって、左右の頭頂骨が重なり合い、少しでも頭を小さくさせて出てきます。このプロセスに異常があると、途中でつっかえてしまいます。お母さんは赤ちゃんが回旋しやすいように、吐く息とともに身体の力を抜いてリラックスすることが大切です。

会陰が伸びるのを待つ

次に会陰が伸びるのを待ちます。会陰のところまで頭が出てくると、出たり入ったりを繰り返し（排臨）、赤ちゃんが自然に会陰を伸ばしてくれるのを待ちます。

赤ちゃんは陣痛が来た時に出て、陣痛がお休みの時に引っ込みます。陣痛がない休憩の間に赤ちゃんはたっぷり酸素を補給します。会陰もずっと伸び切ったままでいると、血流が悪くなってしまいます。この時に私たちは、オイルを塗ったりマッサージをしたり、少しだけ手助けをします。このように、待っていると自然に会陰も伸びてくるのです。

自然の経過では、赤ちゃんの頭が完全に見え始めてから生まれるまでにかかる時間は15分から20分くらいです。会陰を切った場合は、1分もかからずに生まれてきます。会陰が伸びないうちに会陰を切ると、次のお産の時にも、伸びにくく、切った傷がそのまま開いてしまうことがよくあります。

お産は血が出るというイメージがありますが、自然に生まれる赤ちゃんには、血はつきません。会陰を切らなければ、自然に伸びて、どこも傷つくことなく出てきます。そうすると赤ちゃんにも血がつかないのです。たとえ切れても、自然の傷は、不思議と血管を避けて切れるようで、そこからは、それほど出血しませんし、クリップで止めるくらいで数日のうちに治癒します。

そうして治癒した傷は、次のお産の時には、ちゃんと伸びてほとんど傷にならないことのほうが多いようです。会陰切開をしてでも早急に娩出しなければならない場合を除いて、会陰が伸びるのを待つことは、産後の生活や母乳育児に大きく影響を与えることになるでしょう。

赤ちゃんが呼吸を始めるのを待つ

次は赤ちゃんが呼吸を始めるのを待ちます。顔色が悪かったり息をしていなかったりすると、手伝うこともありますが、本来は手助けしなくても自分で呼吸を始めます。おへそがつながっているということは、おなかの中と同じように、赤ちゃんがお母さんから栄養も酸素もちゃんともらっているということです。だから、余計な手出しをする必要はありません。いきなりパーフェクトに息ができなくても、へその緒から血液が移行する間はそのままで大丈夫です。しばらくすれば、赤ちゃんは自力で呼吸し始めるものなのです。そして吸引器を使わなくても、自分で肺液や羊水を出すことができます。

会陰切開をしないで出たり入ったりを続けていると、産道にいる赤ちゃんの身体が、陣痛のたびにグゥッと締め付けられます。そのたびに、赤ちゃんの肺や消化器官などもマッサージされ、身体の中に溜まっている肺液や羊水が排出されます。そして頭が出た時に、鼻から口からブゥッと液を出します。見守る立場としては、自分の力で全部でき

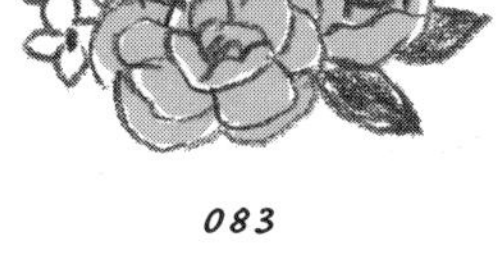

るように自然のプロセスを妨げないことが大切です。自分のタイミングで息を始めた赤ちゃんの表情はすごく穏やかです。

生まれたての赤ちゃんは「オギャー」と一瞬泣くと、すぐに静かになります。自分のペースで呼吸を始めるのを見守っていると、赤ちゃんはとても穏やかな表情になります。

会陰を切った場合は、赤ちゃんは呼吸に備えて肺液を出す暇もなく外に出されてしまいます。だから、自力では呼吸がうまくできません。そのうえ、おへそをいきなり切られてしまうと、自分の力を発揮するチャンスがなくなってしまうのです。「今、自分でやろうと思ってたのに！」といった感じでしょうか。

へその緒は赤ちゃんにとっての命綱

生まれてからしばらく待っていると、へその緒の拍動が胎盤側から次第に止まっていきます。へその緒の長さは平均50センチくらいです。その中を臍帯血（さいたいけつ）が行ったり来たりしています。お母さんの栄養がおへそを通して赤ちゃんに回り、赤ちゃんの身体を通ってきた古い血がおへそを通して胎盤に戻っていく。そこで血液を交換して、またきれいな血液が供給されるという仕組みです。へその緒とはまさしく「命綱」ですね。なので、元気に生まれてきた赤ちゃんであれば、気道を吸引をしなくても、赤ちゃんが自力で呼吸し始めるのを待つことができます。

今は絶版ですが、1974年初版のフレデリック・ルボワイエ著『暴力なき出産——バースサイコロジー 子どもは誕生をおぼえている』という本があります。この本には赤ちゃんの側から見たお産のことが書かれています。

目次の一部をご紹介します。

第2章　受難の旅路　1・誕生は苦／2・赤ん坊はすべてを感じている／3・目が焼き切られる／4・耳をつんざく轟音／5・いばらに包まれて／6・業火に焼かれて／7・逆さ吊りの刑／12・氷の体重計／13・目薬の攻撃／15・服がまとわりつく……

呼吸の始まりについては、次のように説明されています。

「へその緒を切ることは、ひどく残酷な行為です。それが赤ちゃんにとってどれほど破壊的な影響を及ぼすか、想像もつかないほどです。へその緒が、その脈動が終わるまで無傷に保たれるなら、出産全体が変革されることになるでしょう。そのためには、分娩を援助する人たちが辛抱強く待たなくてはなりません。彼らも、母親も、子どもに固有な生のリズムを尊重しなくてはなりません」

（P77〜78）

「へその緒が尊重されるなら、人生の幕開けが、どれほど違ったものになり、どれほど穏やかなものになるでしょう」

（P86）

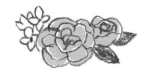

「最初の息は、まるで、やけどのようです。子どもは痛みに耐えかね、息を吐き出します。怒って空気を追い出し、これが叫び声となります。そのあと、しばしばすべてが止まります。痛みに茫然として、子どもは一時停止します」

「自然を信頼し、へその緒の力強い脈動を信じるなら、干渉する必要はないのです」

「最初は、ためらいがちに、用心深く呼吸し、ときどき小休止します。へその緒からまだ酸素を得ている子どもは、時間をかけて、やけどにどれくらい耐えられるか確かめます。子どもは、呼吸をとめ、それからまた新しい呼吸を始めます。ゆっくり慣れていき、深い呼吸を始めます。いままで怖ろしくて苦痛だったことが、まもなく楽しくなってきます。少したてば、呼吸は深まり、楽にできるようになります。子どもは、全部合わせても、二、三回叫ぶだけです。そのあと、耳にするのは、深い息の音です」
（P87）

このように、おへそをすぐに切られることは、赤ちゃんにとってはかなりの苦痛であると説明されています。私がへその緒の切断について考えるきっかけになった本です。

胎盤が自然に出て、へその緒の拍動が止まるのを待つ

胎盤もへその緒も、赤ちゃんの一部です。役目を終えると自然に拍動が止まり、しなびていきます。そうなれば切っても血は出ません。拍動が止まるのを待っていると、ほ

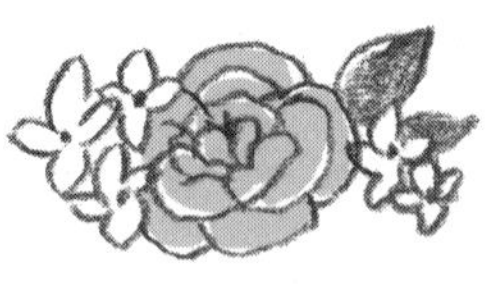

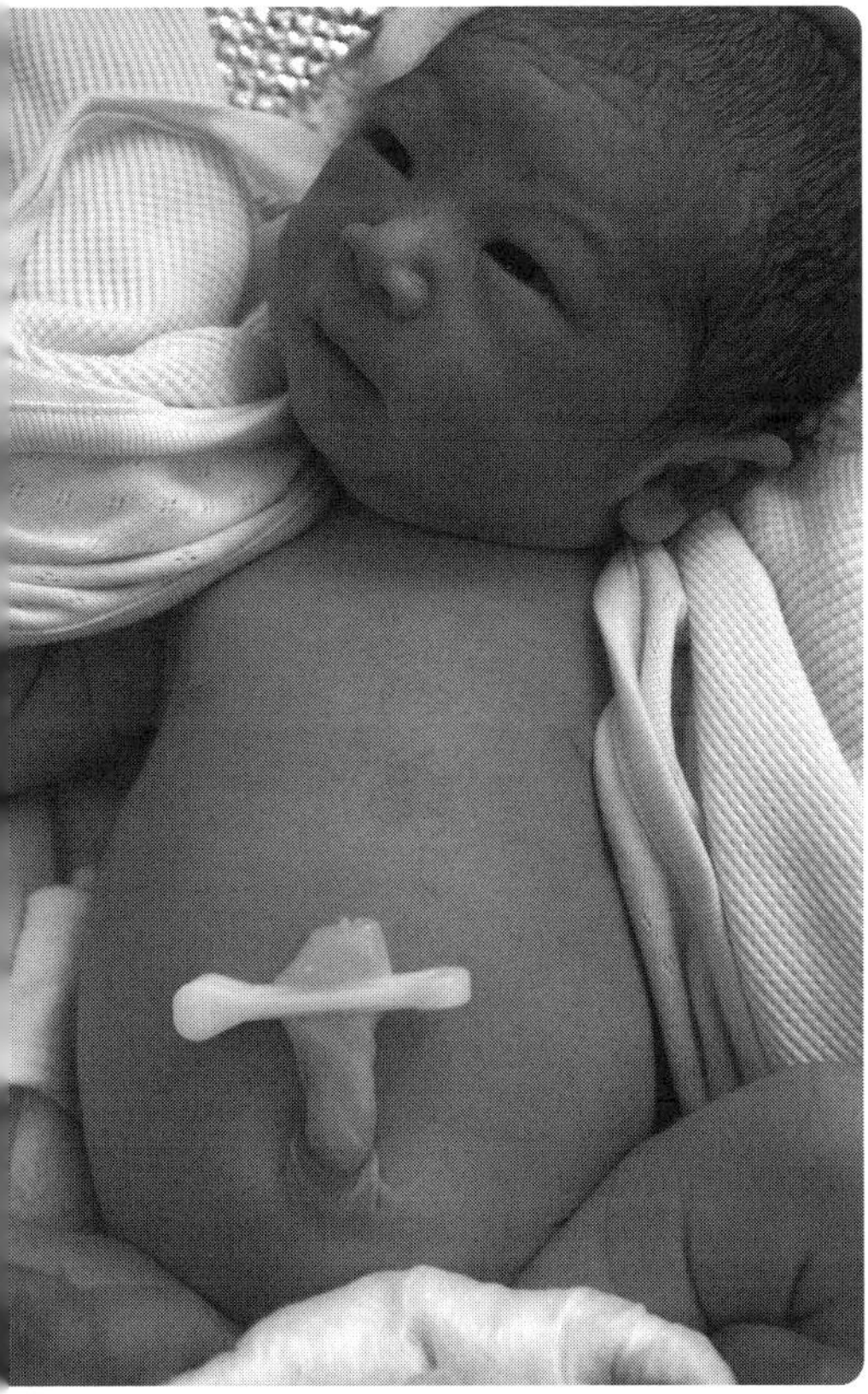

赤ちゃん側に３～４センチ残して切ったへその緒。臍帯クリップは、翌日までそのままに。清潔にして自然に乾燥、脱落するのを待ちます。通常、病院ではこの脱落した短いへその緒を桐の箱に入れてくれますが、バースハーモニーでは、胎盤側の長いへその緒もすべてお渡ししています（へその緒には、赤ちゃんの大切な情報が入っているとか。昔は、人生の節目や、病気をした時などに、煎じて飲ませていたそうです）。

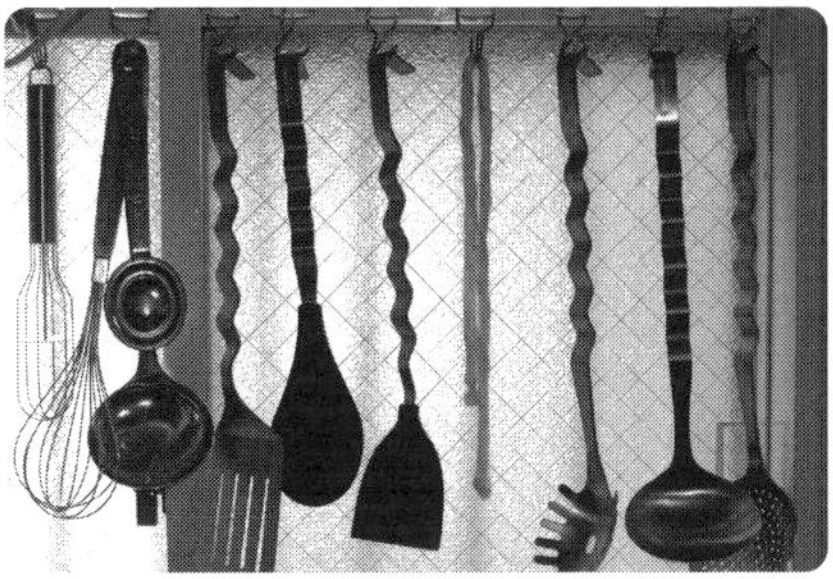

へその緒は、長いまま自然乾燥させます。

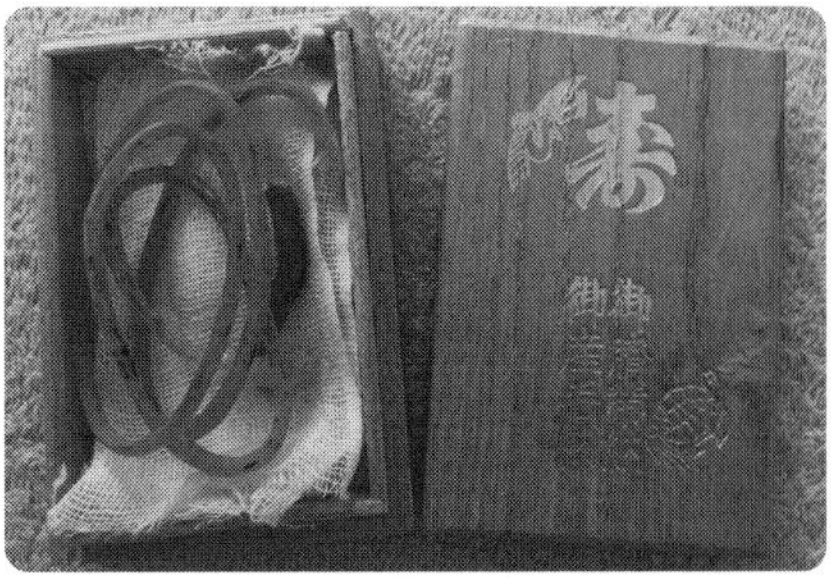

乾燥させた胎盤側の長いへその緒。

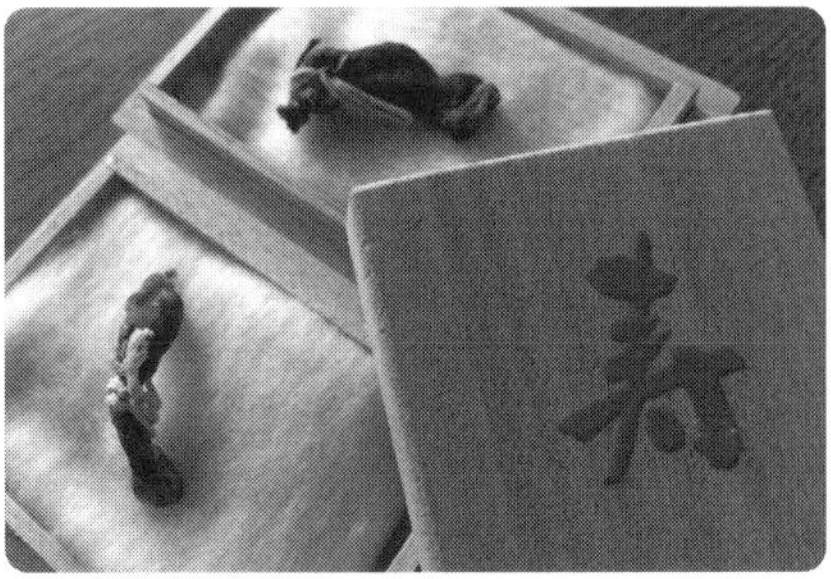

脱落した赤ちゃん側の短いへその緒

とんどの場合、拍動が止まる前に自然に胎盤が出てきます。これでお産が終わります。

胎盤は子宮にくっついていて、赤ちゃんとお母さんの血液交換をしています。直径約20センチ、厚さが約2センチ、重さは約５００グラムあります。そして、産まれた後に子宮がギュッと縮み、自然に剥がれるのです。さらには剥がれた瞬間にもギュッと縮みます。そのことで子宮の血管が圧迫されて止血されます。うまくいったお産は出血がとても少ないです。

胎盤が剥がれて出てきた後も、臍帯拍動はすぐには止まりません。臍帯血が完全に赤ちゃんに送り込まれるまでは、拍動を続けています。自然に待っていると、全部の臍帯血が赤ちゃんの体の中に入っていくのです。バースハーモニーではもちろん、へその緒の拍動が完全に止まるのをひたすら待ちます。

赤ちゃんにとっての自立時間

前項でも述べましたが、へその緒の拍動は胎盤側から先に止まりますが、赤ちゃん側が止まるまでには時間差があります。最後はおへそ全体が白くなって拍動が止まりますが、5分くらいで止まる子もいれば、3時間以上かかる子もいます。これは、その時間がその子にとって必要だということでもあると思います。拍動が止まると、その瞬間に赤ちゃんの顔が、凛と自立した表情になるのです。

おへその拍動が止まるということは、赤ちゃんにとって「自立」を意味しています。自分で呼吸を始めて、自分の力で外界に適応していくための時間でもあります。それを私は「自立時間」と呼んでいます。その時間の長さ、短さが、その子の個性を表しているように感じています。また、生まれた時からこのように個性を尊重されて扱われた子どもは、きっとその子らしく育っていくのではと期待しています。本当にやさしいお産、やさしい赤ちゃんの迎え方というのは、その子の個性を尊重し、自立のパターンをちゃんと見守ってあげるということなのではないでしょうか。

千島学説とへその緒の捻れと氣のエネルギー

千島学説とは、生物学者である千島喜久男博士が、1963年から提唱した学説です。生命・医学の革新的8大原理を基礎として成り立っています。現代医学とはかけ離れた学説ですが、東洋医学を学ぶ人たちの間では、理論と治療の成果が一致していることから、その説を支持する人が多くなってきています。

そのなかでも、第5原理：腸造血説では、血液は小腸の絨毛で造られる、という考えがあり、マクロビオティックでも、この教えをもとに食事指導が行われています。

興味を持った私は、千島学説研究会という学会に参加してみました。そこでは、いろんな分野の医師や、治療家の方々が、それぞれの研究成果を発表されていました。中でも印象的だったのは、血管は無誘導コイルである、というお話しでした。長野県で人工透析のクリニックをされている内科医師のお話でした。

彼は、仏像の姿を見てひらめきを感じたのだそうです。まず、コイルについてお話されました。

コイルというのは、電子回路の基本となる部品です。電気と磁気を互いに作用させていろいろな働きをします。コイルの基本は、電線をグルグル巻いた構造です。コイルに電気を流すと、電線の周囲に生じる磁界が束ねられて強まり、電磁石になります。無誘導コイルというのは、コイルを途中で逆巻きにするものです。その結果、電気と磁気が相殺され零磁場となり、そこには氣のエネルギーが発生するということでした。

彼が仏像を見てひらめいたというのは、人間の血管はすべて無誘導コイルと同じ形をしている、その中を電流の代わりに血液が流れており、その周りに、氣の流れが発生しているのではないかということでした。

彼が行った実験は、人工透析機の静脈側血液回路のチューブを無誘導コイル状に巻くことで、血液を人体に戻す前に氣のエネルギーが発生するのではないか、という仮説に基づいたものでした。そこから発生する氣は看護師さんを介してオーリングテストで確認され、それを実証されていました。

その実験を見て、私はへその緒を思い出しました。へその緒の捻れも、無誘導コイルだと思ったのです。そして、そこには見えないけれど氣の流れが発生しているのではないか。赤ちゃんは、お母さんから、血液だけではなく、見えない氣のエネルギーも受け取っている。だとしたら、へその緒が拍動している間に、それを切ることは、赤ちゃんにとって氣の流れまで切断することになってしまうのではないだろうか——。

そして、氣のエネルギーの強さは、血液の流れの速さと関係しているのかもしれない、と思いました。つまり、きれいな血液は、さらさら早く流れます。そういう人は、氣のエネルギーも強いに違いない。とすると、食べ物から血液は造られるのだから、血液をきれいにする食べ物を食べると、氣のエネルギーも強くなるのではないか。

そう考えたときに、いても立ってもいられなくなりました。人間ってすごい！　自然ってすごい！　懇親会で、その先生にへその緒の話をして大いに盛り上がったことは言うまでもありません。

頭《とう》蓋《がい》仙《せん》骨《こつ》療《りょう》法《ほう》から学んだ へその緒の捻れと切断のタイミング

頭蓋仙骨療法に出会ったのは、２００７年のことでした。師匠は「たなこころ庵」代表、藤牧経乘（ふじまきつねのり）先生です。初めて勉強会に参加し、その後の懇親会で、へその緒を切るタイミングについて、整体の立場から熱く語られました。

食事が出てくるのを待っている間に、彼は常に持ち歩いているらしい分厚い本をおもむろに鞄から取り出しました。『ネッター解剖学アトラス』、なんと、500ページ以上からなる解剖の専門書です。その分厚い本は、かなり読み込まれ、至る所にマーキングが施され、赤字でびっしり書き込まれていました。彼は、その本をとても愛おしそうに開いて、説明を始めました。

その前に、まずへその緒の解剖についてお話しします。

へその緒の中には、3本の血管があります。1本の太い臍静脈（さいじょうみゃく）とその周りを螺旋を描くように2本の細い臍動脈（さいどうみゃく）が通っています。

1本の太い臍静脈は、胎盤できれいになった血液が赤ちゃんの体に戻って行く時の血管で、なかには酸素や栄養がたくさん含まれた動脈血が流れています。赤ちゃんのおなかの中に入ると、この臍静脈は肝臓につながる門脈と合流します。

2本の臍動脈は、赤ちゃんの左の足と右の足を通っている2本の大腿動脈（だいたいどうみゃく）から繋がっている血管で、赤ちゃんから胎盤に向けて流れ、なかには静脈血が通っています。つまり、赤ちゃんの心臓から流れ出しているのが動脈なのですが、まだ肺が機能していない状態では、胎盤でガス交換が行われるため、動脈という名前でありながら、二酸化炭素や老廃物を多く含んだ静脈血が流れているのです。

彼の話によると、へその緒が結紮されると、当然ながらこの血流が止まります。閉塞した臍静脈は肝円索（かんえんさく）となり、閉塞した臍動脈は2本の臍動脈索として、おへその内側から体内に繋がって残ります。

イメージしてください。へその緒の拍動が止まるまで待っていると、へその緒の捻れがほどけてなくなります。そのあと切断すると、体内にその捻れが残ることはありません。でも、へその緒が拍動している間は、へその緒は捻転しています。すなわち、拍動している時にへその緒を結紮、切断すると、その捻れは反転し、「ねじれた索」となって体内に一生残ったままになってしまうのです。

頭蓋仙骨療法というのは、全身の「膜」にアプローチし、その捻れをほどいて、ロックを解放していくことにより、自然治癒力を高める療法です。その観点からいくと、生まれた直後に臍帯を早期に切断することにより、その捻れの影響が体内に残ってしまって、成長の過程においてなんらかの不調の原因になっているのではないか、という説だったのです。

解剖の図を見ながら話を聞いていると、なるほど！と納得できるものでした。お産とはまったく関係がないと思った頭蓋仙骨療法ですが、へその緒をとめるタイミングについて真剣に考える藤牧先生の姿に、とても感動し、共感し、その後この療法が、とんでもなくお産にも活用できるものであることを体験するには、そう時間はかかりませんでした。

お母さんと赤ちゃんの絆

母と子の信頼関係を築く

赤ちゃんが生まれると、おへそが繋がったままで、すぐにお母さんのお腹の上に乗せてあげます。お母さんのお腹の上で、そのまま裸で2時間ぐらいはいるわけです。そうすると、お母さんの体温で赤ちゃんが冷えることがありませんし、この間に母と子の絆がつくられます。

ずっと一緒だから、赤ちゃんも安心してほとんど泣きません。その後も、赤ちゃんはぐっすり寝ますし、お母さんもたっぷり休めます。

お母さんに大切なのは呼吸とリラックス

お産中にお母さんが気をつけるのは、呼吸とリラックスです。体の力が抜けていれば、あとは子宮が勝手に収縮して、赤ちゃんが出てきます。お産の陰陽（次章で詳しくご説明します）で言うと、子宮が収縮したうえで子宮の入口や産道が緩まないと、赤ちゃんは出てこられません。つまり、お産の時の子宮には、収縮する力と緩む力の両方が働くわけです。その力は体が中庸でないと発揮できません。

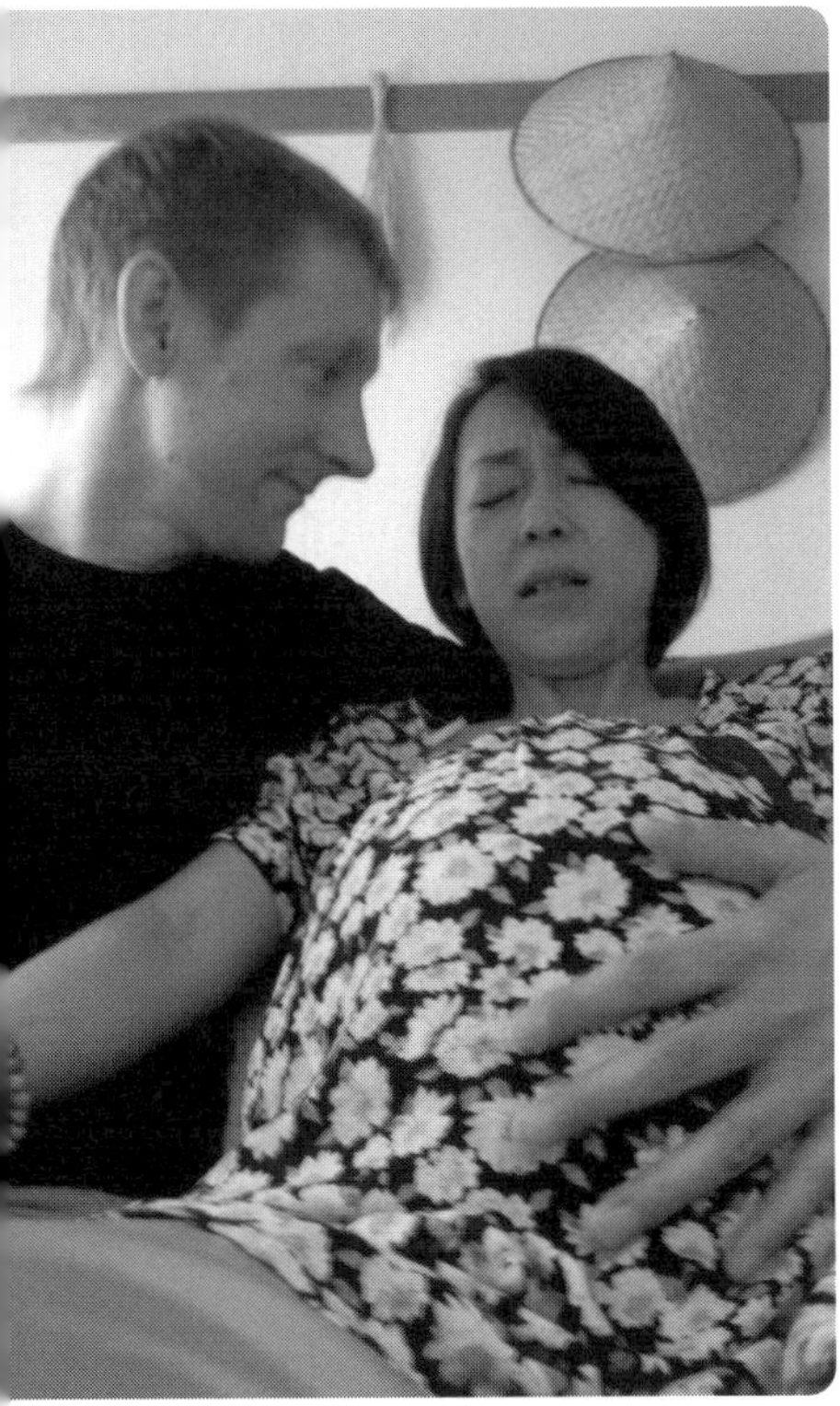

陣痛に寄り添うパートナー。側にいて手を握ってくれるだけでも産婦さんは安心できます。お産の時間を共有することで男性も自分が産んだような気持ちになり、我が子への愛情もより深まります。

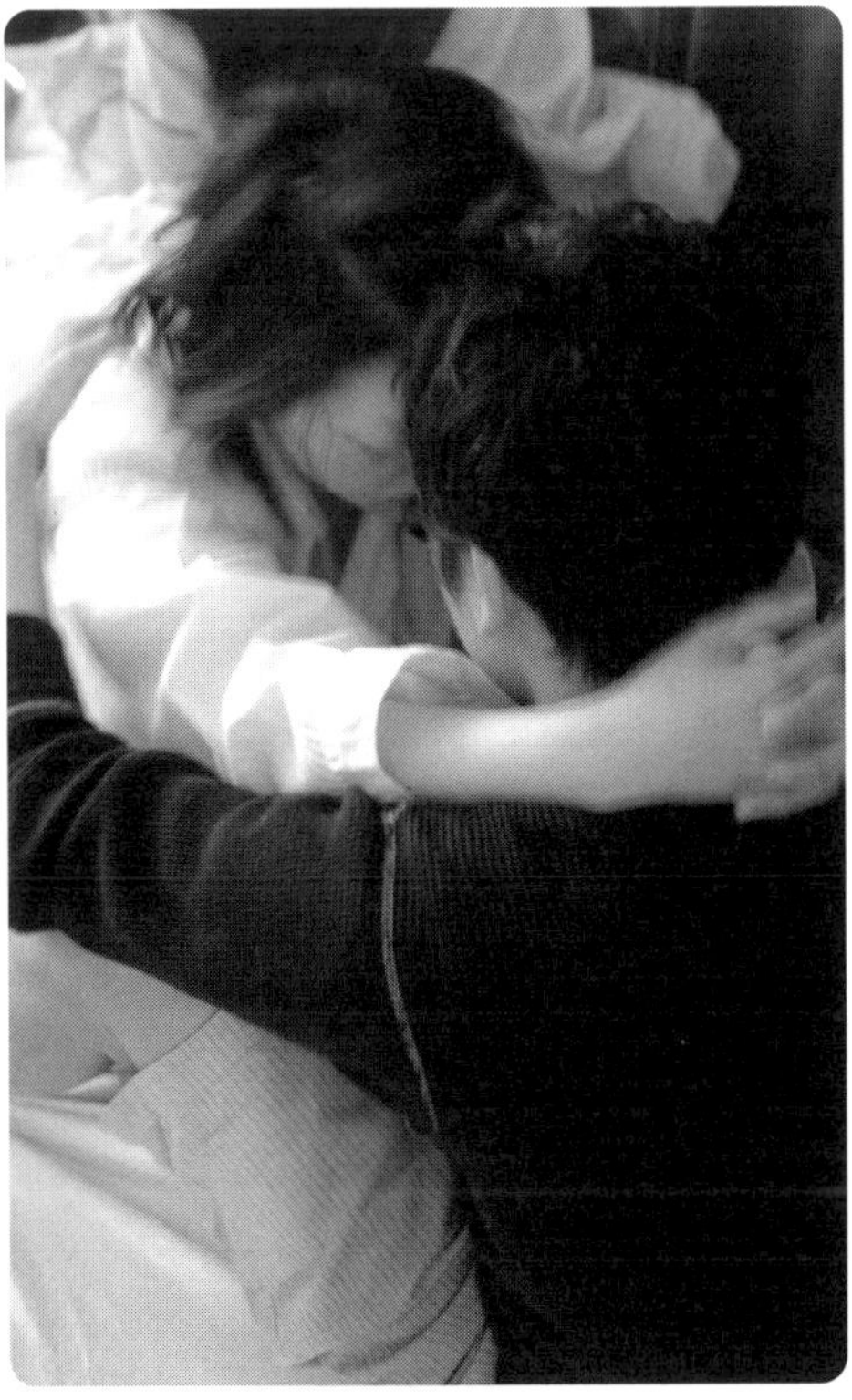

息を吐いてリラックスし、緩める。収縮している時にリラックスしていると、収縮と弛緩のバランスが取れてうまく進んでいきます。本来、赤ちゃんは子宮の収縮だけで出てきます。陣痛というのは子宮の収縮のことなのです。とにかくリラックスして呼吸を忘れないというのが、お産の時の秘訣です。

あとは自分の楽な姿勢を選ぶということ。体位によって赤ちゃんの動き方とか進み方が変わってきます。赤ちゃんの心音を聞きながら、どんな体勢がいいかのアドバイスもします。

立っていたほうが楽とか、座っていたほうが楽とか、横になっていたほうが楽とか、お風呂に入ったほうが楽とか、踊っていたほうが楽とか、歌っていたほうが楽とか、それは人によって違います。だからその人の楽な姿勢を探します。そして、気に入った場所で産む。それが一番のリラックスです。

繰り返しますが、お産で一番大事なのは呼吸とリラックスです。それを実現するための雰囲気づくりは、照明を落としたり、音楽だったりアロマだったりと、本人の自由です。なるべく暗いほうがほっとしますし、そのほうが骨盤の動きがよくなります。目から光の刺激が入ると骨盤も緊張するからです。気のおけない人だけを呼ぶこともリラックスに繋がります。

あとは体が自然に産みますから、それを邪魔しないで見守ってくれる介助者、必要な

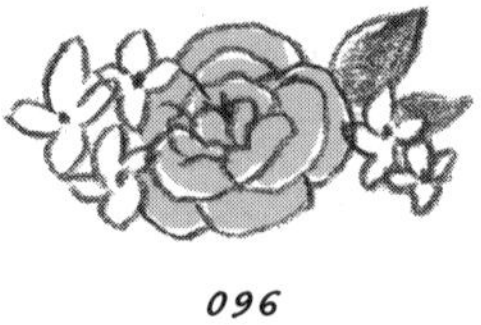

時にちょっと手助けしてくれるスペシャリストがそばにいてくれれば完璧です。

息むタイミング

お産というと、息んで、息んで、という印象がありますが、息むタイミングは、とても大切です。初めから息んでしまうと、産道が切れてしまいます。体の力を抜いて、リラックスして、充分に待って待って、子宮口が全開大したら息みます。

子宮口が全開大すると、肛門のほうまで圧迫されて便意がある感覚になってきます。ただ、それも人によって違います。児頭が下がっていても子宮口が開いていないこともありますし、児頭が高くても子宮口が開いていることもありますので、ケースバイケースです。人によっては、ほぼ息まずに生まれることもありますし、特に初めてのお産の場合は、骨盤の狭いところを通る時に、頑張って頑張って息まないと出てこられないこともあります。

ただ、数十秒呼吸を止めて息むことは赤ちゃんが酸欠状態になるので、前後に深呼吸を入れ、数秒単位で息つぎをして繰り返し息みます。そのタイミングを介助者はサポートします。何もサポートの必要ない人もいます。そういう時は、祈りつつそっと見守る役目に徹し、生まれてきた赤ちゃんのお鼻やお口の周りを拭いて、お母さんのおなかの上にそっとお渡しします。

お産の近づいたしるし

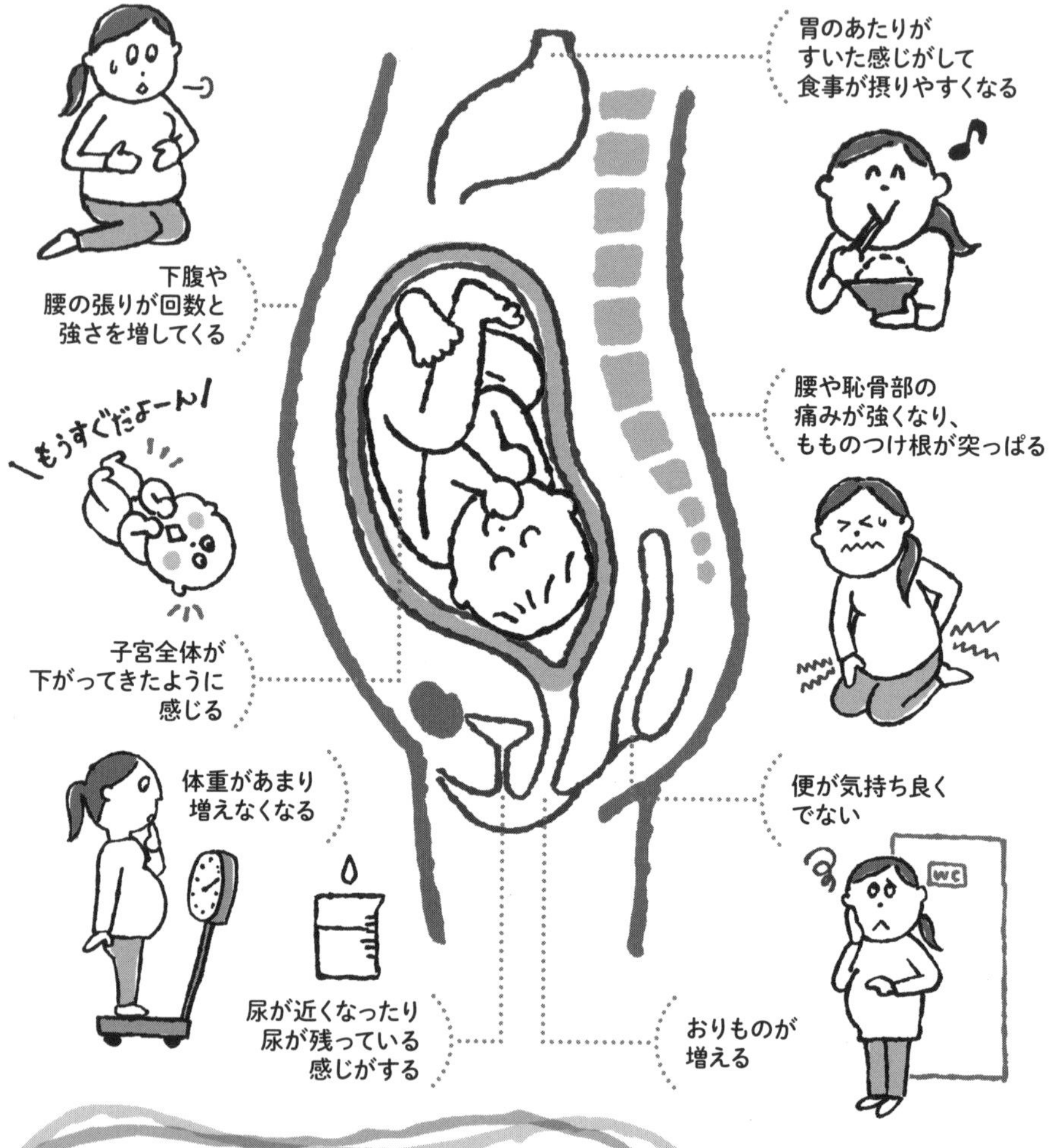

胃のあたりがすいた感じがして食事が摂りやすくなる
下腹や腰の張りが回数と強さを増してくる
腰や恥骨部の痛みが強くなり、もものつけ根が突っぱる
\もうすぐだよーん/
子宮全体が下がってきたように感じる
体重があまり増えなくなる
便が気持ち良くでない
WC
尿が近くなったり尿が残っている感じがする
おりものが増える

電話連絡のタイミング

1 一般に初産婦ではおなかの痛みが規則正しく、10分おき、経産婦では15分おきになった時。

2 破水した時。

3 出血が多いと思われた時。

4 持続的な強い腹痛、その他、特に異常が考えられた時。

心配な時はいつでも連絡しましょう。

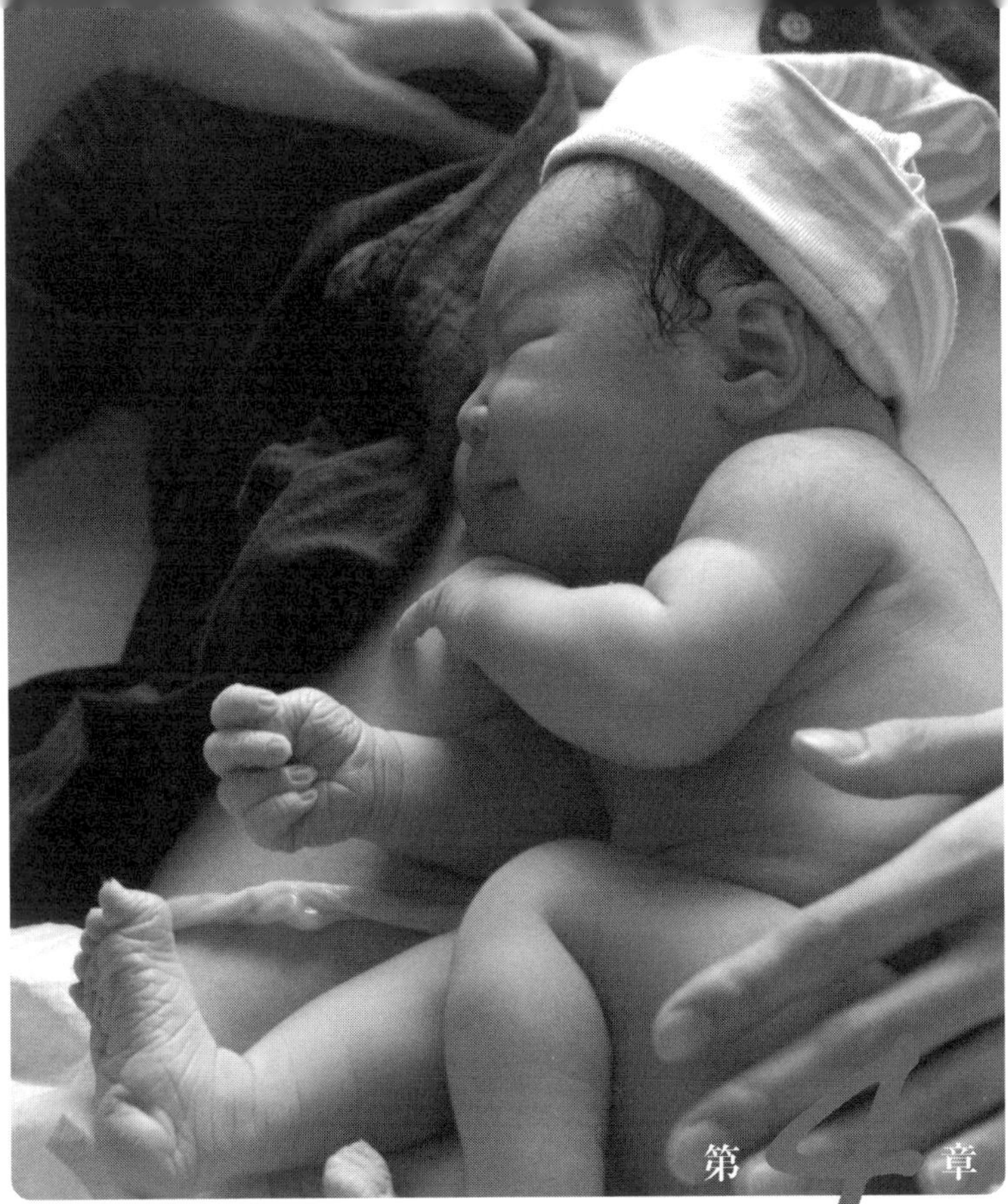

第4章

妊娠前から心がけてほしいこと

妊娠出産に最も大切なのは、
常に「中庸」を心がけること。
心と身体のバランスをとり、
「産む力」を最大限に引き出します。
その鍵をにぎるのは食事です。

マクロビオティックとの出会い

「陰・陽・中庸」という概念

自然なお産をするには、女性が本来持っている「産む力」を最大限に引き出すことが肝心です。そのためには、心と身体のバランスをとることが何よりも大きな鍵となります。まずは腸を整えるための食事から始まりますが、マクロビオティックの「陰・陽・中庸」という概念に基づいたバランスで考えると、とてもシンプルで納得できるものなのです。マクロビオティックをご存知の方なら馴染みのある言葉だと思いますが、これは食だけではなく、もっと大きな根幹であるとすら言えます。

ここではまず、私とマクロビオティックとの出会いからお話を進めたいと思います。

玄米菜食からの始まり

玄米を食べ始めたのは、森下敬一先生の著書『クスリをいっさい使わないで病気を治す本』を読んだのがきっかけでした。また、千島学説の腸造血説のことも知り、腸がいかに大切かということを知りました。

それから、藤田紘一郎先生の著書『腸内革命』を読みました。腸内細菌は、幸せ物質

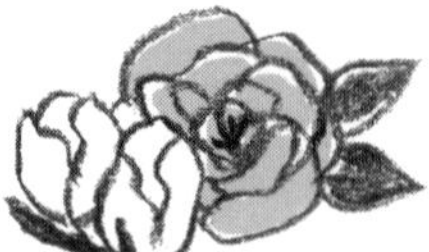

であるドーパミンやセロトニンの働きととても関係していること、腸内細菌の活動が低下すると、実は脳まで老化させてしまうという事実について書かれていました。また、消化の悪いもの、つまり消化するのに腸まで持つものが、腸内細菌にとっては必要で、早くに食べ物が消化されてしまうことは、彼らにとっては飢えを意味するものであるということがわかりました。糖分のなかでもオリゴ糖などが腸にいいと言われるのは、消化するのに時間がかかるからなのです。なので消化に時間がかかる玄米も腸内細菌にとっては、好都合です。

人の健康は、腸の健康状態にかかっています。腸内細菌数を増やすことは直接健康に繋がります。ただ腸内細菌によっては、腹痛を起こしたりするものもあります。それは肉食を好むウェルシュ菌に代表されます。良い腸内細菌をもつには、良い腸内細菌が好む、玄米、お野菜などの消化に時間のかかる食べ物を常食することです。ふわふわの食べ物が大好きだった私の一大転換でした。

当然、よく噛むことが必要になってきます。玄米ご飯を一膳食べるのに、一時間かかりました。顎も疲れます。どんなものでもよく噛んで食べるようにすると、胃腸が楽になり、おなかいっぱい食べなくても満腹感が得られるようになりました。

砂糖も果物もやめ、自己流玄米菜食を始めて、3カ月経った頃、身体の様子が変わったことに気付きました。坂の多い町に引っ越したばかりで、徒歩と自転車（ママチャリ）

を長年移動手段としていた私は、なかなか慣れることができず、筋肉痛で参っていました。ところが、坂道を平気で早足で上れるようになったのです。

筋肉がついてきたこともあると思いますが、この坂道を自転車から一度も降りないで家まで帰ってみよう、などと思いつくくらいですから、気力も充実してきたのでしょう。かなりの勾配のある長い坂道を、駅から家まで自転車を降りないで上ることに成功した私は、充実した気持ちを味わいました。今まで生きてきて一番身体が元気になったと感じていました。

そんな頃、三男の通っていた幼児生活団のママ友が貸してくれた、大谷ゆみこさんの『未来食』を読み、マクロビオティックという言葉を初めて知りました。甘いものが良くない理由も知りました。その後、量子力学（波動）のことを勉強し、科学の進歩に脱帽し、食品の持つ波動に興味を持ちました。実家で作ったお米を測定してもらうと、普通より少し良いくらいの値でした。でも翌年、動物性の肥料である鶏糞をやめて大豆粕にしてみたところ、お米の波動が素晴らしく上がり、とても驚きました。作物のエネルギーの変化を、数値で確認できるというのはすごいと思いました。

そして四男を妊娠し、自己治癒力を上げる食べ物、身体を酸化させない食べ物、酸化を還元してくれる食べ物を選んで食べるようになりました。そして免疫波動の高い砂糖なるものに出会ってしまいました。この砂糖なら食べてもいい!?と思ってしまったので

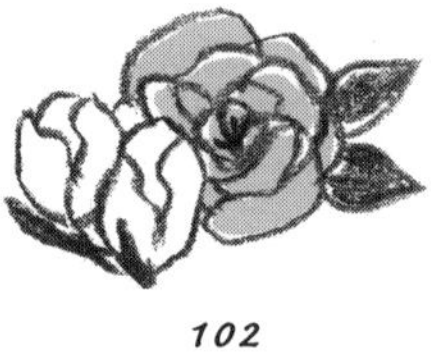

す。波動という言葉に科学的根拠を見い出したつもりでいた私の、思い違いの一つでした。バランスが崩れてしまいました。いくら良い塩をとっても、それよりもたくさんの砂糖を食べていては、なんにもなりません。

案の定、四男の出産の時、大出血しました。今ならその原因もわかります。出血を必死で止めてくれた助産師さん、ありがとうございます。絶対に患部を冷やさないそのやり方と、出血する時の気持ちいいふわっとした感じと、その後の身体の脱力感、そして出血ってなんだろう、という疑問を感じることができたことは、貴重な体験となりました。

「甘いものはお好きですか？」

四男が１歳になった時、当時、母乳だけで育てていた子どものオムツかぶれがだんだんひどくなり、発疹が全身にできてしまっていました。様々な自然療法を試しましたが、あまり改善されませんでした。玄米菜食を始めて４年経ち、お料理の本を見てはつくっていましたが、いまいち家族から不評だったり、自分も美味しく感じなくなり、行き詰まっていました。そんな時、友人宅で、マクロビオティックの巨匠である故・松本光司先生のお料理教室が行われていることを知りました。子どもを連れて参加できるお料理教室ということで、とてもありがたく、さっそく参加しました。

「先生に診ていただいたら？」と友人に声を掛けてもらい、「裸にならなくてもいいん

ですか？」と冗談を言うと、先生は「裸になってもいいですよ」とニコニコされました。望診、という言葉を知ったのは後になってのことでしたが、なんとスマートな診察法だろうと感心してしまいました。

西洋医学の診察は、まず裸にならないと始まりません。患者様の訴えを聞いて、聴診、触診に移ります。それから、検査です。苦痛な検査もたくさんあります。やっと病名がわかっても治す方法があるとは限りません。それに比べて、この方法は、顔や手をじっと眺めるだけなのです。何もしゃべらないのに、何もかもお見通しなのですから、参ってしまいました。もともと甘いものが大好きだった私は、産後に、添加物の入ってなさそうな某有名メーカーのアイスクリームを常食していたのでした……。

私の手のひらをご覧になった松本光司先生は、「甘いものはお好きですか？」とおっしゃいました。先生の目は、優しく慈愛に満ちていました。

私が台所から砂糖をなくすには、その一言で充分でした。やっぱりそうか。いくらいいものばかり食べていても、バランスを取らないとダメなんだ。いいものばかり選んで食べるということが、いかに「欲」だったかと大反省しました。そして気が付いたら、四男のおむつかぶれは、いつの間にかなくなっていました。

医学は日々進歩し、最新設備の整った病院がたくさんできているのに、病気も増えているのが現状です。なんと皮肉なことでしょう。たくさんの情報が飛び交うなか、何を選んで生きていくのか、一人ひとりが、自分の心に聞いて、身体で感じて、本来の自分自身を生きていくことが何よりも大切な時代になってきたように思えます。

女性の身体も、産む力も、昔より断然落ちています。「安産の秘訣も、腸にある」と言っても過言ではありません。体調を整えるために薬を飲んで、助ければ助けるほど、身体は怠けていきます。自分の力を信じて、自己治癒力を引き出せるかどうかは、腸が健康かどうかにかかっています。良い腸内細菌をつくることが、健康で幸せな妊娠出産育児への近道です。まずは、自分の身体の声に耳を傾けましょう。自分をいたわりましょう。自分を大好きになることが、未来へのバトンです。

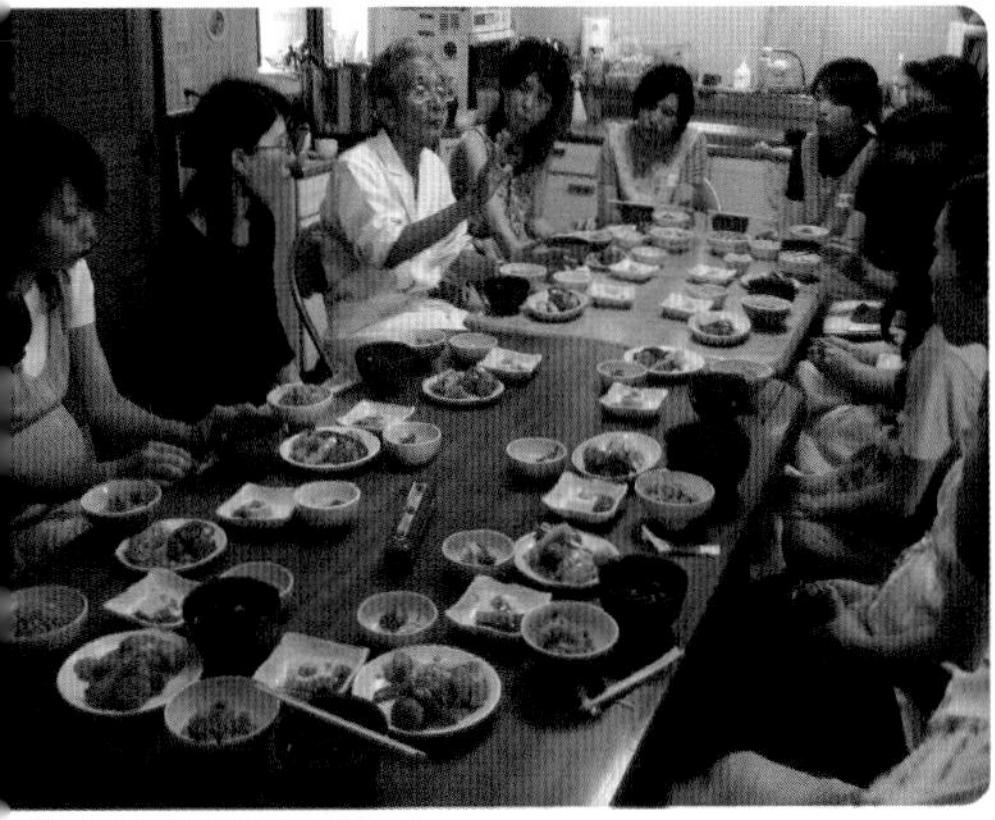

開業前から15年間にわたり、ご指導いただいた元リマクッキングスクール校長、故・松本光司先生の食養料理教室。妊婦さんのみならず、助産師、看護学生、地域の人たちをも巻き込んだ貴重な学びの場でした。

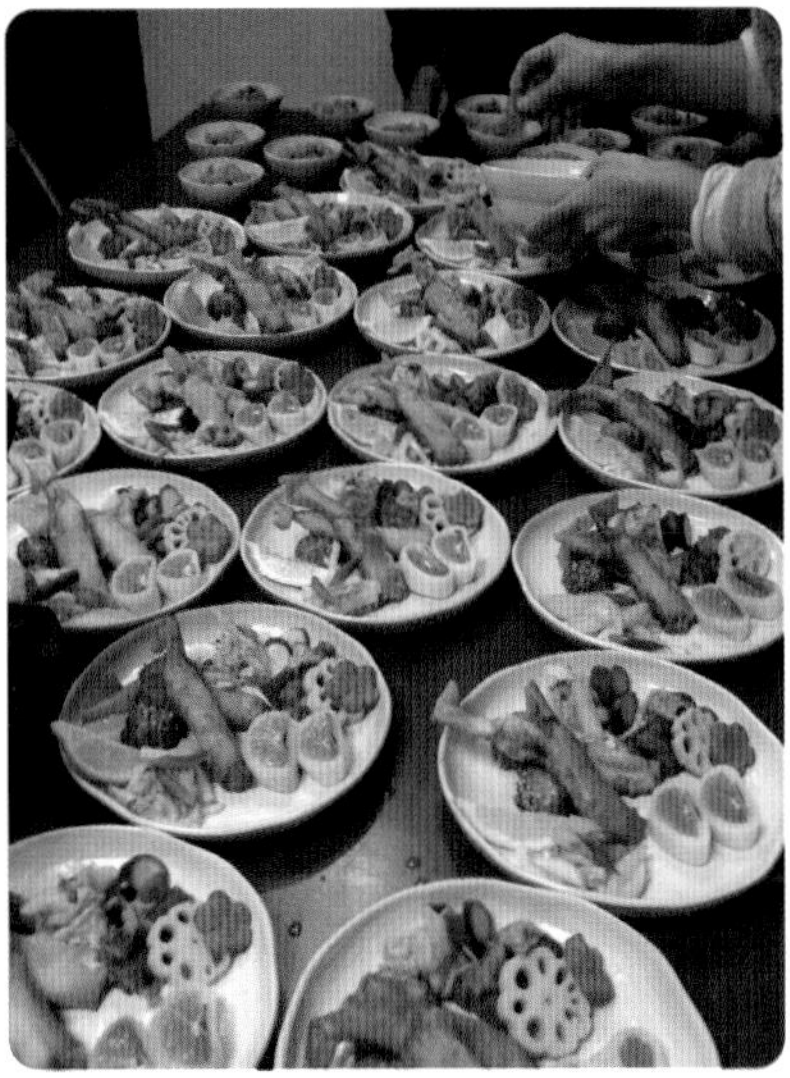

#「自立力」を高めるために

常に中庸を心がける

バースハーモニーが大切にしているのは、「自己治癒力」を高めることです。「自立力」とも言えるでしょう。自分が自分の身体を整えていく、そういう力を高めていくためのお手伝いをしています。これは、お産もそうですし、人生もそうですし、すべての基本だと思っています。

妊娠中に最も大切なのは（実は妊娠中に限りませんが）、常に中庸を心がけること、この一語に尽きると思います。そのためには、食事も、運動も、呼吸も、心の持ち方も、体の使い方も、すべて大切です。中庸は、本来のあなたらしさが発揮できる状態です。少しでも中庸に近づけるよう、妊娠中だけでなく、妊娠前から出産後まで心がけましょう。

そうすると、おっぱいもすごくよく出ます。そして、質が良いので、赤ちゃんが無駄泣きしません。すくすく育ちます。すべてにいいのです。中庸なおっぱいであれば、赤ちゃんも病気になりにくくなります。

まずは「お産の陰陽」についてご説明しましょう。

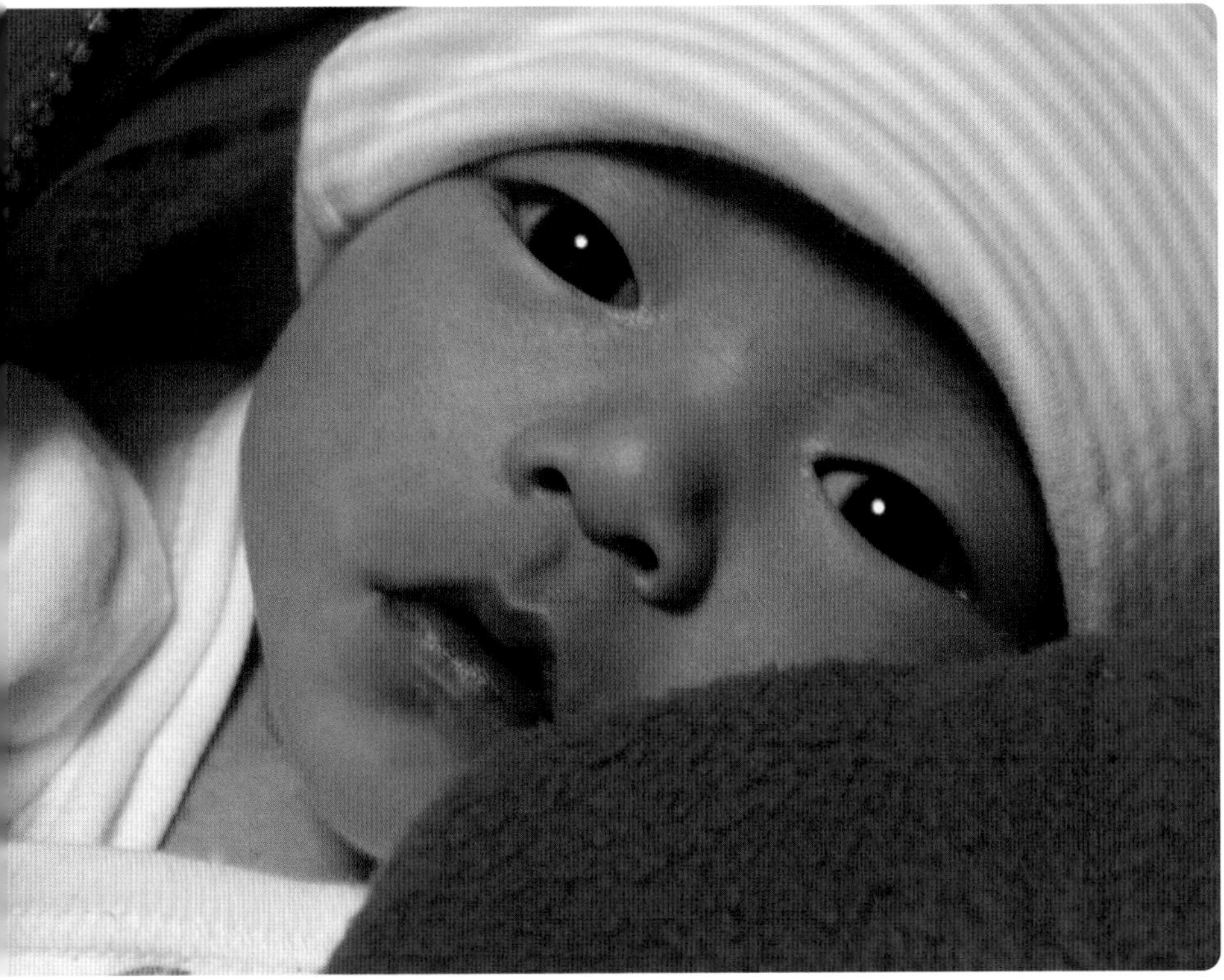

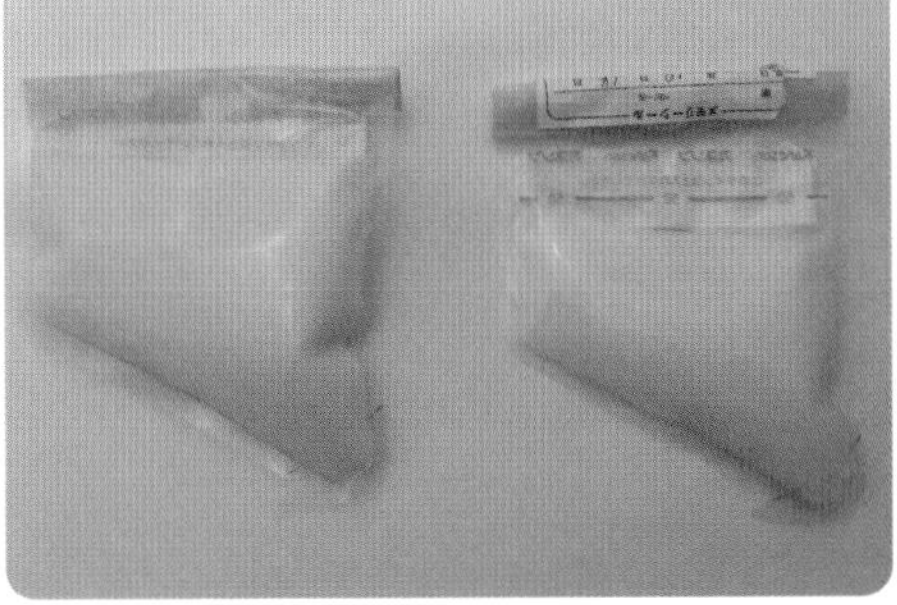

おっぱいの質は食べ物の影響を直に受けます。玄米菜食のような穀物中心の食事だと、青白くてさらさらした母乳が出ます（写真右）。一方、肉や乳製品を摂ると、母乳は黄色く、油っぽくてべたべたしたものになります（写真左）。

お産における陰陽の働き

私たちは地球の上で生きていますね。地球は自転しながら太陽の周りを公転していま す。地球には、その回る力（遠心力）と、中心からぐっと引っ張る重力（求心力）が働いていています。その二つの力のバランスで、私たちは立っていられるのです。この遠心力によって外に広がっていく力が「陰」、そして求心力によって中に向かってぎゅっと縮む力が「陽」です。世の中のすべては、この二つの力のバランスで成り立っているという思想があります。それが「陰と陽」です。

縮む力は地中へ、広がる力は宇宙へと向かいます。色でいうと、紫が一番陰です。そこから光の七原色を経て、赤が一番陽の力となります。味でいうなら、一番陰のものは、えぐい、次は辛い、酸っぱい、そして甘いというのが中庸で、これは澱粉の甘さです。中庸から陽にかけては、塩辛い、にがい、渋い、という味になっていきます。体でいうと、左が陰で右が陽、上が陰で下が陽になります。

お産の時、子宮体部は陽性の力が働いて収縮し、子宮口は陰性の力が働いて広がります。つまり、お産の時は、子宮には陰と陽の両方の力が働いているわけです。ということは、体が陰性になり過ぎても、陽性になり過ぎても、バランスが崩れます。一番いいのは、言うまでもなく中庸です。

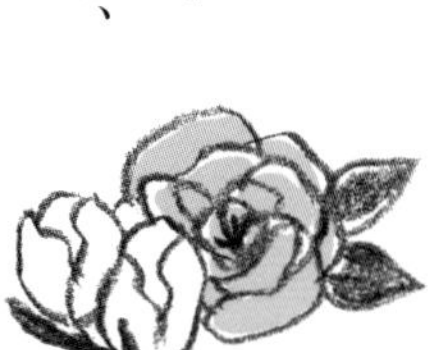

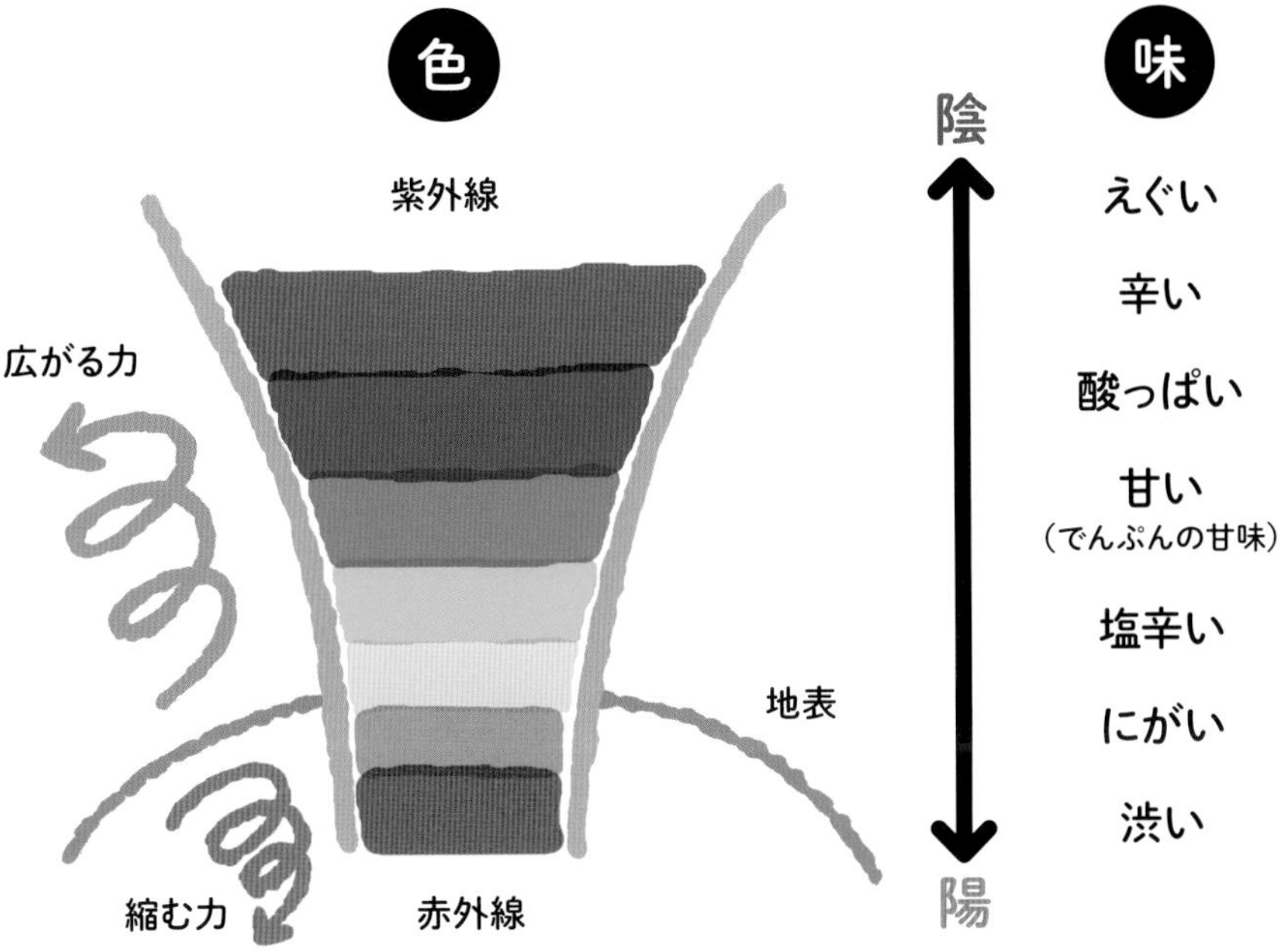

陰と陽

東洋の伝統的な世界観であり、マクロビオティックの原理。陰は広がる力、陽は縮む力。陰陽は絶対的なものではなく、相対的なものです。陰と陽を知ることで、中庸を学ぶことができます。

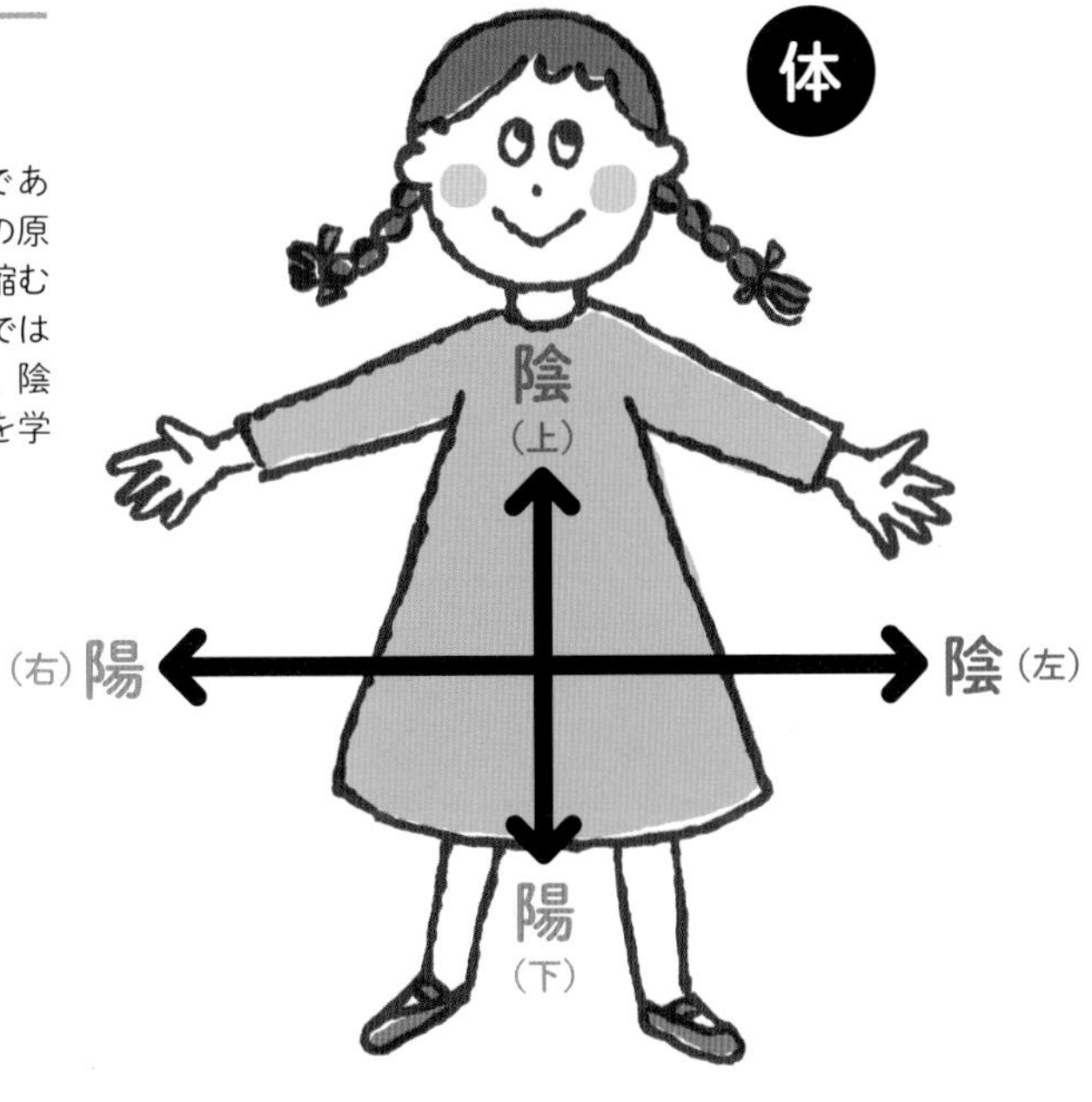

食と命のバランスシート

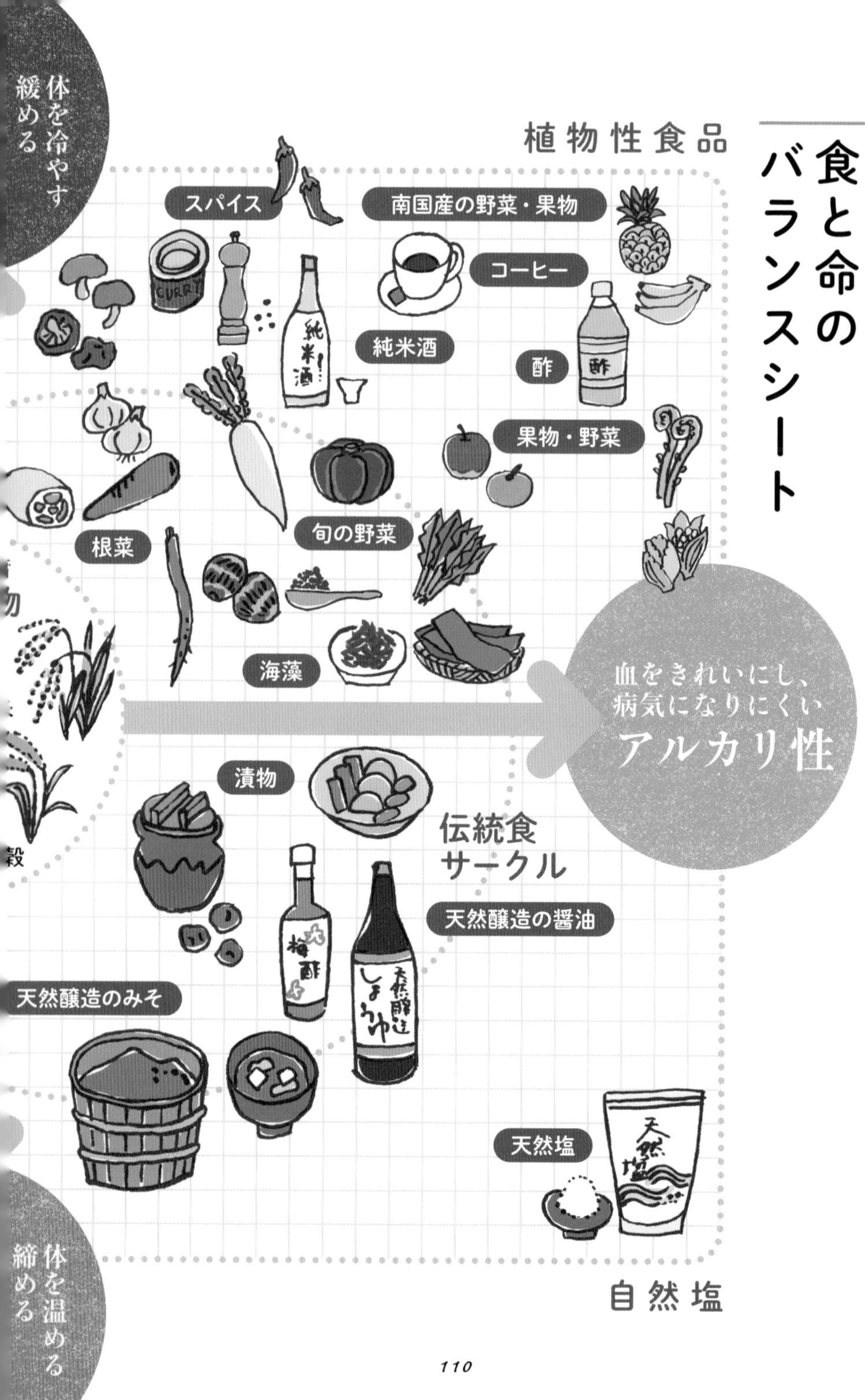

体を冷やす
緩める
植物性食品
スパイス
南国産の野菜・果物
コーヒー
純米酒
酢
果物・野菜
根菜
旬の野菜
海藻
血をきれいにし、
病気になりにくい
アルカリ性
漬物
伝統食
サークル
天然醸造の醤油
天然醸造のみそ
天然塩
体を温める
締める
自然塩

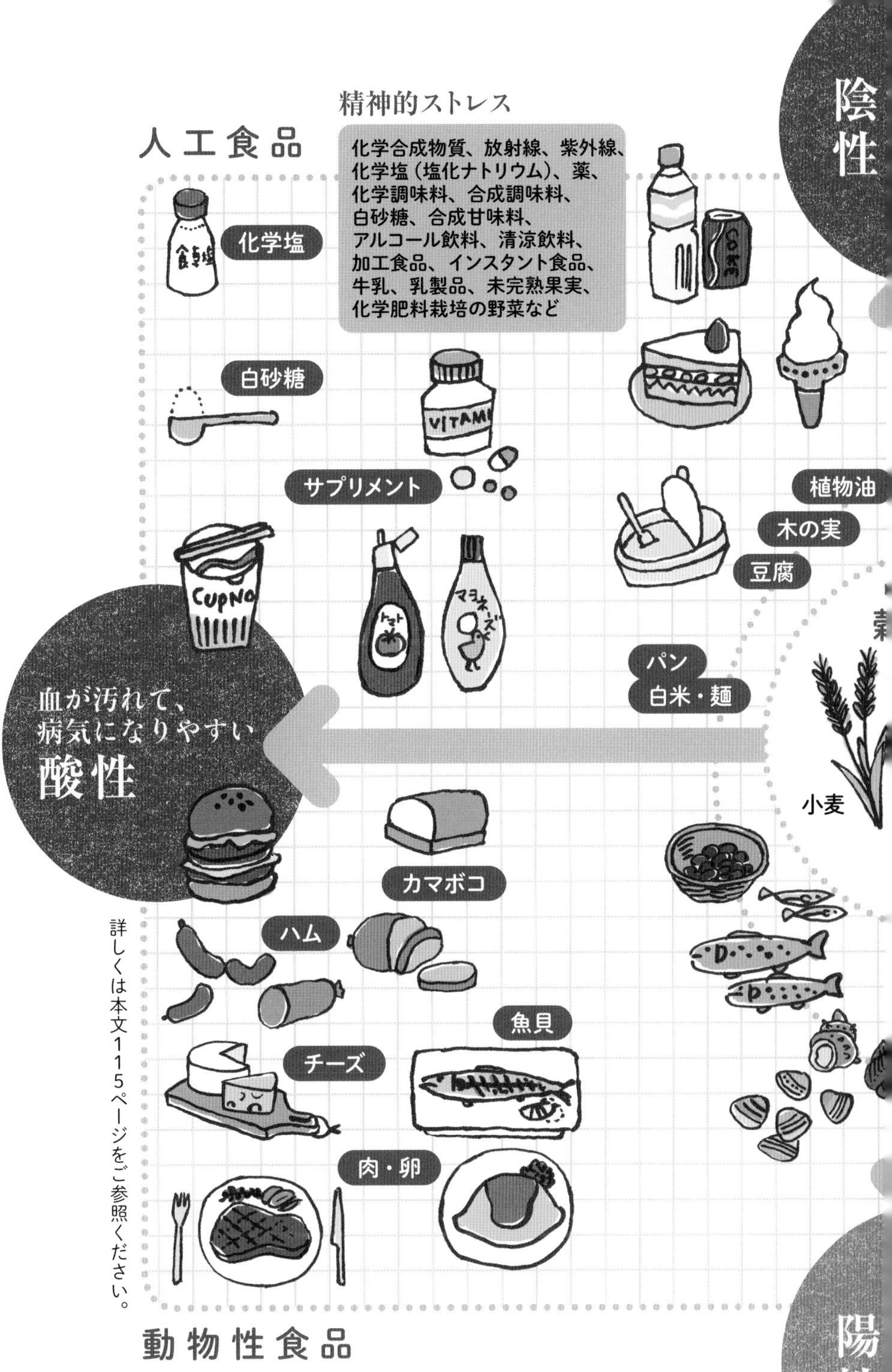
陰性
精神的ストレス
人工食品
化学合成物質、放射線、紫外線、
化学塩（塩化ナトリウム）、薬、
化学調味料、合成調味料、
白砂糖、合成甘味料、
アルコール飲料、清涼飲料、
加工食品、インスタント食品、
牛乳、乳製品、未完熟果実、
化学肥料栽培の野菜など
化学塩
白砂糖
サプリメント
植物油
木の実
豆腐
マヨネーズ
パン
白米・麺
血が汚れて、
病気になりやすい
酸性
小麦
カマボコ
ハム
魚貝
チーズ
肉・卵
動物性食品
陽性

詳しくは本文115ページをご参照ください。

お産の陰陽

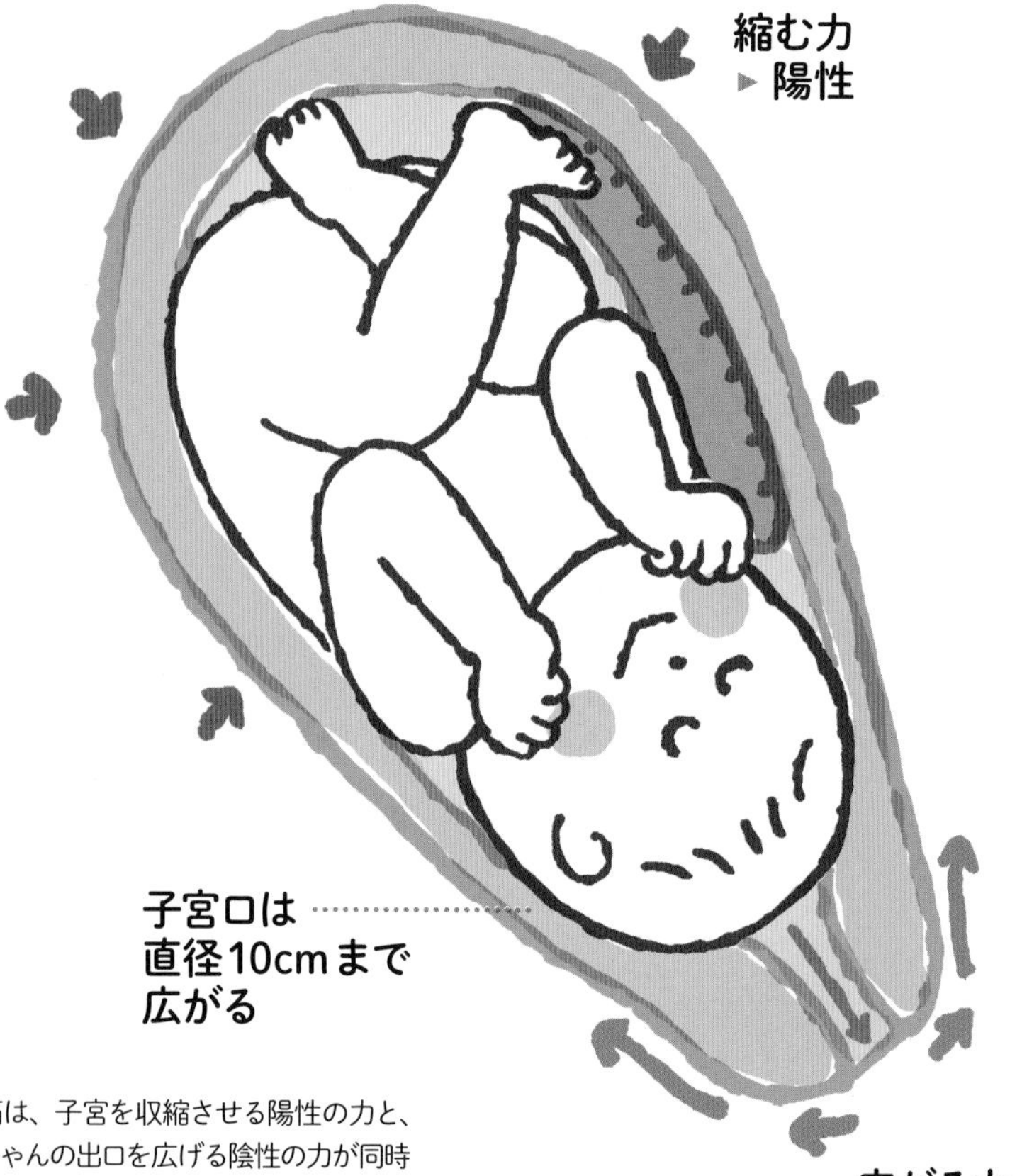

陣痛は、子宮を収縮させる陽性の力と、赤ちゃんの出口を広げる陰性の力が同時に働きます。つまり、陰陽が調和してはじめてスムーズなお産になるのです。

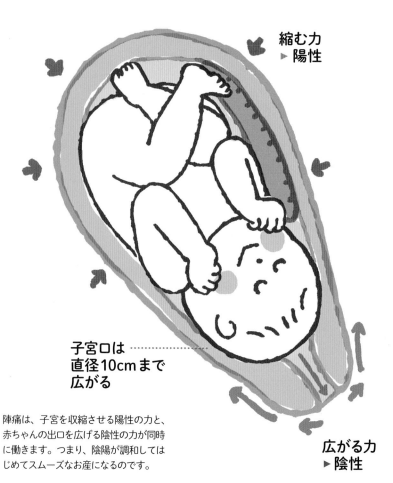

では、体の陽性体質が強すぎるとどうなるでしょうか？　過強陣痛が起き、子宮の収縮が非常に強く、長く続きます。いくら陣痛が来ても、子宮の入口までもがぎゅっと締まったままで開きません。これが陽性過多の状態です。また、血管が締まり過ぎると、血が通らなくなって手足の末端に冷えが起こります。陽性の冷えのほうが、陰性の冷えよりもかなりきつく感じます。むくみも同じように、血管が締まることで生じる循環障害によって起こります。

逆に陰性が強すぎると、卵膜が弱くて破れてしまう前期破水からお産が始まります。破水すると感染が起こりやすくなります。陣痛が来ても微弱のことが多く、子宮口は開きやすいのですが、陣痛が弱いため時間がかかります。

なんとか頑張って生まれたとしても、子宮の収縮が弱いので胎盤が剥がれにくくなります。たとえなんとか収縮して胎盤が剥がれたとしても、その後また緩んでしまうと弛緩出血が起きます。また、緩んだ子宮が胎盤につられて出てきてしまうと子宮内反が起こります。赤ちゃんが生まれる前に胎盤が剥がれてしまう常位胎盤早期剥離も陰性過多です。総じて、出血が多くなる傾向にあります。また、陰性の赤ちゃんは、白く肥大します。生まれてからも病気になりやすい傾向にあります。

子宮それ自体の陰と陽

子宮を上と下に分けると、上が陰で下が陽です。受精卵が着床する部位というのは、受精卵が陽性だったら子宮の陰の部分（上部）、陰性だったら陽の部分（下部）に着床します。磁石のプラス・マイナスと同じで、陰と陽がくっつき合うわけです。この時、受精卵が陰性過ぎると、子宮の下のほうに着床して胎盤が子宮の出口にかかったり覆ってしまう前置胎盤が起こります。ですから、妊娠前から体を整えるのがベストです。

もちろん早ければ早いほうがいいわけですが、遅過ぎるということはありません。知った時がチャンスだと思って、始めるきっかけにしていただければと思います。身体を陽でもなく陰でもなく中庸に保つためには、まず、日々の食事を中庸にすることから取り組んでください。

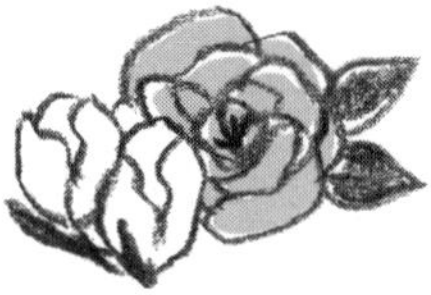

食が体の陰陽を整える

食と命のバランスシート

「食」という字は、「人を良くする」と書きます。つまり、正しい食事を続けていれば健康で幸福な人生に繋がるということです。「癌」という字は、「品物の山にやまいだれ」と書きますね。品物の山というのは食べ過ぎだったり、飽食だったりすることで、その結果として癌が起こります。

食事で大切なのはバランスです。マクロビオティックでは陰と陽のバランスですが、それに加えて酸とアルカリのバランスも重要になります。これは穀物中心の食生活を提唱している大谷ゆみこさんが提唱され、私も共感しています。この両方の見方を軸にしたのが110〜111ページにある「食と命のバランスシート」で、バースハーモニーでも両親教室や食事指導をする際に活用させていただいています。

シートの上が陰性で体を冷やすもの、下が陽性で体を温めるものです。左が酸性で、右がアルカリ性です。真ん中が中庸なのですが、そこに描いてある絵は穀類の絵です。穀物にもいろいろありますが、農薬や肥料を使わない、自然栽培の穀類を食べていただくのが一番いいと思います。お野菜は、右上の陰のアルカリのところにほぼ入ります。

中庸に近いものが根菜類です。そして、アルカリの陽になっているのが、素晴らしいことに、日本古来の伝統食です。梅干し、たくあん、味噌、醤油といったものです。

大きいほうの丸に「伝統食サークル」と書いてありますね。そこの陽のところにちょっと入っているのは、しじみや白身魚や小魚です。イワシやサンマといった、近海でとれるお魚類が中庸に近い動物性のものとなります。そして、お魚の場合、大根がお魚のたんぱく質を分解する酵素を持っています。お刺身だったらツマですし、サンマには大根おろしがついています。日本人の昔からの食というのは、本当にうまい食べ合わせになっているのです。

陰性の食べ物と陽性の食べ物

陰と陽の食べ物についてご説明します。陰の食べ物には体を緩める力のあるカリウムが、陽の食べ物には引き締めたり収縮させる力のあるナトリウムがたくさん入っています。陰の食べ物で最もわかりやすいのは、バナナやマンゴーなど南国でとれる果物やサトウキビでしょう。こうした食べ物には、体を中から冷やす力がありますので、赤道近くに住んでいる人にとっては、貴重な食べ物です。南国産ではなくても、基本的にすべての果物とお野菜の多くが陰性です。特に紫色のもの、ぶどうやナスが代表例ですが、そういったものはかなり陰性です。地表の下を這うような感じで横に広がるジャガイモ、

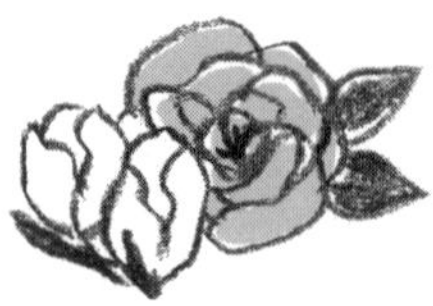

さつまいも、ピーナツも、陰性が強いです。

また、香辛料やお酢も陰性が強いということも覚えておいてください。甘い物は特に要注意です。白砂糖ほどではありませんが、たとえ甜菜糖（てんさいとう）や、黒砂糖、メープルシロップ、はちみつ、甘酒、米飴、麦芽飴も中庸ではなく陰性に傾いていますので、特に妊娠中には避けてほしいものです。唯一中庸な甘みは羅漢果です。こちらは、ミネラルも多く含まれ、体内に取り込まれず排泄される甘みなのでお勧めです。また、納豆もやや陰性です。発酵食品は身体に良いのですが、納豆の食べ過ぎは禁物です。納豆や豆腐などの大豆製品は、食べ過ぎると体が緩み、アレルギーにもなりやすいので気をつけてください。

油は原則、水に浮くので陰性なのですが、ごま油、なたね油、べに花油、オリーブオイルというふうに、地面から離れたところに実をつけるものほど陰性が強くなります。何よりも気を配っていただきたいのは、化学合成物質の有無です。原料を絞る過程で化学的なものが入ってくると、それだけできわめて陰性が強くなってしまうからです。

陽性の食べ物としてイメージしやすいのは、熱すると固くなるものです。卵、お肉、お魚など、動物性のものはほとんど強い陽性です。また、煮るのに時間のかかるものも陽性です。お豆がその代表例で、大豆と小豆では、赤く固くて小さい小豆のほうが陽性が強くなります。

マクロビオティックの考え方に、「身土不二」という言葉があります。これは、土（環境）と身（体）は二つではなく、一体である。つまり、その土地でとれたものをその土地で住んでいる人が食べましょう、という意味です。その土地でとれたものをその季節にその土地の人が食べることで、陰陽のバランスも自然に取れてくるのです。

食べ物の陰陽の見分け方とその特性

陰性

・カリウムが多いもの
・遠心力が強く働いているもの
・暑い、暖かい土地・気候でとれるもの
・早く育つもの
・大きいもの
・背丈の高いもの
・やわらかいもの
・水分の多いもの
・地上でまっすぐ上に伸びる植物
・地下で横にはう植物
・広い葉
・ギザギザのない葉
・早く煮えるもの
・熱するとやわらかくなるもの

摂ると…

・身体を冷やす
・身体を緩める
・気が長くなる
・動作がのろくなる
・睡眠時間が長くなる

陽性

・ナトリウムが多いもの
・求心力の強く働いているもの
・寒い、涼しい土地・気候でとれるもの
・ゆっくり育つもの
・小さいもの
・背丈の低いもの
・かたいもの
・水分の少ないもの
・地上で横にはう植物
・地下でまっすぐ下に伸びる植物
・細い葉
・ギザギザの葉
・煮るのに時間のかかるもの
・熱するとむしろかたくなるもの

摂ると…

・身体を温める
・身体を締める
・気が短くなる
・動作が早くなる
・睡眠時間が短くなる

陰性の冷えと陽性の冷え

体調が崩れるすべての症状は、陰性か陽性かのどちらかにバランスが傾き過ぎた時に起こります。また、自己治癒力の鍵は体温ですが、特に冷えは妊娠にも要注意です。冷えというのは、いわゆる体温が低いという症状をいうのではありません。これもバランスなのですが、上半身の体温と下半身の体温を比べた時に、下半身のほうが体温が低いことをいいます。

夏に冷房をかけた部屋にいると、冷たい空気は下に下りますので、足元の体温が下がり、冷えが起こります。また冬は暖房の部屋にいると、やはり暖かい空気は上に上がりますから上半身が温まり、下半身のほうが体温が下がって冷えが起こります。外気温と内気温の差が冷えを誘発します。なので、できるだけ暖房や冷房を使わない生活をすることが大切です。

人の血液はもともとpH・7・4±0・05の弱アルカリ性で、健康な人の血液はさらさら流れていて、赤血球もちゃんと元気な状態になっています。

陰性の冷えは、カリウムの影響で起こります。細胞が緩み、体温が逃げてしまうため、全身が冷えてしまいます。

１１１ページの表の上半分の左側は、酸化した陰性のものです。化学合成物質、放

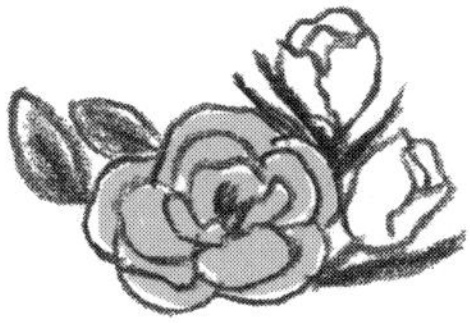

射線、紫外線、化学塩、薬、化学調味料、白砂糖、合成甘味料、アルコール飲料、清涼飲料、加工食品、インスタント食品、牛乳、乳製品、未完熟果物、化学肥料栽培の野菜などですが、これらは、さらに血液をドロドロにするので、冷えを悪化させます。右側は、果物、お野菜、きのこ、お酢、香辛料、コーヒーなどです。これらは、アルカリなので血液をサラサラにしてくれますが、やはり摂り過ぎると身体が冷えて、だるくなってしまいます。ベジタリアンの方に多く見られます。

陽性の冷えは、ナトリウムが影響しますが、症状としては指先や足の先などの末端が冷えます。なぜなら、陽性の力で血管が収縮し、血液が末端まで届かなくなるためです。原因となる食べ物は、バランスシートの下半分のものです。左側の酸化した陽性の食べ物（肉、魚、卵、加工食品など）を摂り過ぎると、血液そのものがドロドロしてくるので、血流が悪くなり、冷えはさらに悪化します。その右側は日本古来の伝統食で、身体の声を聞いて美味しいと感じる量を食べていればとても健康に役立つのですが、頭で考えて食べ過ぎてしまうと、やはり血管が締まりすぎて冷えが起こります。身体に良いものであっても、塩気の強いものは、摂り過ぎに注意しましょう。

多めに食べてもバランスをとりやすいのは、中庸にある未精白の穀類です。玄米、雑穀になりますが、玄米はよく噛んで食べることが鉄則になります。ただし、やはり量は質を変えますので、食べ過ぎだけはいかなる場合も禁物です。よく噛んで、感謝の気持

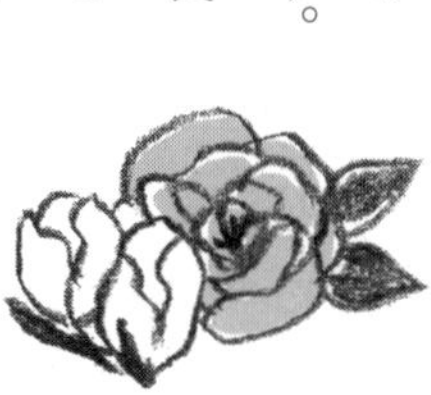

ちでゆっくり食べると、多少バランスが悪くても自分で良くすることができます。頭で考えるのではなく、身体の声を聞いて「美味しい」を感じながら食べることが大切です。

身体の状態に応じて陰陽のバランスを調整する

身体の陰と陽のバランスは、一人ひとりみんな違います。ですので、バースハーモニーではまず90分をかけて面談し、体を診てから具体的に指導しています。陰性過多の人は陽性ぎみに、陽性過多の人は陰性ぎみにして中庸のバランスをとっていくわけですが、では陽性過多の人なら果物や甘い物を食べればいいかというと、それは両極端になってしまうのでお勧めできません。陽性過多の人を中庸にする時は、基本的には塩気を抑えます。極端な場合は、塩気を抜いてくださいと言うこともあります。そして、お野菜をたくさん摂る。玄米を食べているなら、分づき米や雑穀米、白米に代えてもらうこともあります。

逆に陰性過多で体が緩みすぎている人には、果物、カリウムを入れないようにして、1週間だけは穀類を中心に摂ってもらい、味噌、醤油、梅干、たくあんなど締めるものだけにします。具体的には、玄米粥がお勧めです。いきなり玄米だと消化がうまくできずに体調が悪くなってしまう人がいるからです。

生野菜は体を冷やすので基本的にはなるべく避けますが、それも人によります。陽性

になり過ぎている人には多少摂らせることもあります。あと、時期的に大雑把にいうと、妊娠初期は陰性にすると流産しやすく、中期はある程度どちらでも大丈夫、後半になると陽性になり過ぎると生まれてきません。だから37週ぐらいからは、人によっては生野菜を食べさせることもあります。ただ、流産にも陰性の流産と陽性の流産があります。あくまでも、人によってバランスが違いますので、自分で判断できない時は、食養指導を受け、専門家の判断を仰ぐことも大切です。

このように体の状態に応じて食事に気を配りながら、バランスが中庸になるように調整していきます。特に妊娠中は、農薬、食品添加物、白砂糖、放射性物質を摂らないのが鉄則。これは極陰です。ケミカルな添加物は身体からなかなか出せないうえに、おなかの中の赤ちゃんにも影響を与えます。くれぐれも気をつけてください。無農薬だからといって、季節外の果物や、春先のたけのこ、山菜類も、陰性が強いので食べ過ぎに気をつけてください。

「食と命のバランスシート」でいうと、伝統食サークルの中のものを食べていれば間違いありません。中庸なのが穀物です。玄米菜食というよりも、むしろ穀物菜食、穀類を7割、おかずを3割という割合が普段の食事のバランスです。なので、玄米にかぎらず、雑穀など丸のままの未精白の穀物を多く取り入れることをお勧めいたします。日本古来の伝統食はアルカリでさらに陽性寄りのものなので、体を整える薬のようなものです。調味料は必ず「本物」を使いましょう。そうすれば、あえて動物性蛋白質を摂らなくても問題ないでしょう。

砂糖と果物は絶対に避けるべき

砂糖と果物を食べると、切迫早産になりやすくなります。お腹が冷えて、緩んで、子宮も冷えて緩みます。子宮口が緩むと、頸管長が短くなって、開いてきます。入院して点滴に繋がれ、絶対安静にしなければならなくなります。早産の可能性も高くなります。また、赤ちゃんが緩むと、大きく育ち過ぎることになります。週数に比べて大きい赤ちゃんです。しかも大きいけれど病気がちになりやすい。色は白く髪の毛は多くなり、つむじは左よりになります。出産の時は、微弱陣痛になりやすく、出血傾向が強くなります。陣痛を痛く感じる割に、進まないこともあります。産後出血が止まりにくかったり、胎盤が早期に剥離したりする危険も伴います。

私は妊婦さんには、「特に後半の2カ月は、砂糖と果物はひとくちも食べないで」とずっと言い続けています。白砂糖は摂らないけれど、黒砂糖や甜菜糖ならいいと思っている人が多いですが、これらも含めて、なるべく妊娠中は避けてもらっています。唯一、羅漢果だけは、身体に吸収されない糖で、ミネラルは多く含まれ貧血の予防にもなりますので、甘いものがやめられない人にはお勧めしています。

私が四男を水中出産で産んだ後に大出血したのは、妊娠中に摂り過ぎた黒砂糖が原因でした。彼を産む2年前からマクロビオティックを始め、食べ物には細心の注意を払っていたつもりでした。動物性はほとんど摂っていなかったし、食材も納得のいくものだけを使っていました。そんな時に「食品の波動を測る」という方と出会い、元来甘いもの好きだった私は、「免疫波動の高い砂糖」という魅惑に負けてしまいました。今思うと、波動の高い塩もたくさん摂っていたので、体が陽性になり過ぎて、甘い物もすごく欲しくなったのだと思います。

その時はマクロの陰陽を意図して外して考えていました。野菜はすべて、高額な波動の高いものだけを取り寄せました。そして避けるべき砂糖も、波動が高いから大丈夫と思い込んでしまったのです。その結果は、もう少しで命を落としかねない大出血でした。

砂糖をまったくやめてしばらく経った頃、当時1歳だった四男のとてもひどかったオムツカブレが、嘘のようにすっかり良くなっているのに気づきました。私はあらためて、砂糖の怖さを痛感しました。

それでも果物が食べたい方へ

砂糖はやっぱり食べないほうがいいかも、でも果物なら食べてもいいんじゃない？　ビタミンも、酵素もたくさん入っているし、アルカリだから身体にいいでしょう？　そ

う思われる方が大半かもしれません。むしろ果物を積極的に勧めている方もいます。果物については、意見が分かれるところですが、昔の果物に比べて今の果物は、品種改良され、甘く美味しくなっている分、果糖も多く含まれ、カロリーも高く、身体を冷やす力も強いのです。また、農薬を使わずに栽培することがかなり難しいため、たくさんの農薬や肥料が使われています。なので赤ちゃんを宿しているお母さんには、積極的には食べさせたくありません。

食べるとしたら、健康な人の場合、基本的には常食せず、週に一回か二回、握りこぶしくらいの量を目安にしてください。ただしそれは、日本で栽培された自然栽培の、もしくは自然に実っている季節の果物に限ります。一般的なスーパーでは残念ながらまだ手に入らないところが大半だと思います。

それから、果物を食べる場合は、空腹時に単独で食べることが大切です。なぜなら、果物には酵素がたっぷり含まれているので、胃の中を30分で通過し十二指腸に届くのですが、普通の食事は、消化に2~3時間ほどかかるからです。食後に果物を食べると、果物も一緒に胃にとどまることを余儀なくされ、胃酸の中でその効力を失ってしまうものが大半です。なので、食べるとしたら、食事の30分前か、食後2時間以上経ってから、食事と食事の間のおなかが空いている時に食べるのが効果的なのです。

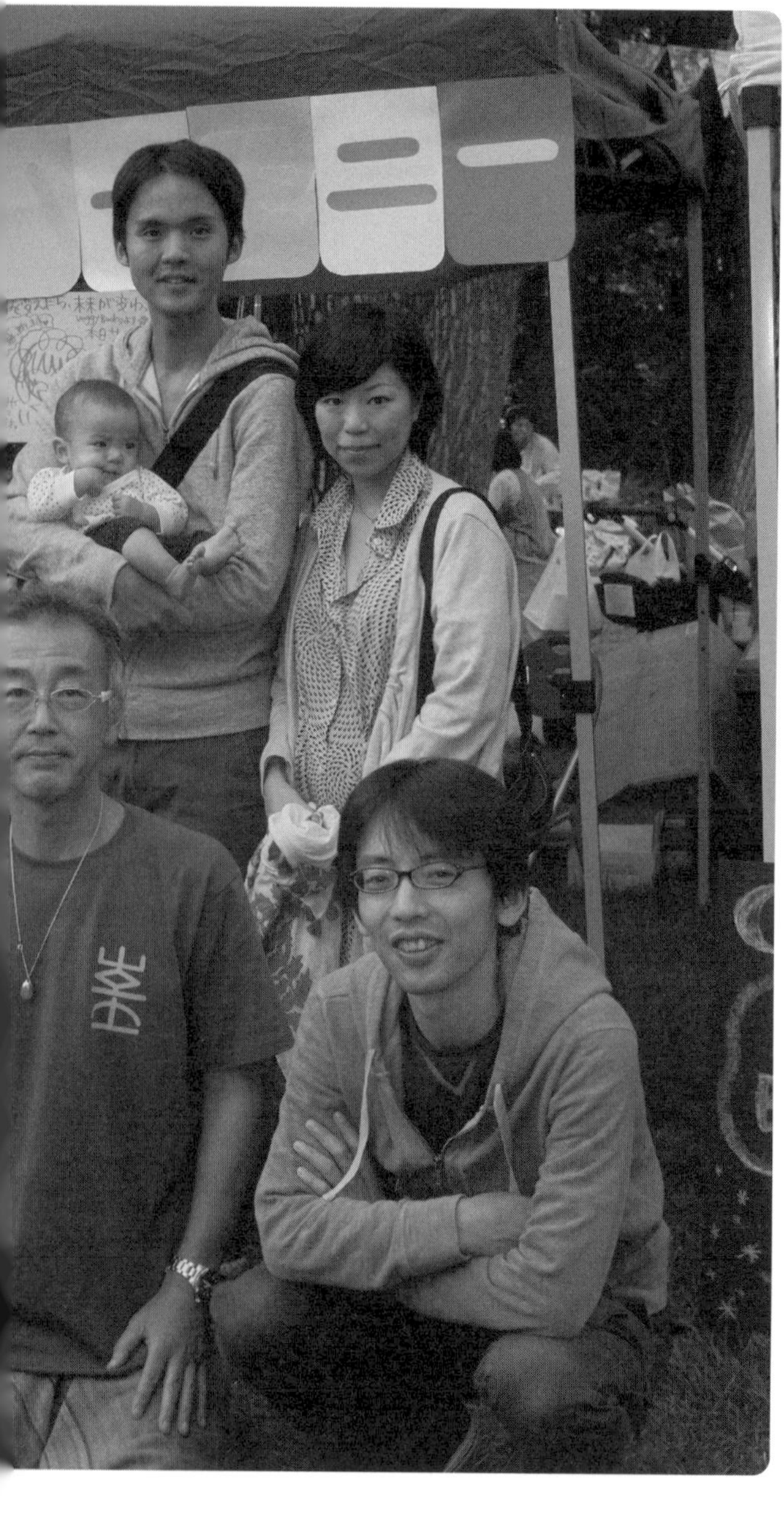

2014年秋、八ヶ岳南麓で開催された「わとわまつり」に出店。バースハーモニーで出産されたご家族も大勢集まりました。

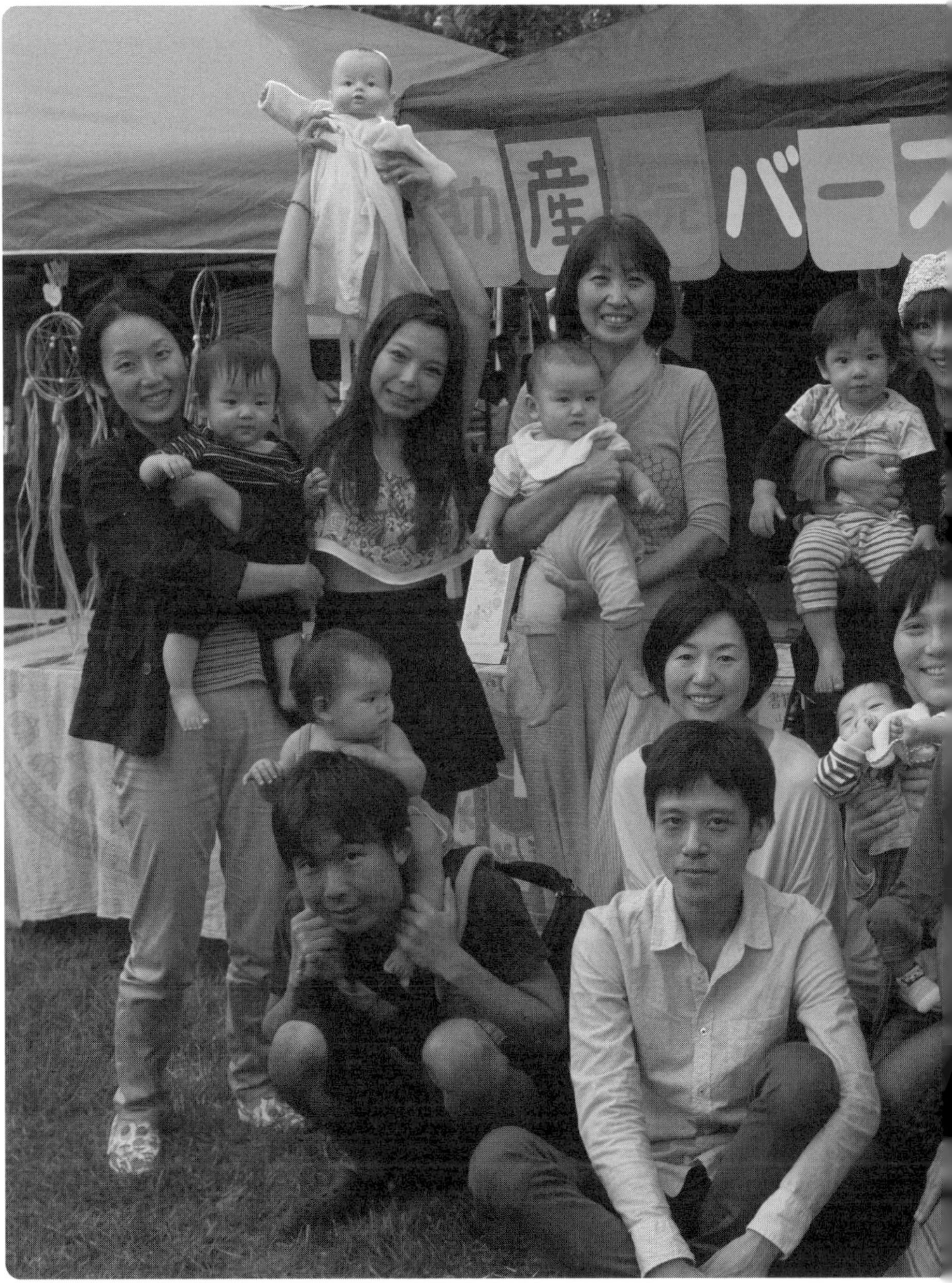

お勧めしたい玄米発酵食品

健康を維持するためには酵素も欠かせません。ただ、酵素というのは、火を通すと壊れてしまいます。マクロビオティック的には、お野菜はみんな陰性なので、調理をすることで、火の陽性を入れて中庸に近づけていきます。そうすると、残念ながら、酵素が壊れてしまうのです。ですので、醤油、味噌、梅干し、たくあんといった発酵食品でしか酵素が摂れなくなってしまいます。

ただ、こうした発酵食品はどれもしょっぱいので量が摂れませんし、そもそも食べ過ぎると陽性過多になってしまいます。そこでバースハーモニーでは、妊婦のみなさんに玄米を発酵させた玄米発酵食品を摂ってもらっています。

噛んで食べても美味しいですし、食事の後に2包ぐらい飲んでもらうと、酵素が消化を助け、吸収を良くしてくれるので、それだけで胃腸も整ってきます。また、玄米を麹菌で発酵させることでさらに多くの有用物質を産み出し、抗酸化作用もあるので、疲れにくくなったり、血液をさらさらにしてくれる効果もあるようです。

バースハーモニーでは、まず第一に妊婦さんの胃腸が整っているか、歯がちゃんと噛み合っているかを診ます。まずは胃腸を整えないことには、食べ物の話まではいかないからです。胃腸が整ってないと消化も吸収もできないし、排泄もできません。その意味

でもこの玄米発酵食品は胃腸を整えるために有効ですし、飲み続けることで血液もきれいになり、体質も変わってくるようです。出産はもちろん、母乳の質もよくなり、トラブルにもなりにくく、ママの身体が元気になるだけでなく、赤ちゃんの性格も穏やかになることも多いです。また細胞が活性化されるため、肌もつやが出て、老化防止にも繋がります。自前の酵素は年齢とともに減少してしまいますので、私もずっと摂り続けたい食品のひとつです。

切迫早産と陰陽

陰性過多になると子宮が冷えて緩み、子宮口が開きやすくなり、出血したり、破水したり、切迫早産になりやすいと前述しましたが、実は、切迫早産は、陽性過多でも起こります。つまり、動物性食品や塩分の摂り過ぎです。症状としては、お腹が張りやすくなります。子宮が収縮しやすい状態です。ただ、この場合の子宮口は閉まっていて、頸管長も長く、安静にしていれば早産になってしまうことは少ないです。

切迫早産という状態は、いわゆる妊娠が継続できにくい状態のことです。赤ちゃんを育てる母体環境が悪い時に、赤ちゃんは、早く外に出たくなってしまうのです。食べ物もしかりですが、お母さんの生活環境がとても影響します。

働くお母さんのなかでも、楽しんでお仕事をされている場合はさほど問題はありませ

んが、息を止めるほどに必死で働いていたり、夫婦関係が上手くいってなかったり、親子関係に問題があったりすると、食も乱れ、赤ちゃんもこれ以上おなかにいることが辛くなってきます。切迫早産になると、入院、安静になりますが、強制的にじっとさせられることで、自分を振り返り、人生の休息を与えられ、赤ちゃんとの対話を楽しむ貴重な経験にもなるようです。

塩はこなれたものを適度に使う

塩には適塩というのがあって、摂り過ぎも足りないのもよくありません。その量は人によって違います。陰性で体が緩んでいる人は、塩気をちゃんと摂ることが大事です。反対に体が締まり過ぎている人は、塩を控えめに、もしくは摂らないようにする必要があります。

体にいいのは、こなれた塩。例えば古漬けの漬け物や、何年も置いて熟成されたような塩です。こういう塩は細胞にすっと吸収されやすいのです。普通の塩だと腎臓に負担をかけ、むくみや高血圧が起こりやすくなります。梅干しも、蜂蜜漬けの梅干しではなく、塩気がちゃんと効いている、昔ながらの梅干しを選んでください。味噌や醤油も同じで、添加物で強制発酵させたものではなく、本物の調味料を使ってください。これらは日本古来の伝統食です。それが健康のもとなのです。

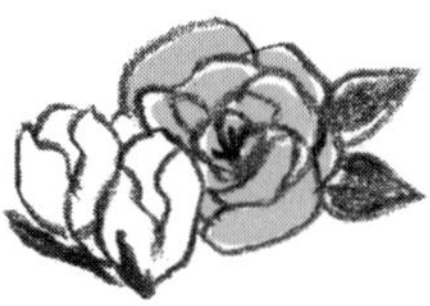

食べる量は、自分が美味しいと思う量がその人にとっての適塩です。それをまず自分に聞く。自分にはこの塩気が美味しいのかどうか。そういう簡単なところから始めてください。

実は、この「身体の声を聞く」ということが、お産にもすごく関わってきます。自分の感性が信じられないと、お産が不安になるからです。これは美味しい！　私にとってこの塩気はばっちりだ！と思えたら、お産も人生も、そういうふうに自分で選択できるようになっていきます。

歯の割合で食べる

食事法にはいろいろあって、主張していることも様々です。そんななかで私が誰にでも当てはまると思うのは、「歯の割合で食べる」ということ。これがヒトという動物としての王道ではないかと思います。

動物はみんな歯の形が違います。例えばライオンの歯は、肉食のためすべてギザギザです。牛の歯は、草や穀類をすり潰して食べるため臼歯になっています。それぞれの動物が必要とする食べ物に合うように、長い進化を経ながら歯が形づくられてきたのです。

では、人は、どういう歯をしているでしょうか？　ヒトは雑食で、通常32本の歯が生えています。臼のような形をした臼歯が大小合わせて20本、前歯である切歯が8本、そ

して尖った犬歯が4本です。

切歯（前歯）は野菜や海草を食べるのに適した歯、犬歯は肉や魚を噛み切る歯、臼歯は穀類や豆類をすり潰すための歯です。割合にすると2対1対5、つまり野菜が2、動物性が1、穀類が5になります。この歯の割合に従って食べている限り、ヒトは病気をしないと言われています。

実はこの割合は、先ほどの「食と命のバランスシート」にもぴったり当てはまります。真ん中の穀類をしっかり食べて、少し上にお野菜があって、そして動物性がちょっとある。まさにこの割合が伝統食サークルなのです。

玄米は完全食だと言われますが、これに関してはすごく扱いが難しい。胃腸が悪いと消化ができず、かえって胃腸を疲れさせてしまうことがあるからです。玄米が消化されるには、一口１００回以上噛まなければなりません。一膳のご飯を食べるのに、軽く一時間かかります。なので、玄米を始める時は煎り玄米のお粥から、もしくは、白米で玄米発酵食品を併用して栄養価を補ってもらっています。

大切なことは、外食やお惣菜を買うのを極力避けて、自分でつくることです。そして、食材や調味料は本物を手に入れることです。玄米菜食を長年続けている人だったら言いやすいのですが、そうでない人ももちろん数多くいます。ですので私は、「まずはご飯を炊こうね。自分で料理しないと添加物が入るよ。白米でもいいから、歯の割合で食べ

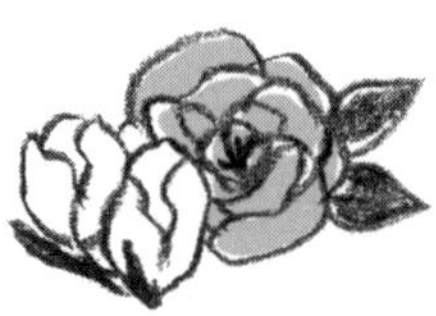

ようね。白米だったら、黒いすりゴマをたくさんかけたり、玄米発酵食品で補おうね」と言っています。

菜食主義で様々なベジタリアンの方もいらっしゃいますが、妊娠出産に関する時期は、果物や生野菜などで陰性に偏ってしまうのはとても危険です。そういう場合は、陽性を入れることが必要ですが、それには、動物性ではなく塩気（日本古来の発酵食品）を多めに摂って陽性にするとか、運動をして陽性にするという方法もあります。

よく噛んで、楽しく食べる

先ほど、まずは胃腸を整えることが先決だと説明しましたが、そのためにはよく噛んで食べることが欠かせません。一口で１００回以上噛む。ぜひ、これを続けてください。これはお金もかかりませんし、間違いなく大きな効果があります。

この前、妊婦健診に来た人が面白い話を聞かせてくれました。一口で１００回噛むという話をいつも両親教室でするのですが、43歳のご主人が一緒に実行したのだそうです。というのも、そのご主人は高血圧なのですが、以前知人から言われて、よく噛むようにというアドバイスに従ったら、なんと数日間で血圧が１５０台から１２０台に下がったそうです。でも、その後やめてしまって、再び血圧が上昇、体重もさらに増加してしまった。そのタイミングで両親教室に来られ、また私から話を聞かされたので、「今度こ

そ本気でやろう」と思ったらしいのです。

するとと、1週間ほどで排毒効果が現れ、ご本人の感覚として、息も便も臭くなってきて、しかもすごく便が出るようになったそうです。体が変化してきたのです。しかも、体重も血圧も減り始めた。2カ月後には、75キロあった体重が69キロまで落ちました。よく噛んでいると、食べる量も自然に減ってきます。途中からは自分でお弁当も作るようになったのだそうですが、昔は大きなおにぎり4個でも足りないと言っていたのが、小さなジップロックに自分で詰めて、「これで足りる」と言いながら、すごく面白がって楽しんで痩せられたそうです。しかも、食事内容は今まで通りで、外食もあり、夜中の間食をやめたくらいだということでした。また、夕食を早い時間に食べると、翌日の体重減少も大きいとおっしゃっていました。

貴重な体験を聞かせていただき、びっくりしました。ただ、よく噛めばいいのです。よく噛むと唾液が出てきます。実はこの唾液がポイントで、その強アルカリによって食べ物をアルカリに変え、胃酸を中和し、潰瘍を止めてくれます。しかも唾液の中には、消化酵素やアミラーゼなど15種類の酵素群が入っています。口の中の浄化作用があるので、虫歯の予防にもなります。大根にも含まれる発ガン物質を分解する働きを持つオキシターゼは、実は唾液にも入っています。さらには、若返りホルモンのパロチンまで入っているのです。そして、噛む筋力と連動して、視力低下の予防にも繋がります。

また、よく噛んで美味しくなるものが、今の自分の身体にとって必要な食べ物ともいえます。つまり、よく噛むことは、身体の声を聞くためのレッスンでもあるのです。一口で100回噛む。これだけです。お金もかかりません。ぜひ実行なさってください。

ぜひ実践していただきたい食べ方

・いのちある本物の旬の食材（国産）を選び、丸ごと調理する（身土不二・一物全体）
・よく噛んで、楽しく食べる
・歯の割合で食べる
・砂糖と果物に注意する
・調味料は本物を！
　さ　砂糖は使わない。黒砂糖もなるべく避ける。羅漢果がよい。
　し　塩は自然塩
　す　酢は少量で、天然醸造のもの。梅酢、柚子酢はよい。
　せ　醤油は天然醸造のもの
　そ　味噌も天然醸造のもの
・酵素を取る（玄米発酵食品がお勧め）
・加工食品や添加物を避ける
・電子レンジは使わない
・食べながらお茶をたくさん飲まなくても済むような食事がよい

薬用食品の作り方

梅醤番茶（一人前）

・**材料**
梅干し……小1個
生姜下し汁……2、3滴
醤油……小さじ1
番茶……1カップ弱

・**作り方**　梅干しは潰し、醤油、生姜汁をカップに入れよく混ぜる。番茶の熱いのをさして混ぜ、梅の種以外は全部食します。（これを、小さじ山盛り1杯の葛でかためると下痢に良い）

・**効能**　陰性のトラブル／陰性の風邪／朝の目覚めによい

第一大根湯（一回分）

・**材料**
大根おろし……大さじ1.5
醤油……小さじ1〜2
古生姜……おろし大根の1割
番茶……1カップ

・**作り方**　大根は皮つきのまま下ろし、生姜も下ろして搾り汁を入れる。熱湯で温めた丼に、材料を全部入れ、熱いままを布団の中で飲ませます。汗が出たら拭き取る。

・**効能**　解熱発汗剤／陽性のトラブル／陽性の風邪／魚の毒消し

第二大根湯（一日1回）

・**材料**（3回以上連用不可）
大根おろしの絞り汁…大さじ1
水……大さじ2〜3
塩……少々（1%）

・**作り方**　大根を下ろし、布で絞り、汁のみ使う。材料を全部混ぜ、火にかけ、かき混ぜて泡がぶくぶく立ったら、すぐ火から下ろす。

・**効能**　利尿剤／浮腫

番茶

・**材料**
3年番茶……ないときは茎入りの番茶。
お茶の木の自家製は最良

・**作り方**　こげるまでよく焙じ、よく煮出す。3年番茶は、一度煮出し、次は少々足し、また煮出し3回くらいは用いる。

・**効能**　健康回復／常用可

玄米スープ

・**材料**
玄米……1／3カップ
水……3カップ
塩……少々

・**作り方**　玄米をきつね色にこんがり炒り、水を入れて煮込み、花のように開いたらすぐ下ろし、塩を入れ、漉します。出しがらは、パンかコロッケにでも入れて用い、捨てないように。

・**効能**　風邪

蓮根湯（一回分）

・**材料**
蓮根絞り汁……大さじ1
（節とその前後4センチ位のところが最良）
古生姜絞り汁……2・3滴
塩……少々
水……大さじ3

・**作り方**　蓮根を下ろし、汁をしぼり、古生姜の絞り汁を落とし、熱湯を入れ、塩を入れ、さっと煮立てる。中火でかき混ぜながらぶくぶくしてきたら、すぐ止める。

・**効能**　咳／喘息

椎茸スープ

・**材料**
干椎茸……3〜4枚
水……1リットル

・**作り方**　材料を鍋に入れて蓋をし、中火にかけ、沸騰したら蓋をとり、中火で15分煮詰める。

・**効能**　陽性のトラブル／肉の毒消し

スペシャルドリンク（一回分）

・**材料**
干椎茸……大1
切干大根……10g
小豆……大さじ1
水……3カップ

・**作り方**　全部の材料を鍋に入れて火にかけ、蓋をして40分間弱火でことこと煮て、半分の量になるまで煮詰める。（2〜3回に分けて飲む）

・**効能**　全部の毒消し／バランスをとる

ごま塩

・**材料**
黒ごま……大さじ山盛り9
塩……大さじすりきり1

・**作り方**　焦げないように、さらさらに炒った塩を、すり鉢でする。ごまを、手で潰して皮が割れるくらいに炒る（炒りごま可）塩の中に炒りごまを入れて、ごまを割るような感じで、力を入れないように、むらなく摺る。ふた付きの容器で、常温保存可能

・**効能**　疲労回復／陰性のトラブル／陰性の風邪／止血／鉄、カルシウムの補給

生活と睡眠

自然のリズムのなかで生活する

昔は、太陽とともに起きて、陽が沈んだら寝る、という生活のなかで、小柄なお母さんが子どもを10人くらい産んでいるというのが普通でした。交通機関もなく、どこにでも歩いて移動しなければなりません。掃除機も、洗濯機もありませんし、水やお湯も蛇口をひねれば出てくるような便利な時代ではありません。女は朝から晩まで家事をしたり農作業をしたりして、働き続けていました。もちろん着物です。その立ち居振る舞いと作業は、骨盤底筋肉を弾力のあるものにし、骨盤の素晴らしい開閉力を育てるのにとても役立ったことでしょう。

身体は、朝起きたら交感神経が働き、一日元気に活動し、夜は副交感神経が働いてゆっくり体むようにできています。そして、熟睡している間に身体は順番にホルモンを出して、自然に整えられるようになっているのです。

夜10時には、成長ホルモンが出て、骨を成長させたり、細胞分裂を増加させたり、学習能力を高めたり、身体の修復作用をしてくれたりします。夜中の12時にはメラトニンが分泌され、情緒の安定と性欲のコントロールをしてくれます。また夜中の2時には、

ＡＣＴＨが分泌され、集中力、意欲、学習力を高め、朝方の4時には、コルチゾールが分泌され、体温を上昇させ、さわやかな目覚めに導きます。また身体のエネルギーを使いやすくし、働きをいきいきさせてくれるのです。そして、元気になった身体は、目覚まし時計など鳴る前に勝手に目が醒めて（自律起床）、気持ちのよい一日が始まります。

ところが、特に街に住む現代の人たちは、体内時計が狂っている人がとても多いようです。夜眠れなかったり、朝起きられなかったりします。早寝早起きが一番と頭ではわかっていてもなかなかできません。

自然のリズムのなかで生活することは、自然のエネルギーを自然に受け取ることができるので、赤ちゃんにとってもお母さんにとっても、とても大切なことなのです。

自分の身体と対話しながら生活する

街に住みながら自然に産みたいと思ったら、本気で生活を変える必要があります。そのためには、まず、夕食を軽くして、寝る5時間から3時間前に食べることから始めてみてください。朝起きた時の身体が楽になります。目覚めが良くなります。睡眠の質を悪くする一番の敵は、遅い時間に食べる重い夕食です。寝ている時にも、胃腸はその働きを余儀なくされてしまいます。寝ている間に、胃腸も休まれば、身体の自然治癒力は最大に発揮されます。

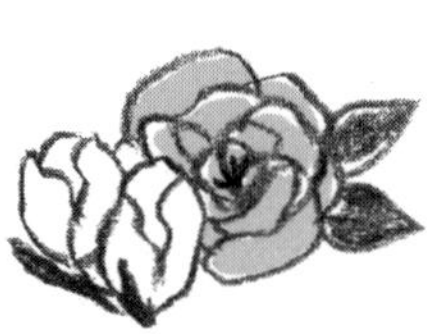

また、夕方になれば、灯りを落としましょう。テレビやパソコンなどを見ないで、薄暗くして暮らしましょう。そして、早目の夕食を軽く食べて、一日を振り返ったり、赤ちゃんとお話をしたり、お風呂でのんびりリラックスしたり、静かな音楽を聞いたりすると、副交感神経が働いて眠りにつきやすくなります。さらに、寝る前に腕の内側や頭頂部をマッサージしたり、上半身の自力整体（Ｐ１４８参照）をすると眠りが深くなります。寝る少し前に玄米発酵食品を飲むのもお勧めです。

朝目が覚めたら、ぱっと起きましょう。そして、洗面します。私は、長年シルバーのタングスクレーパーで舌苔とりをしています。未消化物・アーマを観察し、前日の食べ方を感じてみます。食べ過ぎてるなと思ったら、その日は食べないようにしたり、食べ過ぎたと思っても、意外と楽しんで食べた時はちゃんと消化できていたりするので、面白いです。そして、梅醤番茶を飲みます。

朝食は、摂らなくても構いません。果物だけを少し食べても構いません。ただ、果物は体質によって摂らないほうがいい人もいます。朝は、排泄の時間なので、午前中はあまり食べ物を入れないほうが身体が楽です。ただし、成長中のお子さんたちはこの限りではありません。

何についても言えることですが、ご自身の身体の声を聞くことが大切です。前の日の過ごし方とも関係してくるので、お腹がペコペコの場合は、朝食を摂ることも必要なこ

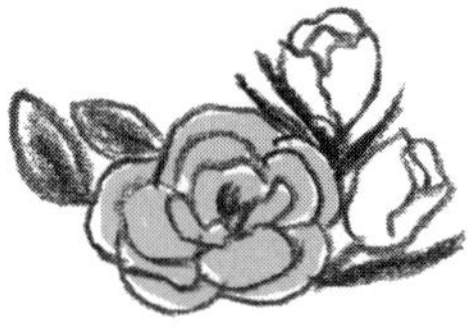

ともあります。決して頭で考えて判断しないでください。身体を感じて決めてください。
昼間は、できるだけ運動したり活動したりしましょう。昼食は一日のメインにしましょう。昼の時間帯は（11時から14時くらい）消化力も強いので、食べたいものはここで食べるといいと思います。

間食はやめましょう。どうしても食べたい人は、マクロビオティックのおやつの本などを参考にして、砂糖、卵、乳製品を使わないお菓子などを手づくりしておくことをお勧めします。ただしこの場合の甘みは、甜菜糖や、メープルシロップ、黒砂糖などではなく、羅漢果でつくられることをお勧めします。羅漢果は身体に吸収されず、カロリーもゼロの優れもので、ミネラルもたっぷり入っています。甘みも強いので、工夫次第でいろいろと楽しめます。自家製の甘酒もいいのですが、やはり陰性が強いので摂り過ぎに気をつけましょう。いずれにしても、量は質を変えますので、よく噛んで、決して食べ過ぎないようにすることが大切です。

私自身は、朝も昼も食べず、早い時間に夕食を摂って、一日1食くらいが一番体調がいいようです。そして、食後5分以内には玄米発酵食品を摂るようにしています。たまにお付き合いなどで食べ過ぎると、次の日は何も食べずに玄米発酵食品だけで過ごしたりもします。仕事の性質上、寝る時間も含めて不規則な生活を余儀なくされますので、より慎重に身体の声を聞きながら生活しています。

生活時間は、人それぞれです。自分の身体がどうすれば一番楽になるかを、自分の身体と対話しながら生活してみてください。そしてまずは、夕方の過ごし方から意識してみてください。

歯と目と皮膚に気を配る

とても重要な歯の噛み合わせ

バースハーモニーでは、ホリスティック歯科の小泉嘉津海先生（ヨコハマヒーリングデンタル）のご協力を得て、歯の噛み合わせ治療をお勧めしています。歯の噛み合わせが合っていないと、うまく噛むことができないからです。見た目ではなくてその人なりの噛み合わせを調べ、すべてをチェックしながら30分ほどで整えていきます。歯ならびが悪くても、その人なりに調和がとれていればいいのです。噛むために不調和な部分を直していく。全部の治療はOリングテストを通して行われます。

歯は関節であり、臓器であり、経絡のツボでもあります。歯は内臓とも対応しているので、へたに矯正して形だけ整えても、逆に内臓に負担をかけてしまいかねません。歯は1本1本動きながら内臓とも調和して身体を保っています。ブリッジをかけると、場所によっては頭蓋骨の動きが制限されて不調になったりもします。逆に、歯の整体によ

って歯を少しずらしたり、1箇所ちょっと削るだけで、身体の不調が治ったりもするのです。金属もセラミックも全部その人だけのために選ばれています。

私も詰め物が取れたのをきっかけに、初めて受診しました。その時に他の歯の金属の詰め物の電流を測ったらなんと帯電していて、全部放電していただきました。それから、取れた詰め物の代わりに応急処置でレジンを入れてもらいました。実はお産の仕事で座り込むことが多く、ずっと左膝が痛かったのですが、驚いたことに、帰りには完全に治っていました。こういう治療ができる歯科は、まだ少ないと思います。巻末に連絡先を記していますので、関心のある方は連絡なさってみてください。

なるべく目を使わないようにする

目を使わないようにするとはなんのことかと、疑問を持たれるかと思います。でも、今はパソコンとかスマホとかで、妊婦さんたちは昔とは比較にならないほどの光を見ています。光を見ると、瞳孔がキュッと縮みます。縮むというのは陽性です。

解剖の本を見ていただくとわかりますが、側頭骨も、頭頂骨も、前頭骨も、後頭骨も、蝶形骨もすべて繋がっていて、それがゆっくりとリズムを持って動いています。ところが瞳孔が縮むと、その動きが制限されてしまいます。特に側頭骨への影響が大きいようですが、そこから繋がっている、後頭骨から仙骨にかけてのリズムがとぎれ、骨盤の動

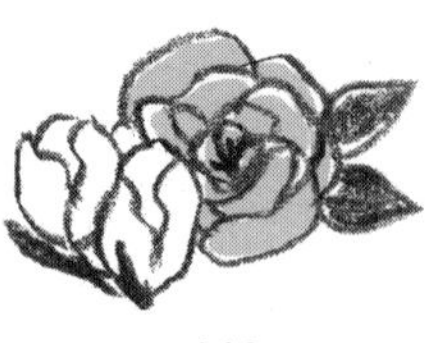

きが制限されてしまいます。

不安な人はネットサーフィンをしていろんな情報を集め、さらに不安をいっぱいにして、もうすごいことになっています。そういう人の頭を触ると、物理的にガチガチです。本当に石頭なんです。

そういう人を相手に話をしても、まったくかみ合わないことが少なくありません。目の温湿布や体操、ツボ刺激、頭蓋のお手当をして頭が緩むと、あれ?、なんであんなに心配だったんだろうというように、本当に何を心配していたかも忘れるぐらいにほっとします。それくらい、目を使うと体が緊張するのです。

切迫早産で寝ている人は、暇を持て余してスマホとか、本を読んだりとか、ゲームをやったりとか、目を酷使しがちですが、本当によくありません。寝たままでもできる体操をしたり、赤ちゃんと対話したり、瞑想したり、身体と心を感じる生活をしてください。どうしてもパソコンを見なければいけない時は、サングラスやブルーライトカットの眼鏡を使いましょう。なるべく短時間にとどめ、終わったら目の温湿布をしたり、肘の内側から手首にかけてマッサージしたり、手首をブラブラさせたりすると、目の疲れが取れます。

長い人生のなかでもごくわずかしかない、本当に大切な時期です。目の使い過ぎには充分過ぎるほど注意してください

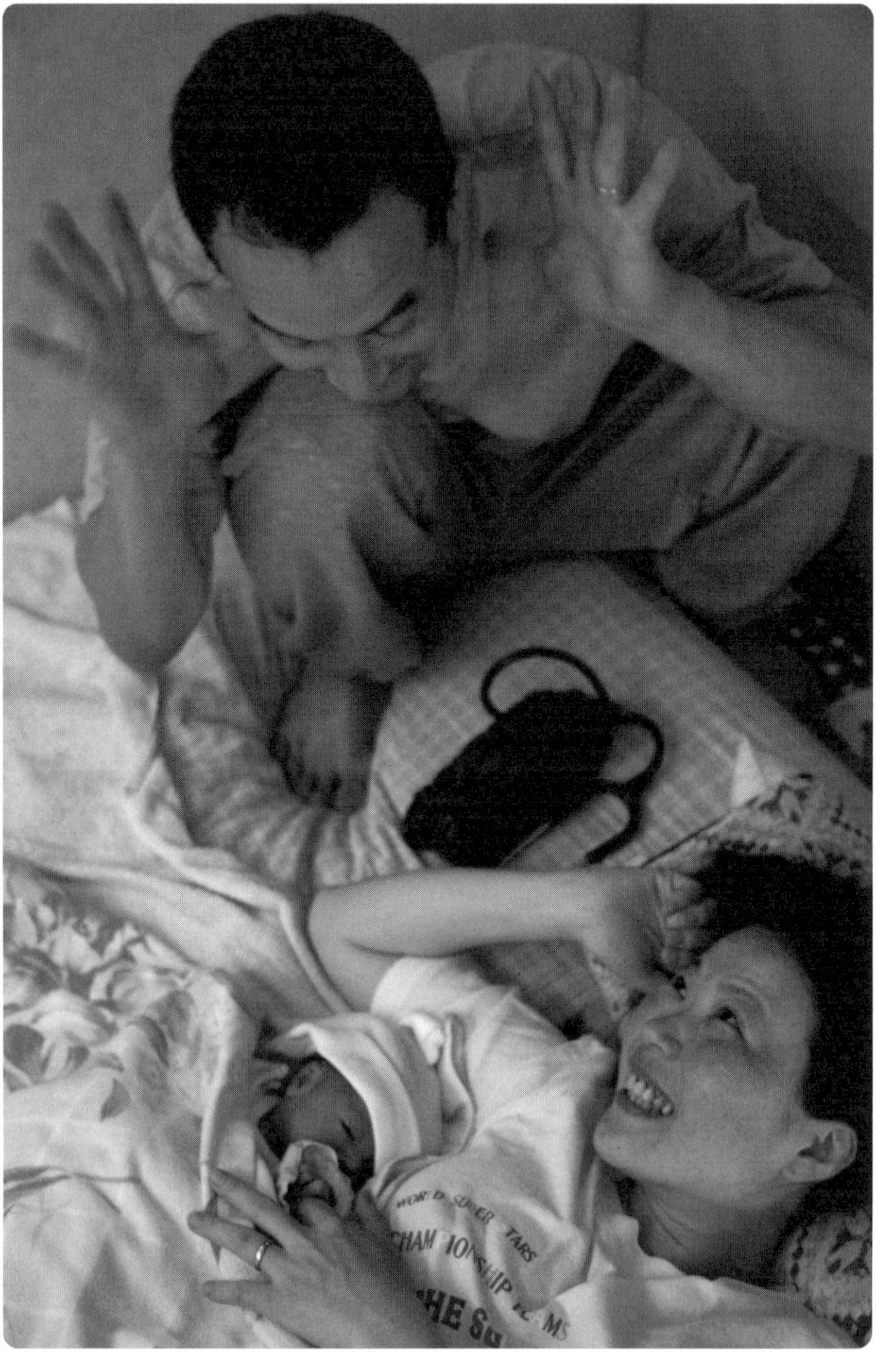

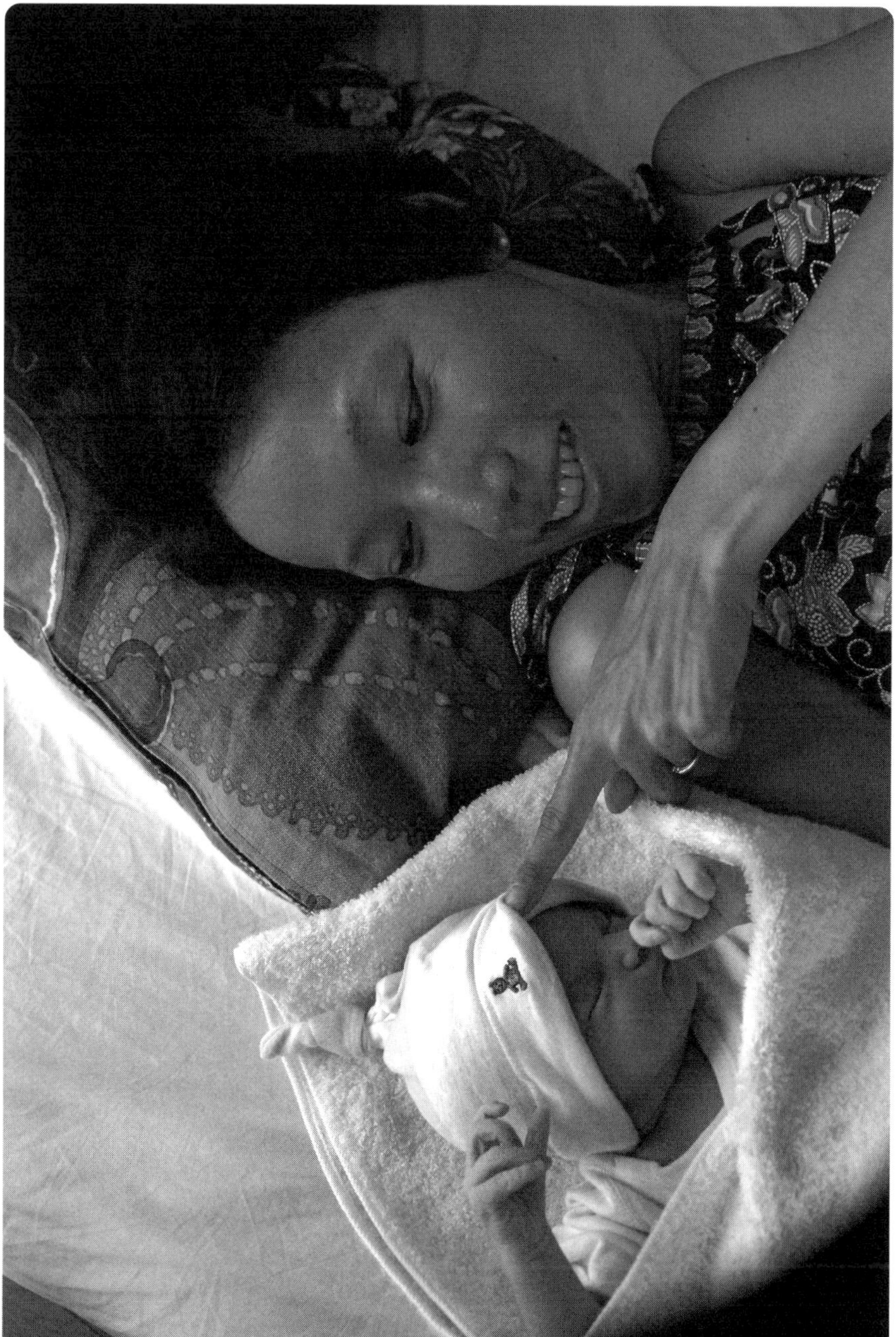

意外と見落としがちな
化学合成物質の経皮吸収と経気道吸収

化学合成物質が体に良くないのはご存知ですね。でも、意外と見落としてしまうのが、化学合成物質の経皮吸収や経気道吸収です。食べた物というのはある程度は肝臓で解毒され、腎臓で濾過されて、おしっこやうんちや汗で排泄されるようにプログラムされています。ところが、吸って鼻から肺に直接入ったり（シックハウス症候群、化学物質過敏症など）、皮膚に直接付いた化学物質というのは、そのまま血中に入ってしまうため濾過されません。だから同じ毒物を食べたのと付けたのとでは、場合によっては、付けたほうが直接的な影響力が大きいこともあるのです。

例えば、化学的なものが入っている洋服、洗濯洗剤、台所用洗剤、はみがき、化粧品、シャンプー、ボディソープ、石鹸、お風呂の水……。お風呂の水には塩素がいっぱい入っています。妊娠すると粘膜や肌が敏感になるので、お風呂に入ると体がかゆくなって、お風呂が嫌だという人が出てきます。

このように、普段の生活のなかであまり深く考えないで、たくさんの化学物質を身体に付けたり塗ったりしているのです。ですので、バースハーモニーでは、塩素を無害化する入浴剤をはじめ、化粧品も洗剤もシャンプーも、抗酸化作用があり、天然の生薬だ

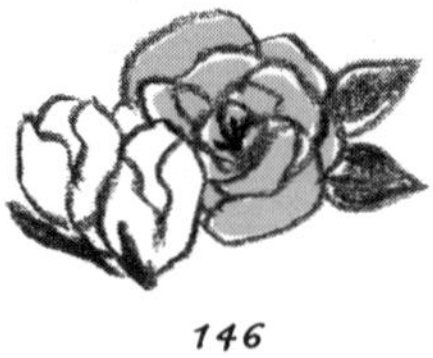

けでできたものをお勧めしています。そうやって、すべてにわたって体に悪い影響のあるものを避け、免疫力を高めていきます。

お店では、商品の裏にある成分表示を必ずチェックしてから買いましょう。硫酸系界面活性剤とか石油系の合成保存料が入ってないものを選んでください。ただ、基本的にはそういったものが入っていない商品はほとんどありません。自然食品店で売っているものでも裏を見るとパラベンが入っていたり、パラベンフリーと謳っていてもその代わりにフェノキシエタノールや安息香酸、ソルビン酸などが入っていることがありますので、食品の裏側だけではなく、洗剤などの裏側も見ることをお勧めします。

たくさん入っているものから順番に、全成分が表示されています。見かけない言葉を見つけたら、調べてみてください。たくさんの化学薬品が使われ、副作用も様々です。自然派を謳ってはいても、キャリーオーバーといっていろんな表示のからくりがあります。「無添加」といいながら、その元となる素材に農薬や添加物が入っていたりするので、要注意です。

妊娠されたお母さんのお肌はもちろんのこと、生まれた赤ちゃんのお肌は、もっともっと柔らかく敏感です。洗剤や沐浴剤、おしりふきなど、お肌に触れるすべてのものに気をつけてあげてください。

妊娠中の運動

お家のお掃除と「自力整体」

妊娠中の運動はある程度は必要です。人によって安静にしなければならない場合は別ですが、そうでなければ適度に運動して身体、特にお産に適した骨盤をつくっていく必要があります。散歩は骨盤を育てるにはとても有効です。一日30分から始めて、2時間を目安に体調に合わせてのんびり歩きましょう。荷物は手に持たず、軽いリュックを背負うくらいで、楽しく散歩してください。

一般的にお勧めしたいのは、トイレを壁までお掃除することです。狭い所で立ったり座ったりすると骨盤底筋肉の運動になり、血行が良くなって会陰部も柔らかくなります。それから四つんばいになって床の拭き掃除をすると、おっぱいにも効果的。家もピカピカになって、いいことづくめですね。

それから、バースハーモニーでは、ボディワークとして矢上裕先生が考案された「自力整体」をお勧めしています。これは東洋医学の指圧や鍼灸、日本の整体技術をベースにまったく新しく考案されたもので、一番の特徴は、人に施してもらう治療ではなく、自分の力で整体をすることです。先生の誘導によって参加者が自由に動くことになるので、誰一人として同じ動きをしていません。関節がさびないように可動範囲を広げる動きを続けますが、妊婦さんの場合、特に骨盤底筋肉を、伸び縮み自在なやわらかな弾力のあるものにし、お産しやすい、また産んだ後に戻りやすい骨盤をつくるのにとても効果的です。

詳しくは矢上裕先生の著書をお読みください。私は、やり始めて5年目ですが、身体が柔らかくなり、体調も良くなったのはもちろんのこと、50歳を過ぎてなお身長が1センチ以上伸びました。うちのスタッフはまだ若いので、半年でなんと2センチも伸びました。

ブリージング

自分自身の内面と対話する

お産と呼吸は、切っても切れない関係にあります。一般に知られているのは、ラマーズ法などの「呼吸法」ですが、ブリージングはそれらの呼吸法とはまったく違います。これは呼吸によって、自分の内面に気づきを促すワークです。過去に受けた精神的なトラウマや、現在抱えている問題を「呼吸という道具」を使って、手放し、開放していく作業です。バースハーモニーでは、私が四男を出産した際にお世話になった自称「呼吸

仕事人」の前田正秀さんに講師をお願いしてワークショップを行っています。セッションは、例えばこんな言葉から始まります。

「息を吸うということは、受け入れること。吐くということは手放すこと、与えること。愛を受け入れ、手放し、与える。これを繰り返しているのが人間です」

自分の呼吸に意識を向ける

いろいろな気持ちや感情を抱えたままお産を迎えると、どうしてもそのことにまつわるトラウマが出てきます。お産の現場はけっこうすさまじくて、自分をすべてさらけだすような場、自分の気持ちも感情もそのまま出てくるような場です。

例えば、小さい時から親に「こうしなさい、ああしなさい」「それじゃだめ、これもだめ」と言われて育ってきた人たちは我慢してしまう。痛い時にぐっと我慢して、息を止めてこらえるんですね。お産でそれをやってしまうと赤ちゃんにとっては命取りです。お母さんが息を止めると、赤ちゃんにはそれだけ酸素がいかなくなるので、苦しくなって心音が下がってきます。お産がきわめて危険になります。だから、お産の前に本当に心のなかがオープンになっている必要があるのです。

ブリージングのワークショップでは、意識的に呼吸しようということをメンタル的な面からもアプローチしますし、実際のお産の時に呼吸をどのように意識すればいいのか

ということも勉強します。お産の時にいきなり「深呼吸してください」と言われても、普段していないと深呼吸できません。それは、呼吸の筋肉がトレーニングされていないからです。息が浅い人はいつも浅いのです。お産の時に「赤ちゃんが苦しいから、深呼吸して」と言ってもできません。だから、日々の生活のなかで意識してトレーニングする必要があります。ワークショップ自体は、6時間を3回にわたって行います。それぐらい長い時間をかけるほど、ブリージングはとても重要なことだと感じています。

内面と向き合ってトラウマを解放する

先生からはこんな質問も出されます。「吸う息と吐く息のどちらが好きですか」。

みなさんはどうですか？

息を吸う際には交感神経が働き、緊張感とも連動します。一方、息を吐く際には副交感神経が働き、リラックスを伴います。呼吸というのはこの繰り返しです。

このことはリラックス法とも直に関連しています。息を吐くことがリラックスにつながるわけですが、具体的には、緊張があってリラックスがあります。だから、リラックスを学ぶためには緊張を学ぶ必要があるのです。自分で力を入れて筋肉の緊張と収縮を体験したり、息を思い切り吸って吐いてみたり。そして、お産という究極の場面では、この呼吸に対する自分自身のクセが出てきます。

吸うのが好きな人は吸おう吸おうとします。そうすると酸素がたくさん入りすぎて、過喚気になっていきます。へたをするとパニックになりかねません。だから自分自身を深く知って、どういう呼吸をしているかに意識を向けていく。そうすることで、お産の時にもちゃんと呼吸ができるように結びつけていきます。

このワークショップでは深く掘り下げて過去にさかのぼったり、大勢が参加しているので一人ひとりの言葉をシェアし合ったり、涙あり笑ありのドラマが繰り広げられます。妊婦さんと母親との関係がうまくいっていないとお産もうまくいかないケースが少なくありませんが、そんな場合は二人の関係をときほぐしていきます。そして最終的には、お母さんと和解してお産を迎えられることを目標にします。

かなり深いワークショップです。呼吸を通して内面と向き合い、感情を解放する。最後に横になって先生のリードで呼吸を繰り返し、そのことで古い感情が湧き上がってきて、それが解放されていきます。また、リバーシング（再誕生）が起こることもあります。自分自身を知り、そして家族と仲良くなっていきます。

自分を解き放つことができれば、他者に物事を委ねることができるようになって、自由になります。それぞれの個性を認め、他者と繋がり助け合い補い合うことで、完全でない自分の存在に無限の可能性が広がっていきます。その根底には、自然とあふれ出る「愛」があります。

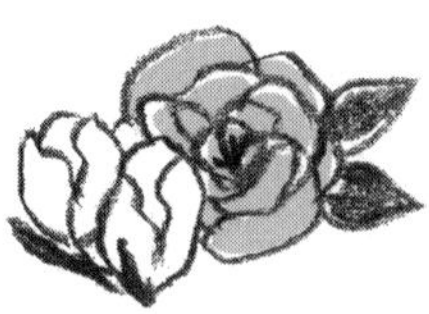

お産も「自力」で頑張るのではなく、「自立」して他者に委ね、こだわりを手放すことで、「自由」になれます。すると視界がパッと広がり、「しあわせなお産」に導かれます。結果的に自然出産ができた、できないではなく、すべてを受け入れてその後の人生に繋げていけるような……大きな自由です。助産師は「自立」のお手伝いをちょっとだけする、そんな存在だと思っています。

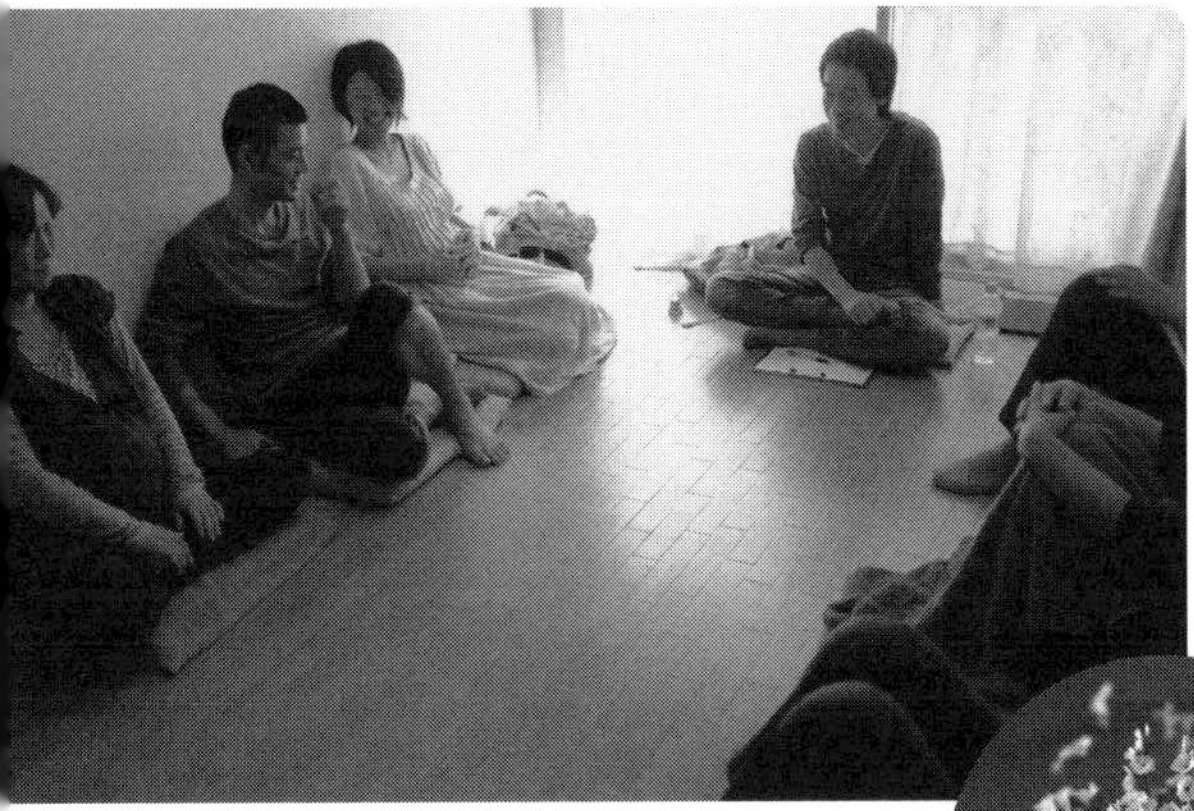

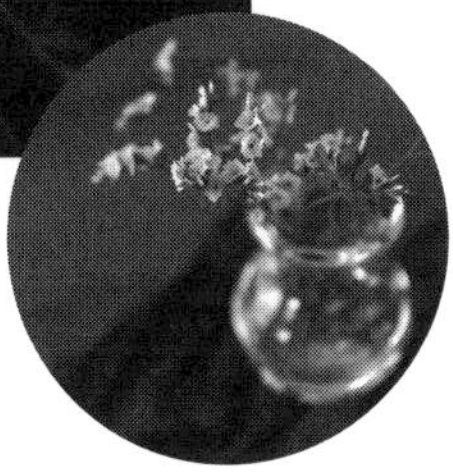

ブリージング（呼吸教室）は、自分のなかと向き合う大切な時間。お産の呼吸のみならず、夫婦や親子の関係性を見つめ直したり、心のわだかまりが解放されることで、お産や子育てが楽しみになったという声も多く、バースハーモニーの大切な教室のひとつです。

私自身の体験として得られたもの

私自身、四男を妊娠中に前田さんのセッションに参加し、深い感銘を受けました。そしてその後、夫婦で個人セッションを9回受けました。セッションが終わる頃には、私自身呼吸も上手にできるようになり、私たち夫婦の価値観や、ものの見方、考え方もまったく変わっていました。不思議と不安な気持ちがなくなり、今生きていることの歓びを感じられるようになりました。自分自身を許せるようになりました。そして、そのままの自分が大好きになりました。もちろん、周りの人に対しても、優しい気持ちで接することができるようになりました。その時の私の体験談を、このブリージングのお話の最後に少しだけご紹介させてください。

初めて気づかされた自分の在り方

「息を吸うということは、受け入れること。吐くということは手放すこと、与えること。愛を受け入れ、手放し、与える。これを繰り返している」のだとすれば、呼吸を浅くすることは何を意味するのでしょう。そうです。受け入れられない、手放せない、与えられない、を繰り返していることになります。愛を受け入れられない、自分を手放せない、人に与えられない……。それが当時の私でした。

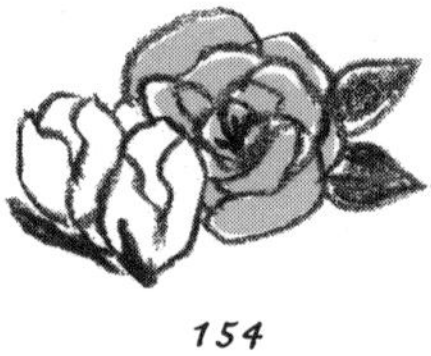

「嫌いな人を思い浮かべて一緒にエレベーターに乗るところをイメージしてみてください」という課題では、嫌いな人が思い浮かびませんでした。きっと、心底嫌いになれるほど、人と深く関わっていなかったのかもしれません。人と深く関わるのが怖かったのかもしれません。表面的にお付き合いしていると、それほど傷つくこともありませんし、相手に嫌な思いをさせることもありません。その代わり、心から通じ合うこともできないでしょう。自分はいつも孤独だと感じていました。そして、いつも不安で、何かしら満たされない思いを感じていました。こんなはずじゃない、何か違う、本当の自分はどこにいるんだろう……と。

呼吸のセッション中、自分がどんな状態で生まれてきたかを調べる、という宿題が出されました。私は、母にとって初めての出産で、陣痛が始まってから3日ほどかかって、やっと生まれてきました。へその緒を首にしっかり巻いたまま、真っ青な状態で生まれてきた私は、ぐったりしていて、すぐに逆さにされ、お尻を叩かれ、やっと泣いたそうです。父は仕事でその場にはいませんでしたが、祖母が娘の出産にずっと立ち会い、私の誕生をとても喜んでくれたそうです。

人生に影響を及ぼす出生直後の体験

人間は、学習する動物です。誕生の瞬間に「自分の力で呼吸すること」を学びます。

実は、この学び方が、その後の人生において重要な意味を持つことになります。すなわち、人生の課題に直面した時に、無意識のうちに、この学びのパターンを繰り返してしまうらしいのです。

私が今まで、いろいろな問題に直面した時に、無意識のうちに繰り返していたパターンは、確かに生まれた時の状況そのものでした。息ができない状況、人からお尻を叩かれないと動かない状況、引っ込み思案、臆病、劣等感、またそれとは裏腹に、今やろうと思っていたのに！という思い、自分自身が認めてもらっていないと感じる心……。生まれた時に受けた心の傷が、そのまま残って、私の人生すべてに関わってきていたことに気づかされました。

そのことを考えた時、自然な経過をたどっているお産の場合、私たち助産師の、やってはいけない仕事の数々が、心に浮かびました。そして、やるべき使命のようなものを感じました。それは、生まれた子どもの生きる力を信じて、じっと見守ることと、臍帯は、拍動が止まるまで、止めたり切ったりしないでそのままにしておくこと、それから、不必要に気道や胃の吸引をしないこと、愛情深く、そっとやさしく接すること、です

無意識を意識化する

人間は、呼吸し、食べ、消化し、血液を造り、循環させ、排泄して生きています。

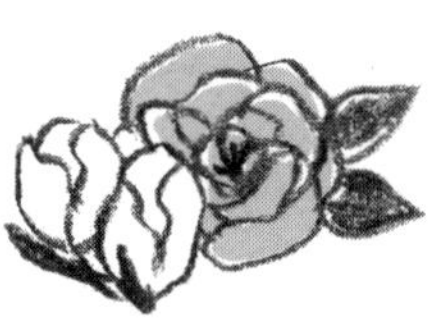

そのために、肺、胃、腸、心臓、腎臓など、いろんな臓器が無意識のうちに働いていますが、そのなかで肺だけは、ちょっと変わった性質を持っています。

というのは、他の臓器は自分の意識で動かすことはできませんが、肺は唯一、意識して動かすことができる臓器なのです。厳密に言うと、肺が自律的（自動的）に運動しているわけではありません。胸筋と横隔膜の意識的な動きによって動かすことができるのです。ですから呼吸を意識することで、無意識を意識化することへと繋がっていくのではないかと思います。

そして、無意識を意識化した時、いろいろなことが解放されていきます。辛い時や苦しい時、そのことを受け入れまいとして、人は無意識のうちに呼吸を浅くしています。その時にあえて意識して深い呼吸をすることで、その出来事を受け入れてみましょう。例えば、普段の生活のなかで、嫌いな人がそばに来たら大きく深呼吸をしてみる。嫌なことにぶつかった時に、大きくため息をついてみる。疲れたなと思ったら、呼吸を深くたくさんしてみる、という具合に。

そう、味わって、手放していくのです。そしてその出来事が、自分の成長にとって必要だった、ということを感じてみてください。答えは、一人ひとり自分のなかにあります。そして、そのことを周りの人と分かち合いましょう。きっと素敵な出逢いが待っていますよ……。

マタニティ・ハーモニーワーク

赤ちゃんの声を聞き対話する

これは2014年の4月から始めたワークショップで、同調し共鳴することによって、赤ちゃんとコミュニケーションを交わします。赤ちゃんがなんの目的でこの世に生まれてくるのか、お父さんやお母さんにどんなことをしてほしいのか、何を食べてほしいのか、など赤ちゃんが言ってくるのです。こんなことを書くと「ええ？　そんなことあり得ない！」と思われるかもしれませんね。私もびっくりしました。対話師の山内ちえこさんに来ていただいて、2カ月に1回のペースで教室を開いています。これとは別に、個人的に赤ちゃんと対話するセッションを受けることもできます。

実は、赤ちゃんと対話できるプロがもう一人います。長谷川愛子さんです。彼女は3人目をバースハーモニーで出産され、その時すでにご自身の赤ちゃんとの対話をされていたようなのですが、私自身、まだそのようなことを受け入れる心の準備ができていませんでした。ところが、最近になって、妊娠中のスタッフが対話のセッションを受けたことがきっかけで、意識が高まっていきました。

彼女の赤ちゃんがよく逆子になり、治ってもまたなるというのを35週くらいまで繰り返していたのです。どういうタイミングで逆子になるかというと、休みの日とか家に帰るとなってしまう。そして、外来やお産の仕事をしていると治るのです。「だったら生まれる日まで休まないで仕事をしたら？（笑）」と言っていたのですが、助産師仲間に紹介されてセッションを受けに行ったのですね。

なんと、赤ちゃんが彼女に言ったのはこんな言葉でした。

「仕事をしてる時のママは笑顔も多くて嬉しそうにニコニコしてるのに、家に帰るとそうじゃなくなっちゃう。家でももっとニコニコしてほしい。パパに対しても、もっとニコニコしてほしい。内と外のバランスをとってほしい」

逆子になるというのは、赤ちゃんからのメッセージだったのです。彼女はそのメッセージどおりに家でもにこやかに過ごすようにしたところ、逆子にもならなくなり、無事バースハーモニーで元気な赤ちゃんが生まれました。

この話を聞いて興味を持った人たちがセッションに行き始めました。そして、みんなが口をそろえたのは、本人しか絶対に知らないようなことを、対話師さんから赤ちゃんの言葉として聞かされたということ。例えば「このまえ水族館に行った時、お姉ちゃん、イルカを見て楽しそうにはしゃいでたよね」といった具合です。

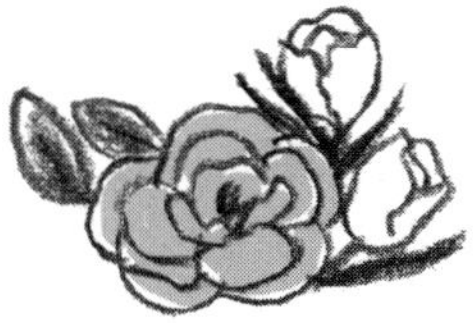

深くて強い赤ちゃんの言葉

教室では、赤ちゃんとの対話の方法を教えてもらっています。トレーニングによってある程度できるようになりますし、少なくともお母さんと赤ちゃんは絶対にできるようになります。話しかけるとトンと答えてくれるというのは昔からよくありますが、秘訣はそこにどうやって同調するかです。一方的に語りかけるのではなく、答えを待つことが大切です。そのためには、まず自分を信じる力が必要になります。

赤ちゃんとしっかり対話できた状態でお産を迎えると、お母さんはすごく楽になります。バースハーモニーでは、これが今、普通のお産になりつつあります。

もし予期せぬ事態が起こって、助産院での出産をあきらめざるを得ないことが起きたとしても、赤ちゃんが病院で生まれることを希望しているのがわかると、お母さんもそれをしっかり受け入れることができます。また、病院で生まれることを選んだ理由がわかると、それが子育てのモチベーションにもつながります。自然に産んであげられなかった＝お産で失敗した、という思いが育児のスタートになってしまうと、その後の子育てに大きく影響してしまうのです。

お産に失敗はありません。命の誕生はすべて尊いことなのです。どういう形で生まれようと、それは赤ちゃんがこの世で生きていく学びのために起こります。赤ちゃんたち

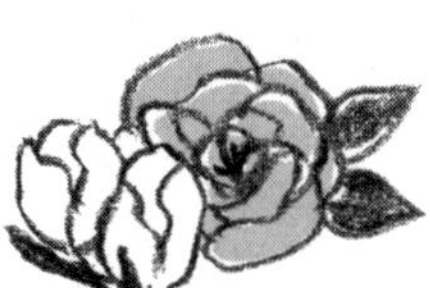

の言葉は、とても具体的で、直接的なのでよくわかります。

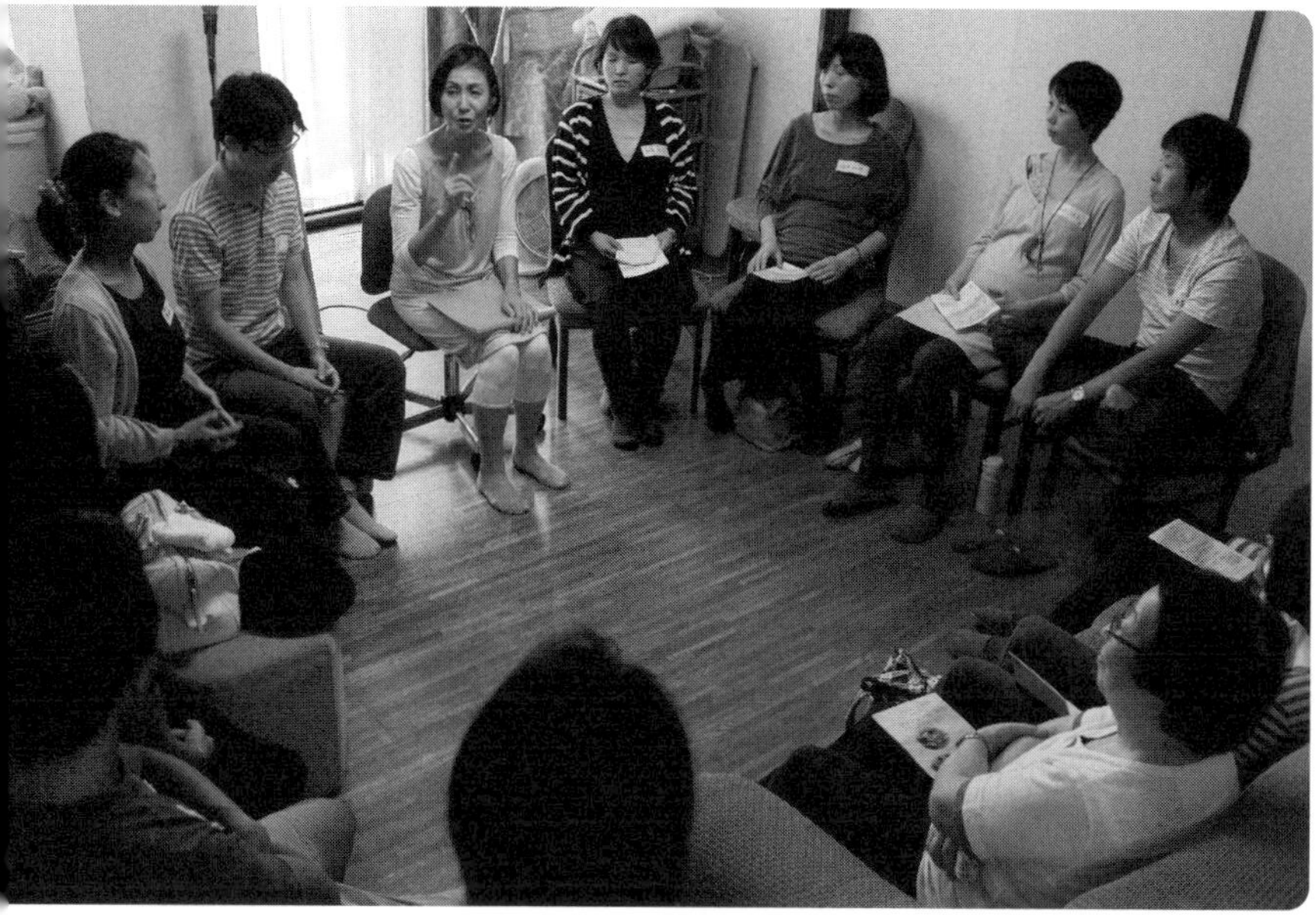

マタニティ・ハーモニーワークは、おなかの赤ちゃんとお話しするためのワークです。自分を信じる力が強まると、赤ちゃんとの繋がりも深まります。少しのレッスンが必要ですが、この力は本来誰もが持っているものです。

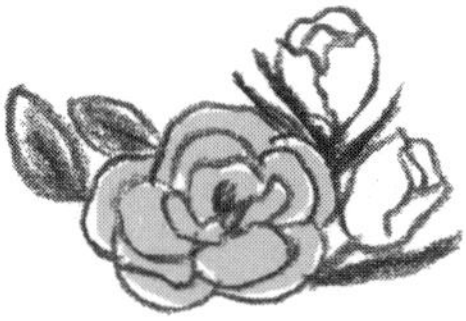

ヒプノバーシング

本来、お産は痛くない!?

２０１３年11月。私たちが目にした忘れられないお産についてお話ししたいと思います。

34歳の初産婦さんです。彼女の赤ちゃんは、この日に生まれることをママに教えてくれていました。そしてその通りに陣痛が始まりました。入院時には子宮口がほとんど開き、とても順調に進んでいます。しかし、進行状況に反してとても静かなのです。ただただ、深い呼吸の音だけが響いています。

普通は、お産の進み具合は、気配でわかります。でもまったく気配がないのです。初産婦さんだから、全開しても時間がかかることもあります。なので、ただ側にいて、みんなで静かに待っていました。でもあまりにも静かなので、進行具合を確認しようと見てみると、なんと頭が見え始めているではありませんか！

息んでもいません。ただ子宮が収縮し、完全にリラックスした身体で、深い呼吸だけで、お産が進んでいたのです。このようなお産を目の当たりにしたのは初めてでした。

バースハーモニーでお料理教室をお願いしているＣｈｉｈｉｒｏ先生が、実はヒプノバーシングの体験者でした。お話を聞いた時は、半信半疑でした。彼女は、病院で産みましたが、ヒプノバーシングの呼吸法やリラックス法を学び、お産がまったく痛くなかった、というのです。

今回は、たまたまバースハーモニーの助産師3人がその場に居合わせました。そして、みんなで目を丸くしました。全員が、自分たちもこの方法でもう一人産みたい！と思ったほどです（笑）。このお産に関して、助産師は、お二人の邪魔をしないようにそっと寄り添い、モニターを確認するだけで、あまり手助けを必要とされませんでした。しかしこれからの新しい出産方法のひとつとして、とても興味深く心に残るお産になったことは言うまでもありません。

洗脳を解いて出産の痛みを消す

ヒプノバーシング（催眠出産）とは簡単な自己催眠法やリラクゼーションなどを用いて、痛みのないお産へと導いていく出産教育プログラムです。アメリカ人のマリー・F・モンガンさんという女性が開発し、キャサリン妃がこのヒプノバーシングによって出産したことで、海外では一気に有名になりました。日本でも少しずつ取り入れられてきています。

ヒプノバーシングは、陣痛を痛みと捉えず、子宮の波と捉えることで、痛いという洗

脳を解く、という考え方がベースになっています。

　痛みに対する恐怖や日常生活のなかの不安などが凝縮されて、実際にお産の痛みになっていくのですが、お産に痛みなど必要ないということを脳が選択すると、本当に痛みを感じなくなるというのです。お産が痛いというのは洗脳ですから、このプログラムではその洗脳を解いていく作業、痛みを解放するようなワークショップが行われます。もちろん、これを成功させるには、学んだことを繰り返しトレーニングしていくことが必須です。

　昔は、お産で声を出すことは、忍耐力がないダメな母親、とされていました。でも、痛みを我慢する時、呼吸は止まり、体は緊張します。呼吸が止まると、赤ちゃんが苦しくなります。体が緊張するとお産は長引きます。なので、声が出たほうが息もできるし、体に酸素が入るため緊張も緩み、お産が進むのです。もちろん、声を出さなくても呼吸さえ確保できていれば問題ありません。ヒプノバーシングでは、常に深いリラックスと呼吸によってのみ、お産が進んでいくようです。

　現代は、子宮の収縮をモニターで観察することができます。しかし、痛みというのは、主観です。痛みの度合いを図ることはできません。モニター上では波形が弱くても、痛みを訴える人もありますし、かなり子宮が収縮していても、痛みと感じない人もいるのです。食養的に言うと、甘いものが痛みを感じやすくすると言われています。

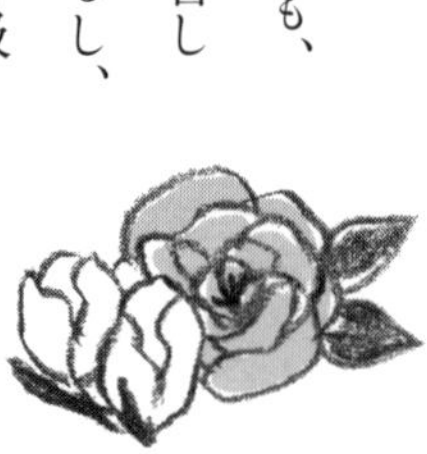

そう考えると、昔は砂糖なんてありません。

ということは、神様が女性の身体にお産のメカニズムを採用された時点では、お産は痛くないものだったのかもしれません……。

まとめとして

お産にあたり、バースハーモニーでは、深い内面に向けたアプローチとして、ブリージングのワークを行ってきたのですが、ここにきてマタニティ・ハーモニーワークとヒプノバーシングが入ってきたことで、これらが、今、繋がりながら進化しているという感じがあります。そんなバースハーモニーを選んで来てくれている赤ちゃんからも、日々たくさんの学びをいただいています。

時代とともに、お産の形は変わります。でもきっと昔から、本質は同じです。

赤ちゃんの声に耳を澄ませ、心も身体もリラックスして、地球の重力の力を借りつつ、新しい命と出会える喜びを楽しんで、お産に臨んでいただけたらと思います。そして、そのためにも、まずは、昔の生活に思いを馳せ、お母さん、お父さんになるための心づくり・身体づくりから、ぜひ始めてみられることをお勧めします。

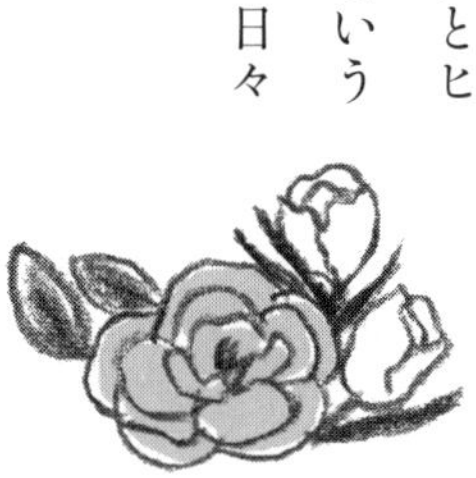

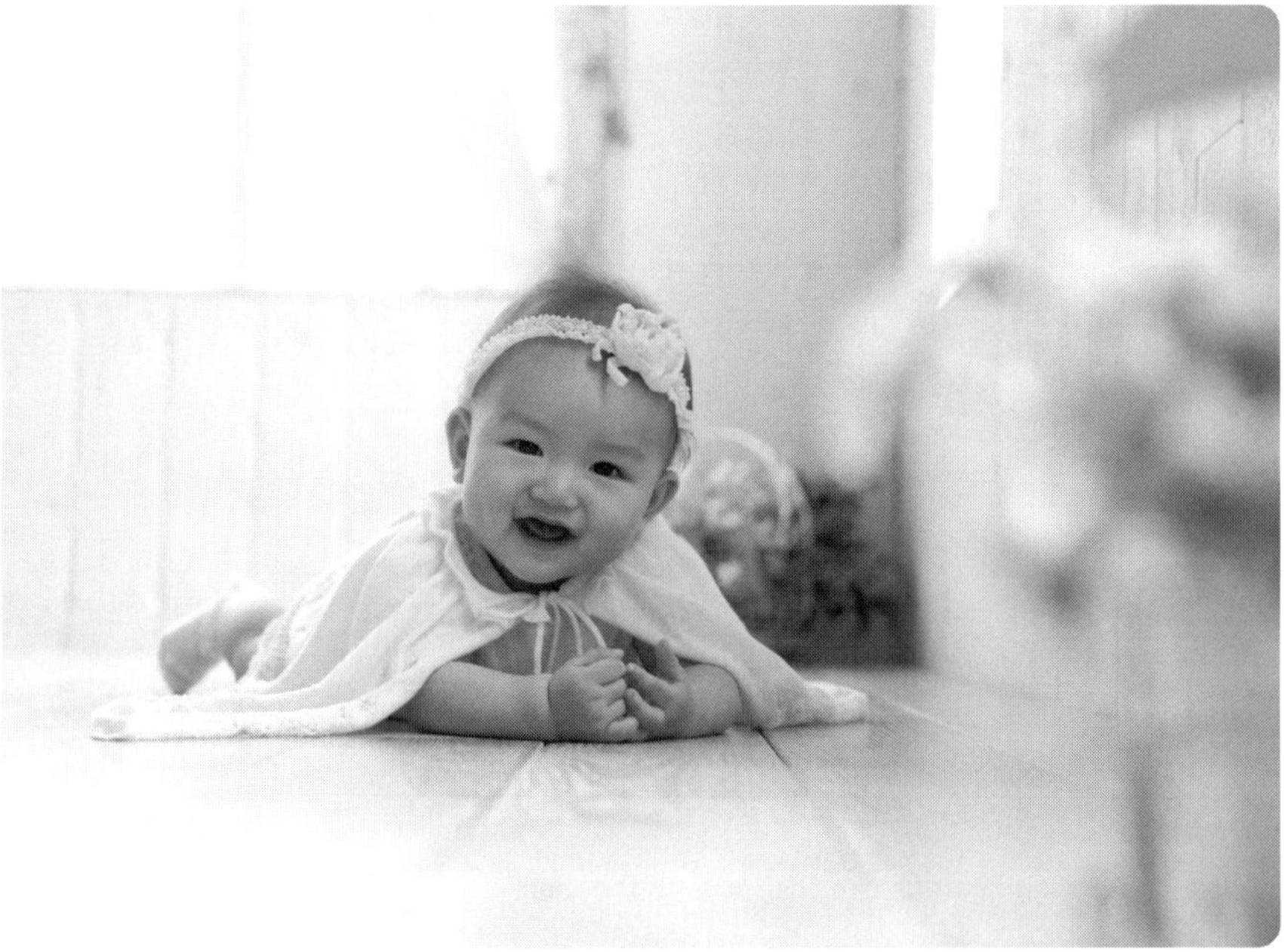

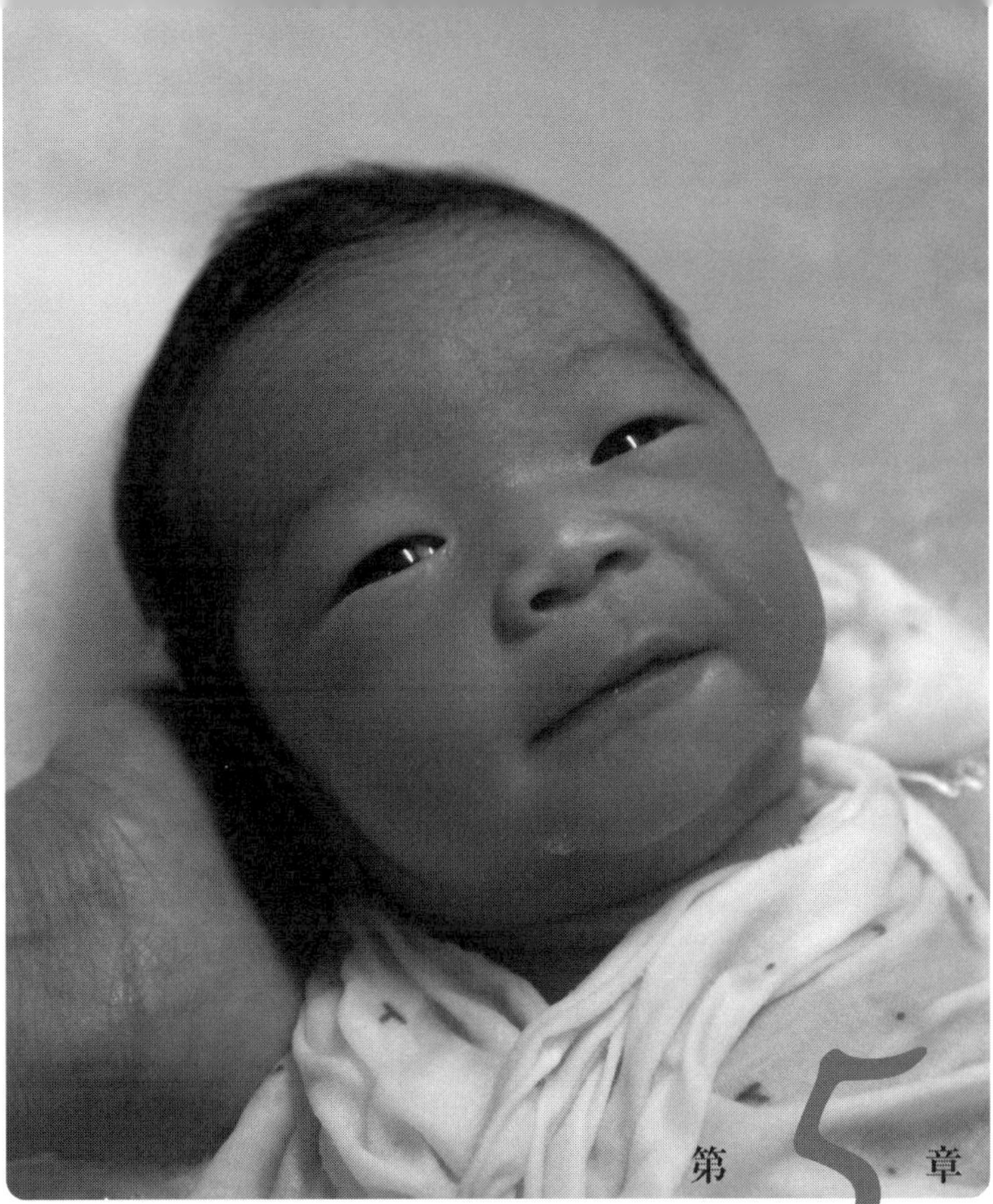

第5章

出産後に心がけてほしいこと

自然なお産をすると、
身体が本来の姿に戻っていきます。
そのためにも、お産の後の1週間は、
特に安静にし、食事に気をつけます。
するとおっぱいも湧き出てくるのです。

産後の肥立ち

お産の後は絶対安静が必要

昔から「産後の肥立ち」といって、産後の回復を良くするために、安静にして休養したり、栄養をつけたり、3週間は床上げをしないでいつでも休める状態にしたりと、産後のお嫁さんはとても大切にされる風習がありました。実はこれはとても大切なことなのです。

今は産褥期（さんじょくき／産後6～8週間）といいますが、早期離床といって、お産直後からなるべく歩くような指導が行われるようになりました。産後の子宮の中は、胎盤の剥がれた傷から出血がありますので（悪露「おろ」といいます）、その排出を良くするために行われています。アメリカでは産後すぐに退院になるようで、日本でも核家族化が進み、あまり安静にするという習慣がなくなりつつあるようです。でも、実はこれは大問題です。

お産は母体にとって、とても大きな変化をもたらします。特に最初の一週間は重病人と同じなのです。

お母さんの身体は、赤ちゃんが通過した後、骨盤もゆらゆらグラグラしています。そ

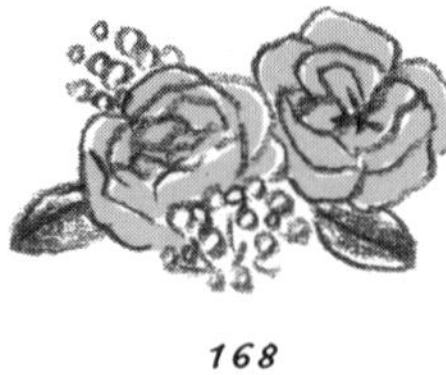

れは、身体にとっては体験したことのない緩みです。ただ、自然は、それもちゃんと回復させてくれるのですが、そのためには安静が必要なのです。

産後の回復でまず大事なことは、子宮が戻ることです。子宮は大至急（！）収縮しなければなりません。胎盤が剥がれた後の出血を止めなければ、命に関わるからです。妊娠中の子宮は風船のように柔らかく膨らんでいますが、産後はぐっと硬くなり、ゴルフボールくらいの硬さになります。産後2時間はいつ急変するかわからないくらい出血しやすく、そこを乗り越えると、徐々にその危険性が減っていきます。

子宮底の高さは、お産直後はおへその高さ前後ですが、毎日指の幅一本ぐらいずつ下がっていきます。一週間もするとおなかの上から触れないくらい下がります。子宮の収縮は悪露の量と深く関係し、産後の肥立ちの目安になります。

そして、忘れてはいけないのが骨盤です。骨盤は、お産の時に数センチ広がりグラグラになりますが、数日～1週間で元に戻ります。ただそのためには、絶対安静が必要なのです。早期離床は、骨盤にとっては大ダメージなのです。

骨盤が緩んだまま（左右の坐骨の幅が開いている状態）だと、太りやすくなります。産後に太る人は10キロぐらい太って、体形がまったく変わってしまうこともあります。骨盤底筋肉も締まりにくくなり、尿漏れ、膣の緩み、脱肛などの症状が出てきます。また骨盤がずれたままでいると腰痛が出て、母乳の出も悪くなりますし、鬱をはじめとし

た産後の精神的不調にまでかかわってきて、いわゆる産後の肥立ちは最悪の状態になります。

安静にして骨盤が締まり切るのを待つ

いいお産をすると、すぐに「また産みたい」と思うものです。幸せな気持ちが溢れて、痛みもすぐに忘れてしまいます。うまくいけば会陰も切れることなく、胎盤が剥がれた直後の傷からの出血もほとんどありませんし、体の戻りもとても早くなります。骨盤が前よりも締まって、ジーンズのサイズが2～3サイズも細くなったり、身体が整って、その後の人生がより豊かになっていきます。

自然なお産をするというのは、身体が本来の自分自身に戻っていくということです。お産だけでなく、産後の育児にも、子育てが終わった後の自分の生き方にまでも、すべて繋がっていきます。お産を通して、女性はより美しくイキイキと生きられるようになります。

産後の起き上がりの目安

産後の正しい過ごし方

骨盤は、胎盤が出てから8時間ごとに左右交互に締まっていきます。それが締まり切るのを安静にして待つのが、産後の母体への最大のケアです。出産してきれいになるための秘訣です。

私が四人目を出産した助産院で学んだのが、この方法でした。野口整体と言って、野口晴哉先生が昭和20年代に提唱した整体法の中のひとつの方法です。初めてこの話を聞いた時は、とても気が進まない思いでしたが、実際に体験してみると、とても楽で、産後の身体がきれいに整ったのがわかりましたので、とてもすばらしい方法だと思っていました。また、自宅出産を希望して来られる方には、もともとこの方法の起き上がりをやりたいがために来られた方もいらっしゃって、その良さを話しているうちに、いつの間にか、すべての産婦さんがこのやり方で産後を過ごされるようになっていきました。

バースハーモニーでは、お産の直後から座ったり歩いたりせず、横になったまま静かに落ち着いて過ごします（母体を移動させる必要のある時は、必ず横になったまま担架やストレッチャーで移動させます）。赤ちゃんは生まれるとすぐにお母さんのおなかの上に乗せ、その後は横に寝かせたままずっとお母さんのそばです。だから、お母さんと赤ちゃんの深い絆が生まれていきます。

おっぱいやおしっこといったベビーサインも、泣く前にわかるようになります。その間、おっぱいは横になったままあげます。最初は出ませんが、その間は綿球とガーゼを使って水分補給をします。そうしながら、おっぱいが出るのを待ちます。そして周りの人が赤ちゃんとお母さんの世話をします。だから、ゆっくり休むことができるのです。

寝たままの状態を保つのは、お産で開いた骨盤が自分の力で締まり切るのを待つためです。この時に起き上がって骨盤に荷重がかかってしまうと、骨盤が歪んだまま固まってしまいます。腰というのは「月」の「要」と書きますが（月編は肉月といって肉体を表します）、腰がちゃんと戻っていい状態になることが、健康の要でもあるのです。

野口整体から学んだ起き上がりのタイミング

骨盤が締まる様子を確認するために、胎盤が出てから8時間ごとに両脇の体温を測ります。締まるというのは陽性の力なので体温が上がります。締まっているほうの体温が上がるわけですが、8時間ごとにその変化が現れるようです。

ですので、水銀の体温計を左右の脇の下にはさんで体温を10分間測ります。その際、脇の下の汗はよく拭いておきます。

左右の体温が揃ったなら、それは骨盤が左右ともに同じように締まっていることを意味します。その両方の体温が3回目に揃った時が、骨盤が最も締まった時です。その時点で起き上がって正座します。このタイミングを逃すと、今度は逆に骨盤が広がっていくことになります。

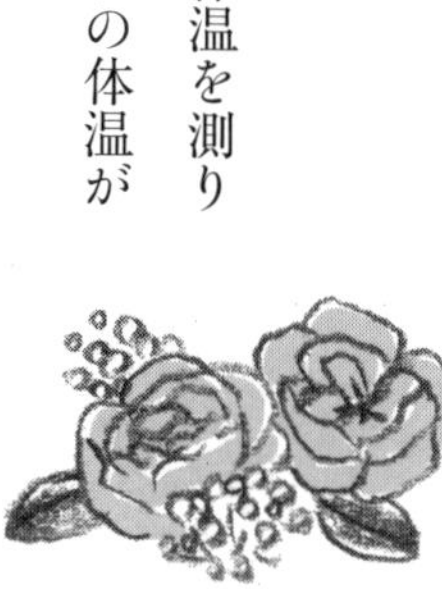

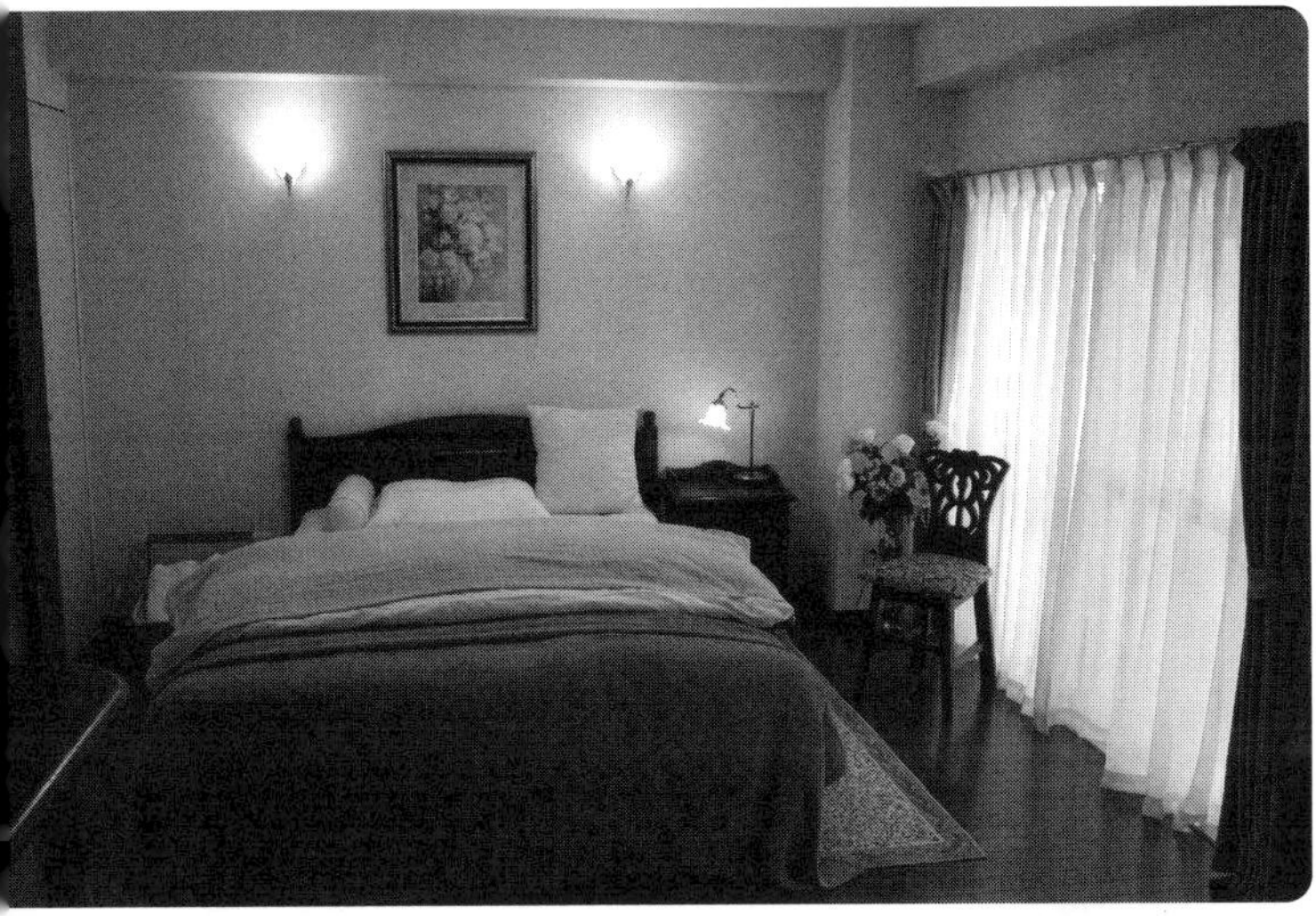

お産の部屋は、リラックスできる落ち着いた空間にしています。照明も無段階で調整でき、日中は遮光カーテンで暗くすることもできます。お産の時は照明を落として、骨盤の動きが良くなるように、また生まれた赤ちゃんが眩しくないように気をつけます。気温は26～27度、湿度は50～60%と新生児室と同じ環境にします。

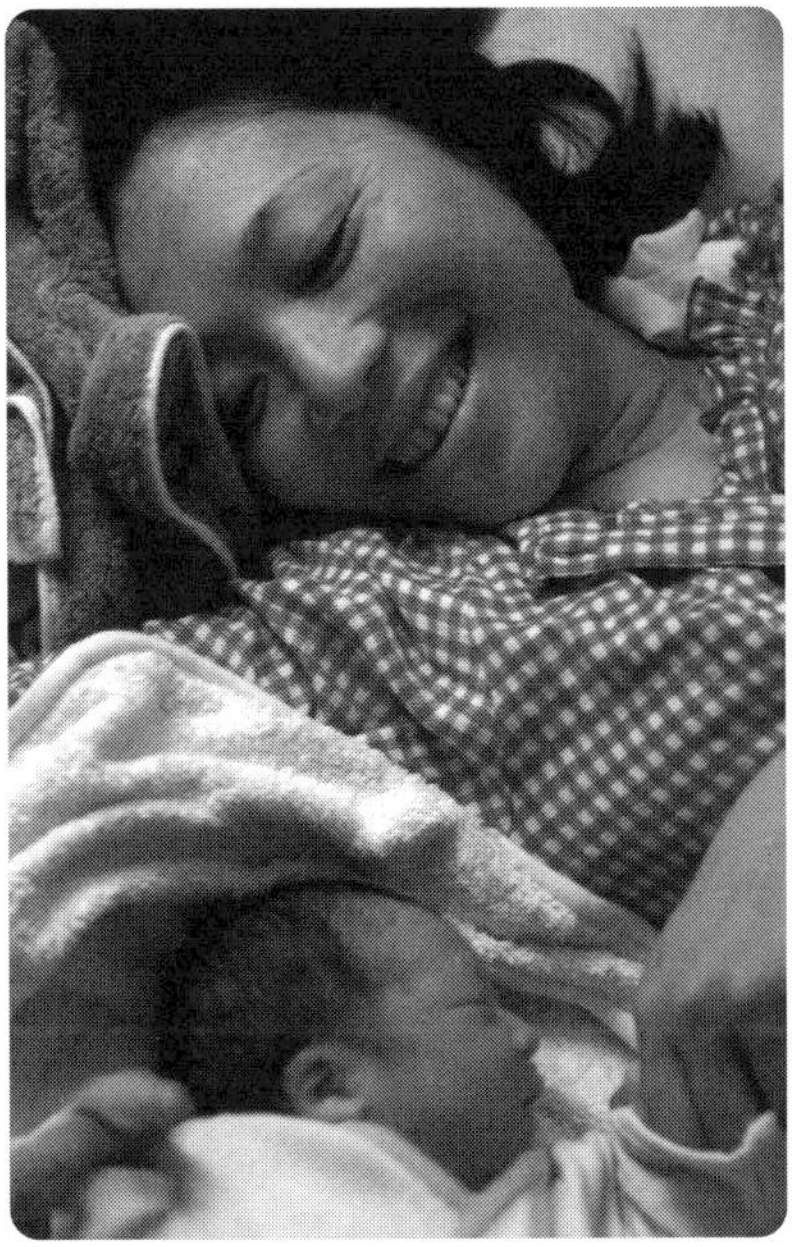

産後は、母子同床で、片時も離れることなく過ごします。母子の絆が深まり、赤ちゃんの欲求もわかるようになっていきます。

それまでに要する時間には個人差があります。8時間ごとに3回続けて24時間で揃う人もいれば、2〜3日かかる人もいます。その人の骨盤の状態によって、必要なだけかかります。だから、骨盤の状態が本来あるべきところに戻るように邪魔をしない。それが産後の起き上がりのコツです。

その間はベッド上での排泄を介助します。悪露の停滞を心配される方もいらっしゃると思います。これは、食事とも深い関係があります。胃腸に負担をかけない消化の良い栄養たっぷりの食事が必要なのです。そのことによって、身体は産後の回復を快復へと導くための自己治癒力が最大になります。子宮の収縮、骨盤の収縮、母乳分泌がスムーズに行え、悪露も停滞することはありません。食事の詳細は後述します。

起き上がったら背筋を伸ばして正座する

起き上がる時は、一度うつ伏せになってから、背骨を下から並べ替えるような気持ちで、ゆっくりと座ります。この時、つま先からかかとまでをぴったり合わせてきちんと正座します。そしてそのまま15分程度（以前は、30分から1時間の正座をしてもらっていましたが、野口整体の故・野口裕介先生にご指導いただき、15分に変えました）、背筋を伸ばして呼吸を整え、頭のてっぺんから背骨を通って仙骨に息を吸い込むような気持ちで呼吸しながら正座を続けます。体重をかけて骨盤を固定するわけです。

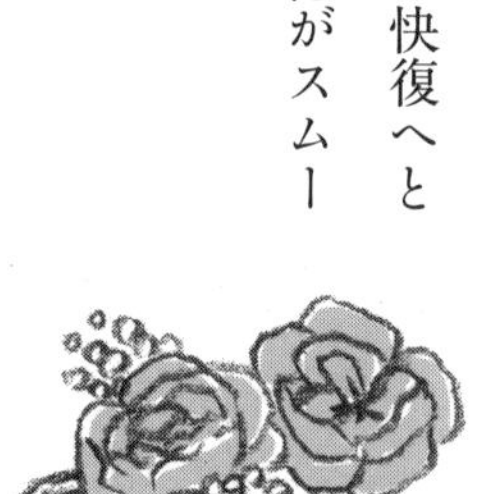

これを、私たちは「骨盤合わせ」と呼んでいます。骨盤がしっかりと締まりますので、もともとズレている人も、ここでリセットできますし、妊娠前よりスリムになることもあります。上手くいくと、とても気持ちがいいものです。

起き上がった後は、また横になっていただき、初産婦さんの場合は、次の日から（8～12時間後）起きます。経産婦さんであれば、3～6時間横になって休んだら、後は自由にして問題ありません。でもトイレ、食事、授乳などの時以外は、できるだけ安静にして寝ていてもらうようにします。24時間関係ない生活がしばらく続きますので、赤ちゃんが寝ている時にはお母さんも寝るようにするのがいいのです。面会も特に1週間は家族だけにしてもらっています。

自宅出産の場合、周りに風邪を引いたり、その他感染源になりそうな状態の人や動物がいると、お産で力を使い果たした母体にも赤ちゃんにも重篤な症状を引き起こすことがあるので要注意です。もちろん入院の場合は、風邪気味の方の面会はご家族といえどもお断りしています。

なお、産後特に2カ月間、起き上がる際は、常にうつ伏せになってから正座して起きてもらうようにしています。起き上がった次の日は階段を使わない、1週間は赤ちゃんを立って抱かない、6週間は洗髪しない、目を使わないことをお話ししています。退院は5日目ですが、ほとんどの方が、母乳だけで赤ちゃんの体重が増え、悪露も少なく、

心も穏やかで、元気に退院されています。

自宅に戻られたら、自力整体など、少しずつ無理のない範囲で復活されると、良い状態が保てます。このように、骨盤が正常に戻ると母乳の分泌も良く、腰痛をはじめとする原因不明のように見える産後の不定愁訴もなくなります。つまり、お産は体を整える最高のチャンスでもあるわけです。

頭《とう》蓋《がい》仙《せん》骨《こつ》療《りょう》法《ほう》

また、バースハーモニーでは、妊娠前、妊娠中、産後に、頭蓋仙骨療法（クラニオセイクラルセラピー）を受けていただいています。これはオステオパシー療法の一つで、脳脊髄液の流れを整える手技療法であり、身体中の「膜」に対してアプローチしていく手技です。

硬膜に緊張があったり頭蓋骨に動きの制限があると脳脊髄液の流れに不調が生じ、結果として全身の神経機能に影響を及ぼし、身体機能が不調に陥ります。また、脳と脊髄は成人で約１００～１７０mlほどの脳脊髄液に浸された液の中に浮いている状態で、硬膜によってその動きは制限されています。脳脊髄液は身体全体を一定のリズム（第一次呼吸）で循環しています。およそ6時間前後ですべて新しく入れ替わり、一日で４００～７００ml生成されているといわれています。脳と脳脊髄液はお互いに調和を取りながら、まるで海の波に抱かれているかのように揺れ動いているのです。

ところが、身体に外傷を受けたり、精神的にストレスやトラウマを受けると、この規則正しいリズムが乱されてしまい、その波動が脳だけでなく身体全体に広がっていきます。結果として様々な症状が表出してきます。

手技では赤ちゃんを抱っこするようにやさしく触れ（約5グラム＝1円玉5枚程度）、全身に起きている波動を、足、膝、仙骨、腰、腹、胸、肩、首、頭等に触れて感じとっていきます。こわばりや左右のアンバランスさを身体が行きたいほうへガイドしながら、捻れ、歪み、こわばり、トラウマ等を解放に向かわせるように促していきます。すると身体の内側から解放されていき、脳脊髄液、血液、ホルモン、リンパ、気の流れが改善され、その結果、自律神経が整えられ、自然治癒力が高まっていきます（たなこころ庵ホームページより引用）。

バースハーモニーでは、助産師全員がこの手技を行うことができます。出産後は、3週目と6週目に骨盤が縮む波があり、その前後に整体や頭蓋仙骨療法などを受けられると、自己治癒力を高めるために効果的です。また、生まれてきた赤ちゃんの回旋による身体の歪みや、向きグセの原因になるこわばりも解放することができます。

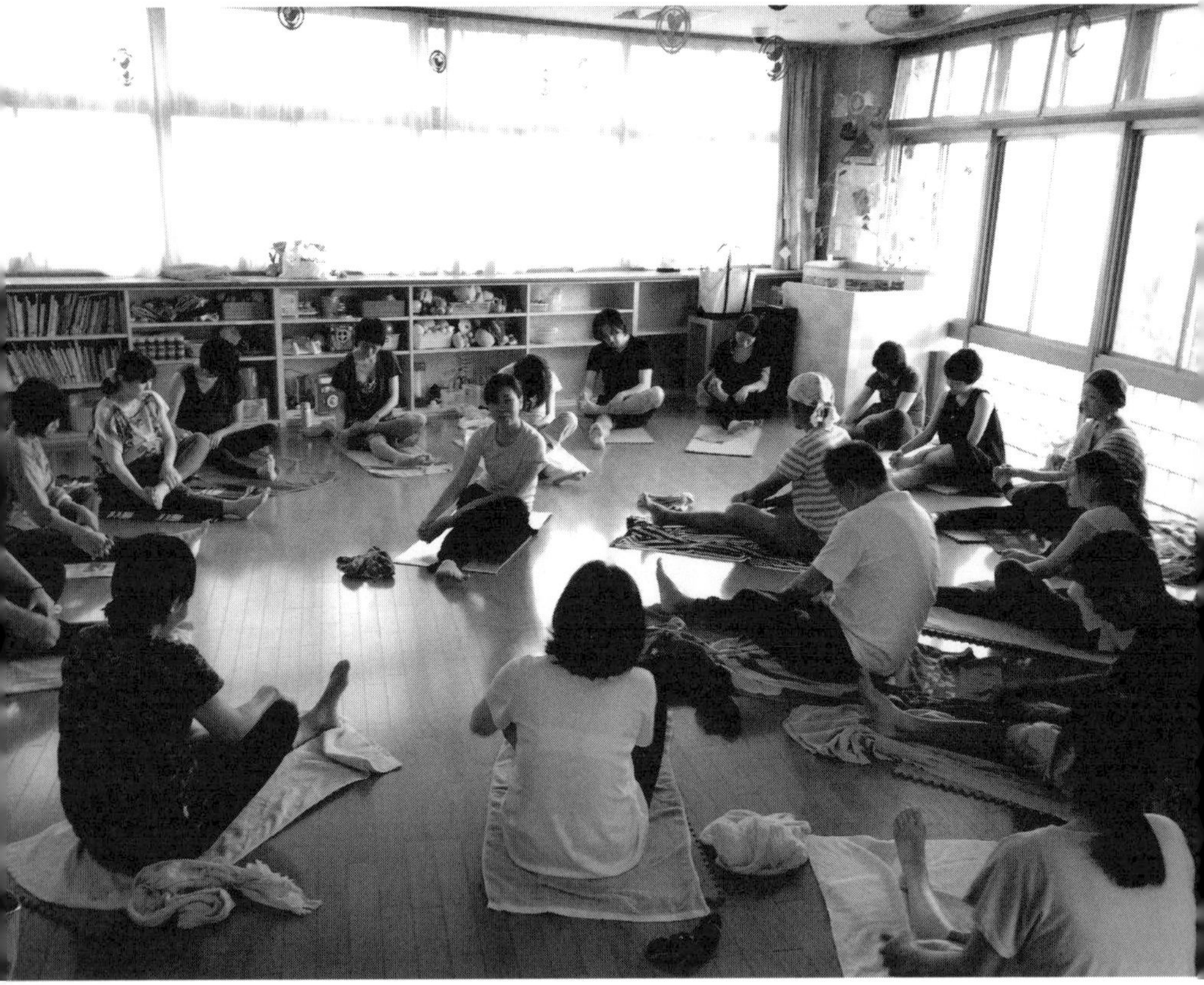

月に２回の自力整体は、ご家族で参加される方も多い人気の教室。妊娠中はもちろん、産後にも役立つ身体の知恵を学びます。不調を人に頼ることなく自分で治せたり、不調になる前の微細な変化に気づき自ら整えられるようになると、自信にもなります。

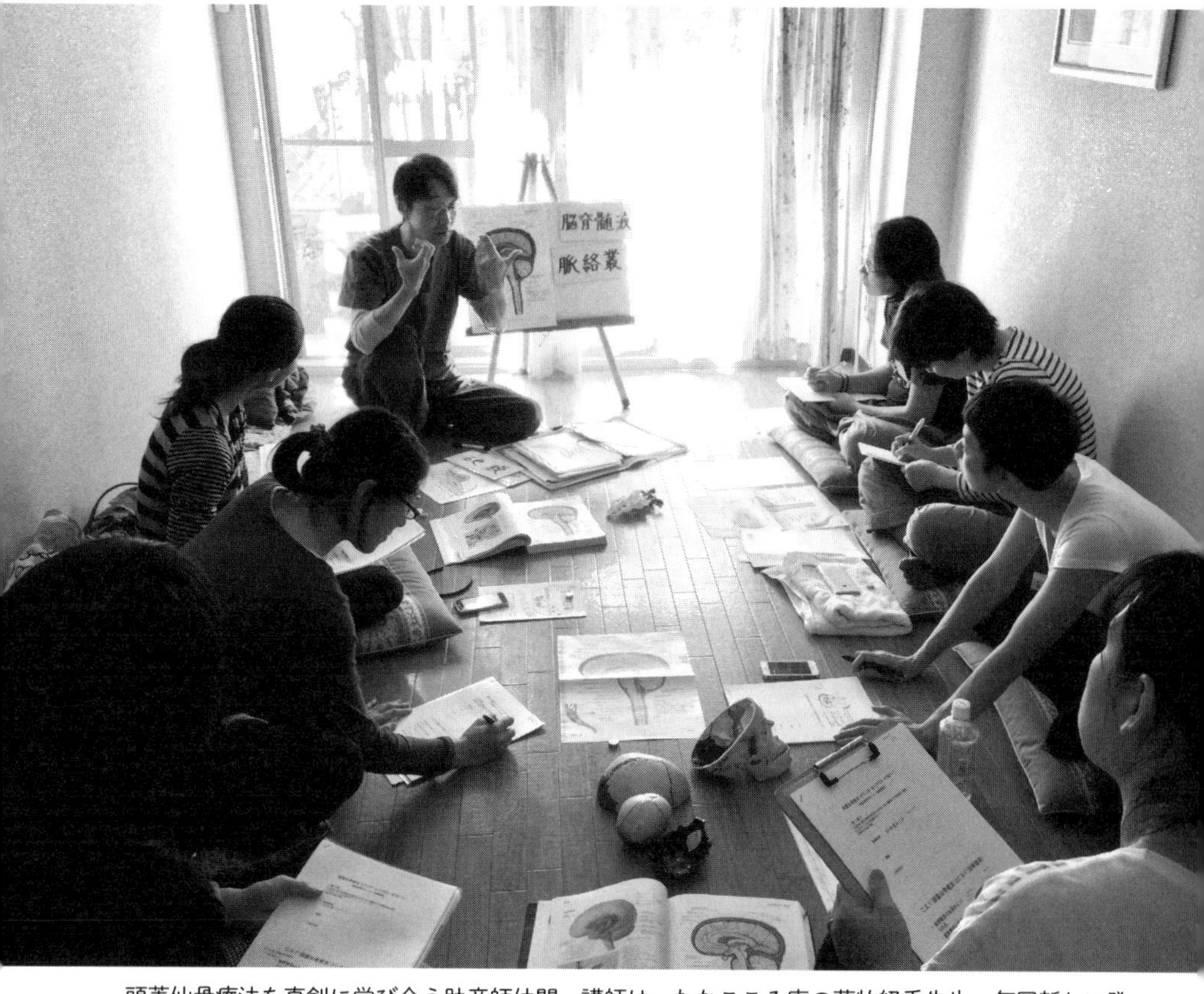

頭蓋仙骨療法を真剣に学び合う助産師仲間。講師は、たなこころ庵の藤牧経乘先生。毎回新しい発見や気づきがあります。理論に基づいた技術は、日常の臨床のなかで、自分の手の感覚を通して、習得していくことになります。

産後の食事と赤ちゃんのお風呂

最初の3日目までは玄米のお粥だけ

お産の後の食事はとても大切です。疲れた身体に充分な栄養が摂れること、しかも消化が良いことが重要なポイントなのです。3日目までは陽性で、アルカリ性にします。子宮の収縮を良くし、子宮の中の傷を早く治すことに身体の治癒力を集中させるためです。具体的にいうと、おかずは無しで、玄米粥だけです。それにごま塩、鉄火味噌、梅干し、たくあんを添えます。マクロビオティックでは、七合食といいます。お味噌汁は4日目からですが、おっぱいの状態によっては、それさえ控えることがあります。お粥とはいえ、よく噛んで唾液をまぜて食べることが大切です。よく噛みさえすれば、最初の3日間は食べたいだけいくらでも食べてかまいません。

3日目からは少し塩分を控えめにして、中庸を心がけます。この時期になると子宮の「応急処置」も終わり、おっぱいがつくられるようになります。なので、水分の摂り過ぎと食べ過ぎは母乳分泌過多を引き起こし、乳腺炎にもなりやすいので注意が必要です。

また、ごま塩と梅干しの量に気をつけて、おっぱいがしょっぱくならないように加減することも大切です。おっぱいがどんな味か、味をみてみましょう。また、爪におっぱ

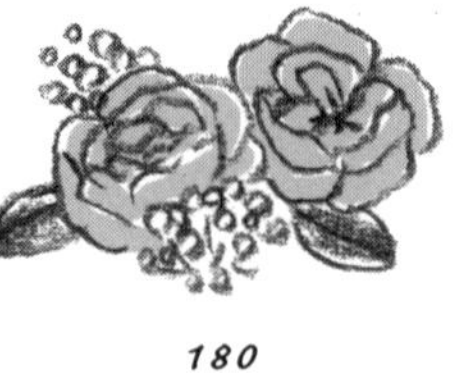

いを一滴垂らして見てください。丸く張りがあると陽性なおっぱいで、だらっと垂れてしまうのは陰性のおっぱいです。「産後の食事」の表にあるような食事を続けていると自然にふわっとおっぱいが膨らんできて、詰まることもなく、いいおっぱいが出てきます。

このような食事を続けると子宮収縮も早くなり、子宮から排泄される分泌物の悪露も、1週間から10日ぐらいでなくなる人もいます。これは一般的な日数よりもはるかに短く、普通の生理と同じくらいで終わるような感じです。シャワーやお風呂に入るのは、悪露が完全になくなってからです。それまでは、局所を常に清潔に保つよう、トイレの度に外陰部洗浄を行います。バースハーモニーでは、シャワートイレではなく、生薬の入ったぬるま湯で行ってもらっています。

赤ちゃんのお風呂は体重が増え始めてから

バースハーモニーでは産湯はしません。会陰を切らないので赤ちゃんには血もつかずきれいなので、羊水をさっと拭いてから産着を着せます。赤ちゃんを初めてお風呂に入れるのは4日目ぐらいから。いったん減った体重が増え始めるタイミングでお風呂に入りますので、個人差があります。

その際は水道水の塩素を中和し、皮膚には刺激が強すぎるアルカリのいわゆる石けんも使いません。弱酸性の天然生薬の入浴剤を使います。そうすると生理的な皮膚の落屑

(らくせつ)も起こりにくく、健やかなお肌を保つことができます。生薬の泡風呂のなかで、赤ちゃんはすごく気持ち良さそうにしています。

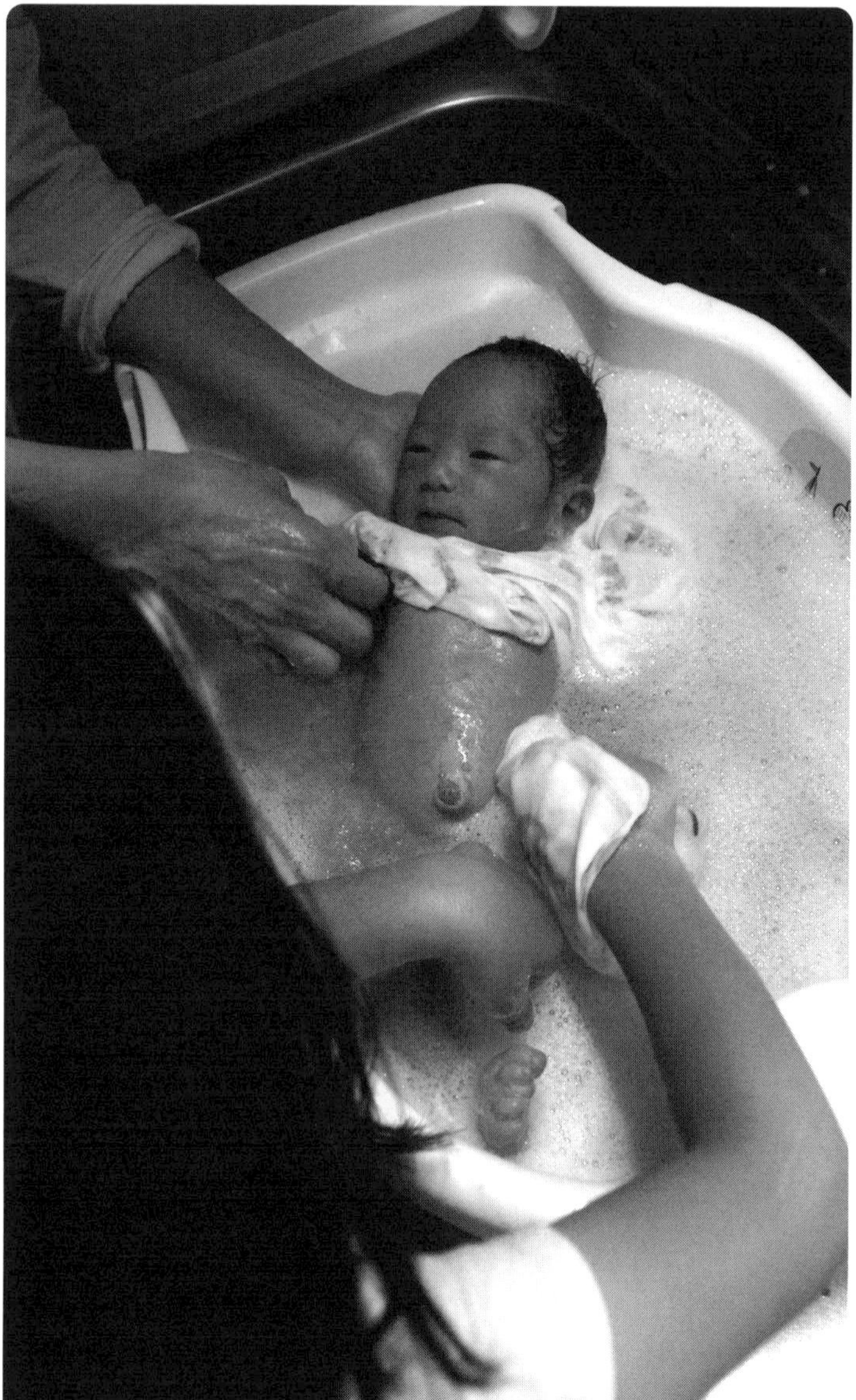

産後の食事

**産後は重病人！栄養と生命力がたっぷり入った、
しかも消化のよい食事が必須です。**

産後に適した食事メニュー例

★はその日から食べ始めていいもの　※黒米薬膳コーヒー

出産当日

・主食
玄米のお粥
・副菜
梅干し／沢庵
ごま塩／鉄火味噌
・飲み物
梅醤番茶
弥勒の穂ほ恵み※
・その他
玄米発酵食品

1日目から3日目まで

・主食
玄米のお粥
・副菜
梅干し／沢庵
ごま塩／鉄火味噌
・飲み物
梅醤番茶／3年番茶★
ラズベリーリーフティ★
弥勒の穂ほ恵み※
・その他
玄米発酵食品

4日目から6日目まで

・主食
玄米のお粥
・副菜
梅干し／沢庵
ごま塩／鉄火味噌
・飲み物
梅醤番茶／3年番茶
ラズベリーリーフティ
弥勒の穂ほ恵み※
お味噌汁（季節のお野菜）★
・その他
玄米発酵食品

7日目

・主食
玄米ご飯★
・副菜
梅干し／沢庵／ごま塩
鉄火味噌／おかず一品★
・飲み物
梅醤番茶／3年番茶
ラズベリーリーフティ
弥勒の穂ほ恵み※／お味噌汁
（季節のお野菜、海藻）
・その他
玄米発酵食品

10日目からは…

　おかずをもう一品増やしてもよい。おかずの量を増やし過ぎないこと。主食は、雑穀ご飯や天然酵母のパンも少しなら可。ただし、陰性や酸性の食品は、産後の経過を悪くしますから、なるべく避けましょう。特に、果物、砂糖の入ったお菓子、菓子パン、ジュース、もちろんお酒も。

　動物性の食品もなるべく控えたほうがいいです。身体が酸化すると疲れやすくなります。バランスが崩れると乳腺炎になりやすいので、気をつけましょう。また、酸化した油や砂糖は、赤ちゃんに湿疹やオムツカブレをつくります。

　酵素を上手にとって、有害物が入っても、分解しやすくしましょう。葛には整腸作用がありますから、なるべく摂るようにしてください。赤ちゃんの便秘にも効果があります。身体の声を聞きながら、主食を多めにして、良く噛んで、副菜は少なめに食べましょう。

おっぱいケア

おっぱいにまつわるトラブルたち

赤ちゃんを産んだら、おっぱいをあげる。ごく自然で簡単なことなのに、実はおっぱいをあげることに大変な思いを感じている方が少なくありません。

まず、乳首を赤ちゃんに吸われると、痛くてたまらなくなる。普段あまり鍛えていない場所なので、乳管が開通するまでは、陰圧が強過ぎると簡単に切れてしまいます。また、産後おっぱいが急に張ってくると、突然の激痛が走り、おっぱいが真っ赤になって乳腺炎になることもあります。40度ぐらいの高熱が簡単に出ます。あと、問題なのは乳首の形。乳首が平坦だったり、陥没していたり、硬かったりすると、赤ちゃんが上手にくわえられないので、とても苦労します。そんなこんなで、もう、おっぱいはあげるのを諦めてしまった……という方のお話をよく聞きます。

おっぱいがスムーズに出るために

おっぱいは、乳首、乳輪、乳房からなります。乳房の中に乳腺があって、おっぱいはそこでつくられます。原料は血液です。真っ赤な血液が、乳腺というおっぱい製造工場

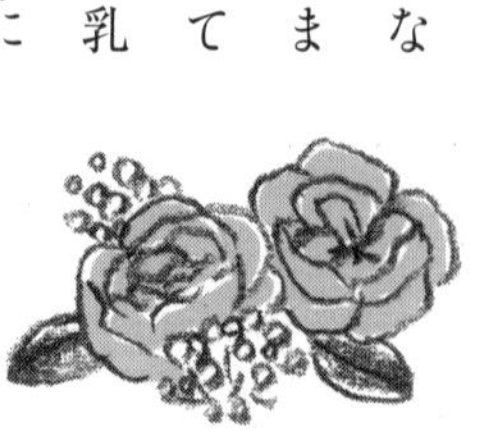

おっぱいのしくみ

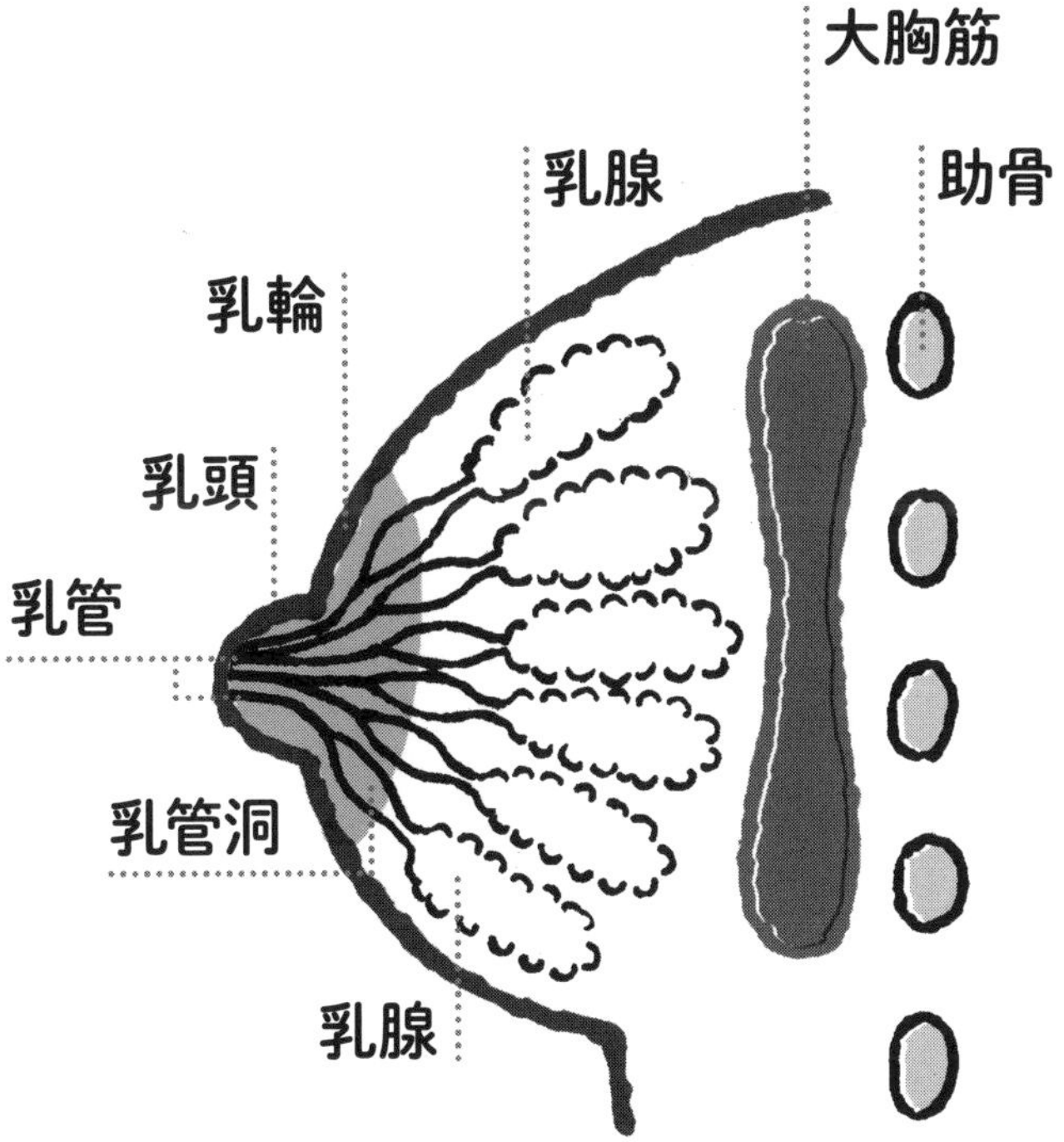

母乳は乳腺でつくられ、細い乳管を通って出てきます。おっぱいの原料は血液です。1cc のおっぱいがつくられるのに、血液は 400cc 必要といわれています。赤ちゃんはお母さんの血液を飲んでいるようなものですから、良い血液をつくるためにも食事は大切です。

で真っ白いおっぱいに変わります。そこでつくられたおっぱいは、乳管を通って乳輪の下に集まり、そこで乳管洞にいったんプールされます。そして、赤ちゃんからの刺激によって射乳ホルモン（オキシトシン）が働き、乳首の先からほとばしって出てきます。このホルモンには同時に子宮を収縮させる働きもあります。産後におっぱいを飲ませることにより、子宮の収縮も促進され、体が順調に回復していくわけです。自然の仕組みは、本当に素晴らしいですよね。

では、どうすればおっぱいがスムーズに出るようになるのでしょうか？

まず、おっぱいの基底部を柔らかくしておく必要があります。そのためには、ブラジャーできっちり固定しないことが大切です。四つんばいになって、床の拭き掃除をしたりすると、自然に基底部がマッサージされて、柔らかくなります。人間が二本の足で立った時からおっぱいのトラブルが始まった、という話を聞いたことがあります。それの逆をやればいいわけです。確かに、犬やネコなどの動物がおっぱいのトラブルになるという話はあまり聞きませんね。

それから、乳腺はとても繊細な組織です。そこを通る血液の質によって、詰まったり、炎症を起こしたりします。さらさらの血液にしておくことが大切なのです。何度も触れてきたように、そのための鍵となるのは食事です。

おっぱいに問題が生じた際の対処法

今までご紹介してきた食事に加えて、乳管を開通させるには、ゴボウの種が効果的です。出産予定日の３日前から、一回７粒を一日３回、空腹時によく噛んで食べると開通が良くなります。産後10日間くらいは食べると良いでしょう。また、ラズベリーリーフティも母乳の分泌を促し、おっぱいの質を良くします。妊娠中から飲んでおくとお産にも効果的です。

産後に肉や魚のフルコース、ケーキや果物などの甘いものをふんだんに摂ってしまうと、おっぱいはすぐに悲鳴を上げて、あっという間に乳腺炎を起こします。また、食べ物によって、おっぱいにしこりのできる場所があります。もしもおっぱいにしこりができてしまったら、Ｐ１３６の薬用食品の作り方を参考に、左のしこりには梅醤番茶、右のしこりには第一大根湯を作って飲んでみてください。玄米発酵食品も血液をさらさらにするので、おっぱいの質も良くなり、詰まりにくくなります。

トラブルが起こった時は、食事は玄米粥に戻します。おかずは中庸なものだけで少な目にします。食事の量を増やすとおっぱいもたくさんつくられますから、乳腺炎の時はしばらく食べたり飲んだりを我慢しましょう。

産後１週間経ってもおっぱいの出が悪い時は、玄米餅を焼いて具だくさんの野菜スー

プに入れ、お雑煮のようにして食べると分泌が増えます。玄米餅でも出ない時は、鯉こくを食べます。スープ状の缶詰やふりかけ状の瓶詰めも売っていて、そのままごはんの

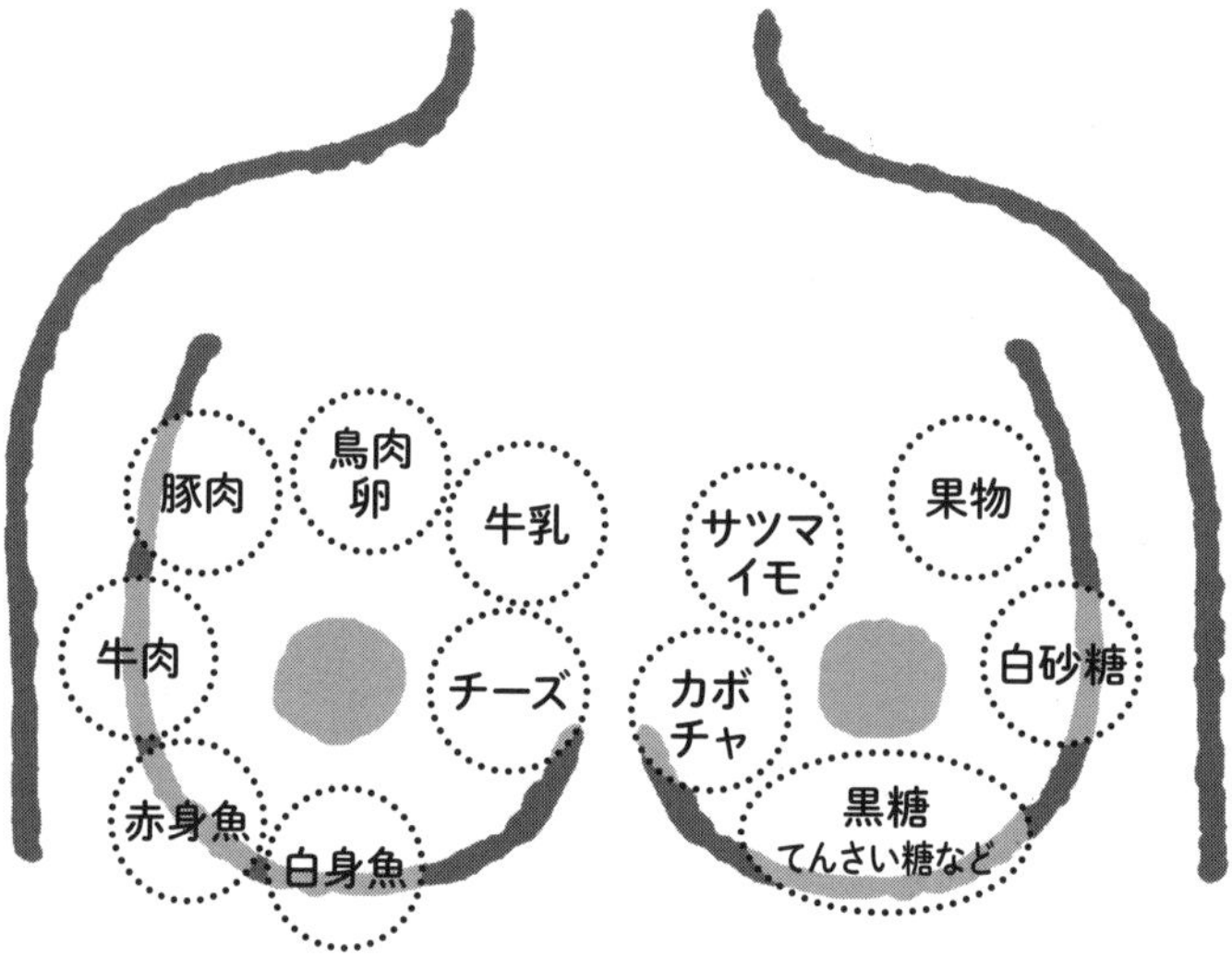

おっぱいのシコリのできる場所と食べ物

臨床でおっぱいを見ていると、乳腺炎のしこりの位置と食べたものが関連しているのではないかと感じ、食べ物の陰陽と、身体の陰陽に基づき、(左が陰、右が陽、上が陰、下が陽)、実際に聞き取りをして、この図のような関係性が見えてきました。例えば最も陰性の強い白砂糖は、左のおっぱいの左の端にしこりができます。ある人は、その場所と、右の内側にしこりがあり、聞いてみると、チーズケーキを食べたとのことでした。

おかずにもなりますが、母乳をよく出すには、スープで、もしくはお湯で薄めてスープ状にして摂ると効果的です。

オイルを使った乳頭マッサージ

乳頭の弾力も大切です。硬いとすぐに切れてしまいますが、柔らかい状態であれば乳頭が伸びて、切れにくくなります。乳頭が柔らかくなって血液の循環が良くなれば、乳管が開きます。同時に、中に詰まっているいろんなカスが出てきます。妊娠初期から乳頭を清潔に保つことはもちろん、妊娠後期30週くらいになったら、入浴時にオイルを使ったりして、乳頭をマッサージしておくと、トラブルが少なくなります（ただし、おなかの張りやすい人はやめましょう）。

出産直後は、まず乳頭マッサージを行います。また、基底部を大胸筋から離し、乳房への血流を良くします。また、赤ちゃんがよく飲めるように飲ませ方の介助も行います。赤ちゃんに舌小帯短縮症などの問題があると飲みにくく、乳房のトラブルにもなりやすいようです。

バースハーモニーでは、おっぱいにトラブルがなくても、メンテナンスのために月に1回は、乳房マッサージに来院することを勧めています。マッサージすることで血流が良くなって、乳質が良くなるからです。古いおっぱいも全部出して新しく再生させ、背中のマッサージも加えて体をリラックスさせ、子育ての相談にものりつつ、心もリフレッシュしてもらって、断乳までの継続的なケアを行います。

おっぱいをあげる幸せ

おっぱいをあげていると、胸の真ん中のあたりから、込み上げてくるような幸せを感じることがありませんか？　この気持ち、どうぞしっかり感じてください。忘れないように、心に刻んでください。育児は育自、楽しいことばかりではありません。辛いことや、切ないことも、たくさんありますね。どんな時でも、この気持ちを思い出してみてください。そして、赤ちゃんが生まれた瞬間の嬉しさを思い出してみてください。そうしたら、きっと辛いことも消えてしまって、また新しい気持ちで子育てに向き合えるに違いありません。

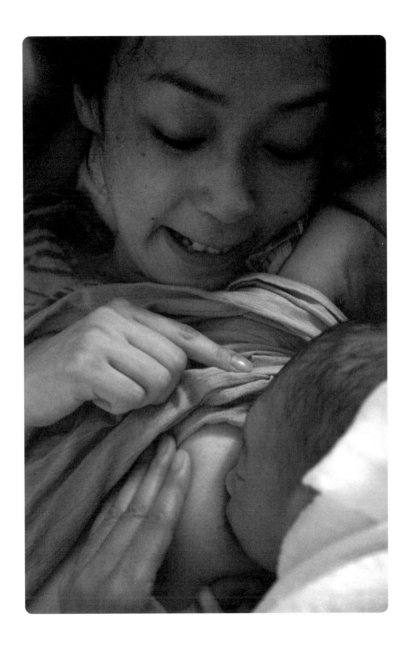

抱っこ法

赤ちゃんの泣きたい気持ちを抱きしめる

抱っこ法は、赤ちゃんの気持ちを抱きしめる方法です。赤ちゃんを抱っこしながら、赤ちゃんの言い分を聞いてあげます。赤ちゃんはどうやって訴えるかというと、泣くしかありません。普通は泣かせちゃいけないと思って、抱っこしてあやしがちですね。でも、そうではなく、泣いてもいいから抱っこして赤ちゃんの言い分をちゃんと聞いてあげようというのが抱っこ法なのです。

胸にある感情の扉を開けられるように、赤ちゃんを横向きにして抱きます。赤ちゃんの気持ちに溜まっているものがあると、抱っこしても泣き止みません。胸を開いた状態で抱っこし、泣くことによって感情を解放させてあげるのです。お母さんも悲しくなった時は、一緒に泣きましょう。辛すぎる時は、縦に抱っこして胸を押し付けると泣き止みますので、最初のうちはほどほどで泣き止ませてあげるのもいいでしょう。

泣くことによって、ストレスホルモンが涙を通して出ていきます。それでストレスが解放されていくというシステムになっています。赤ちゃんが泣いていると、お母さんは自分が悪いのだと思いがちになりますね。でも、泣いてもいい、泣くことで赤ちゃんが

自分でストレスを解放しているんだということがわかれば、自分を責めなくて済むようになって、子育てが楽になります。

バースハーモニーでは、月に1回、抱っこ法のお話し会を開いています。個人セッションも行っています。

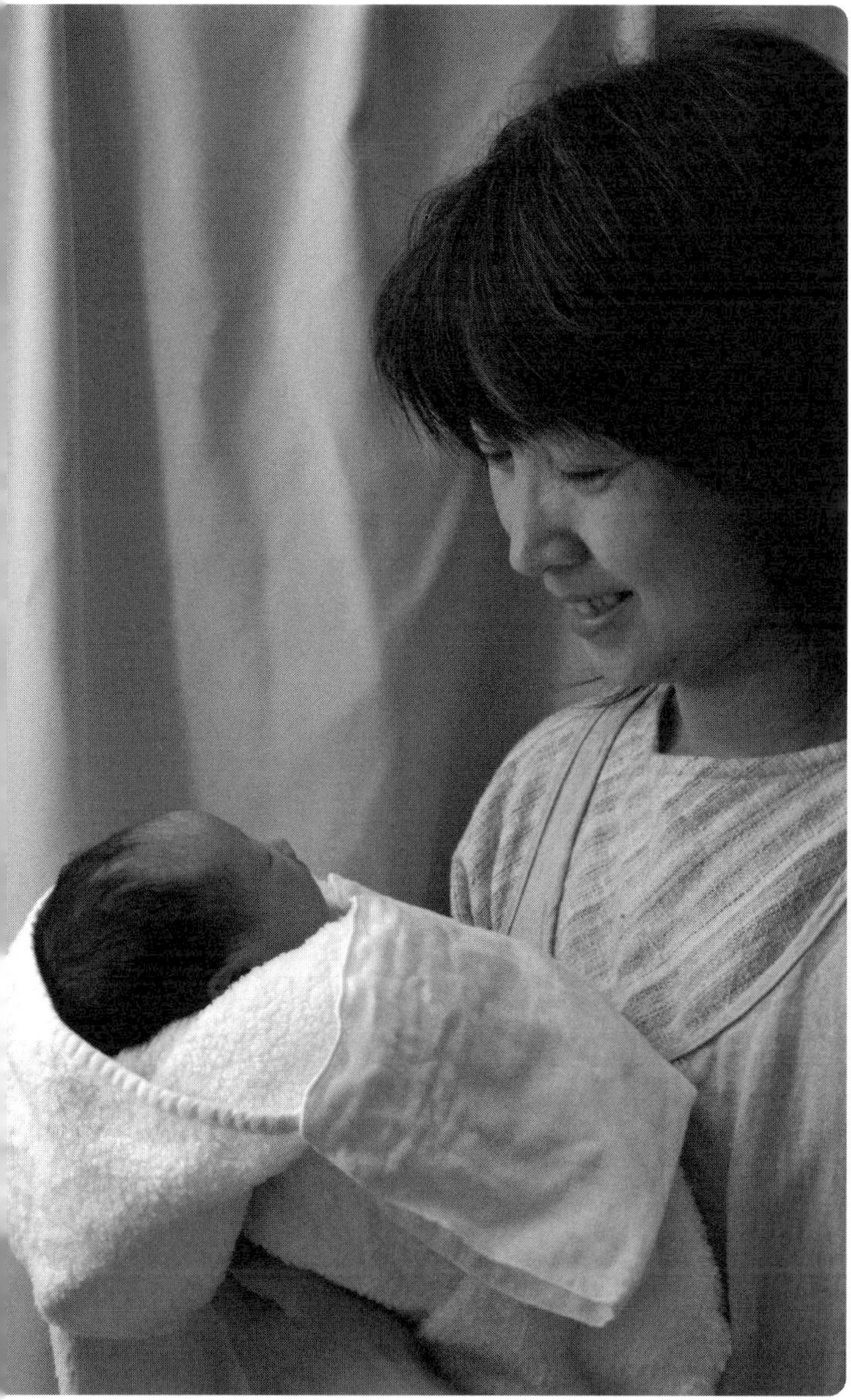

美しくなるお母さんたち

お産をしてきれいになるという事実

バースハーモニーに初めていらっしゃって、やがて出産を迎え、その後のケアに至るすべての過程を通して、お母さんたちはいろんな自分の内面と向き合います。そして、起こった出来事をそのまま受け入れられるようになっていきます。自分のメンタルの苦手な部分と得意な部分というのを、自分で意識できるようにもなっていきます。

そんなお母さんたちが現実を受け入れて前向きに考えられるようサポートするには、妊娠中からの関わりがとても大切になってきます。各教室に参加していただくなかで信頼関係を築き、なんでも相談できる状態をつくっていけるように、スタッフ一同、みんなが一緒になって心を合わせ努力しながら大切な一日々々を積み重ねていきます。

出産後に骨盤をしっかりケアし、おっぱいのためにいい食事を続けていると、お母さんは本当に美しくなります。1カ月後にバースハーモニーに来られたお母さんたちは、肌も抜けるように透明感が出て、骨盤も締まっていて、すらっとしています。女神様!?と思うくらい、みなさんきれいになっているのです。本当にビックリします。お産をしてきれいになるというのはこういうことなのだなと、いつも感心しながら、私はそんな

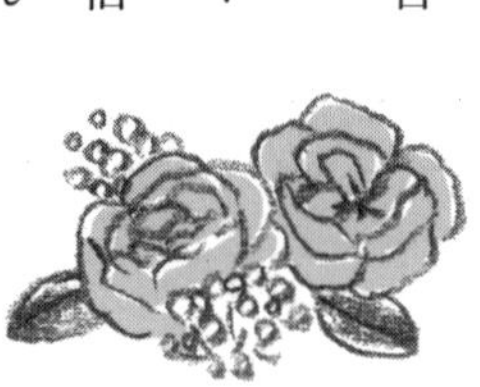

眩しいお母さんたちを見つめています。

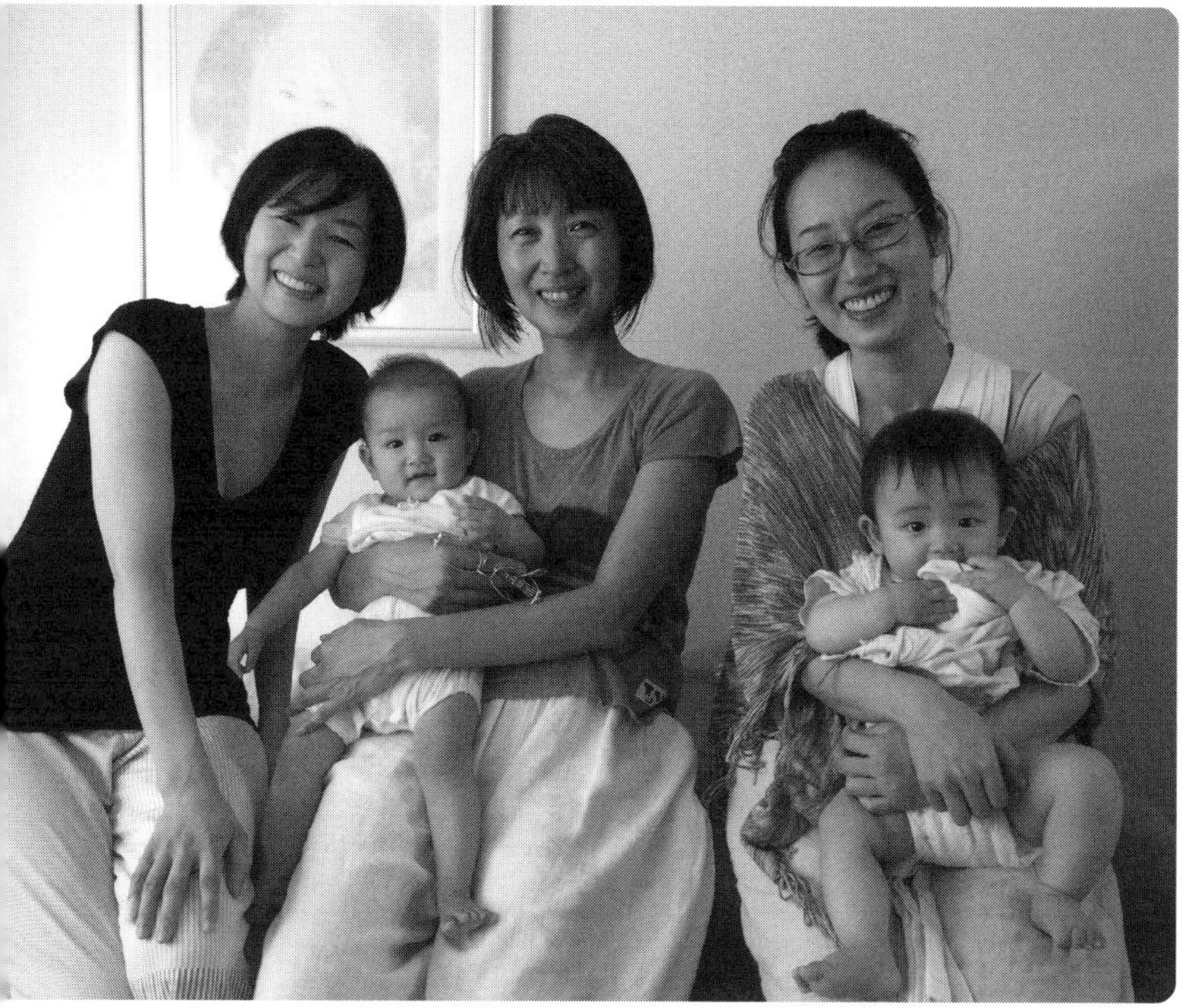

出産直後のアドバイス

ここから
産後の時間を
カウントします。

胎盤娩出
時　分

母体

3〜4時間ごと

悪露《おろ》交換

ナプキンを交換し、清潔にしましょう。拭き方は、上から下への一方通行。汚れがひどい時は、ビデで流して、湿らせたコットンで拭きます（生薬の入浴剤を薄めて使用）。悪露の状態も観察しましょう（色、量、臭い、持続性か間歇性か、凝血の有無と大きさ）。

8時間ごと

おむつ交換

体温測定の1時間ほど前から、寝たままで排尿にトライしてもらい、オムツとナプキンを交換します。外陰部はビデで洗浄しコットンで清潔に拭きます（尿意があれば、適宜トライしましょう。寝たまま尿意がなくても最低8時間ごとにはトライします。寝たままでの排泄は思った以上に難しいので、事前に練習しておくことをお勧めします）。

赤ちゃん

3〜4時間ごと

観察

顔色、手足の色、身体の色が青かったり、赤かったり、黄色かったりしていないか、機嫌はどうか、おしっこは出たか、うんちは出たか。衣服のしわやおむつのずれもチェックしましょう。

おむつ交換

泣いたら、適宜おむつを見て、汚れていたらきれいに交換します（おしり拭きは、生薬の入浴剤を薄めて泡ボトルに入れてつくります）。

8時間ごと

体温測定

背中か腋で測りましょう。36・5〜37・5℃が正常です。通常は、水銀計でなくても構いませんが、体温が低かったり、高かったりした時は、水銀計で10分間、測り直しましょう。

体温測定

30分前からは、仰向けになって、仙骨に息が入るように意識して呼吸し、安静にします。両方の腋（わき）の汗をしっかり拭いて、水銀の体温計で10分間測ります。（この間に赤ちゃんが泣いたら、家族がお世話してあげてください）

・乳頭が柔らかくなるようにマッサージしましょう。刺激によって、乳管が開通し、乳汁分泌と子宮収縮が促されます。

・牛蒡子（ごぼうし）は、乳管開通を促します。空腹時に一回7粒、一日3回、よく噛んで服用しましょう。

・玄米粥は、お腹が空けば、いつ、どのくらい、何回食べても構いません。ただしお粥とはいえ、良く噛んで食べましょう。お粥は、玄米の他に、雑穀や小豆、黒米などを2割程度混ぜても構いません。副菜として、梅干、たくあん、鉄火味噌、ごま塩を食べますが、美味しいからといって、食べ過ぎには気をつけましょう。おっぱいがしょっぱくなり、赤ちゃんが飲んでくれなくなります。また、おっぱいが張ってきた時は、お粥も水分も控えましょう。

12時間後

補水

ガーゼと脱脂綿でぬるま湯を飲ませます。欲しがるだけ、何度でもたっぷりあげます。脱水にならないためにも、充分に与えましょう。冷たい水だと吐くことが多いので、人肌程度にしましょう。

・赤ちゃんが泣く理由は、おむつが汚れたり、お腹が空いたり、のどが渇いたり、吐き気がしたり、ゲップがしたかったり、熱かったり、寒かったり、淋しかったり、いろいろです。おっぱい以外、おむつ交換や抱っこは、ご家族に協力していただきましょう。

・おむつが汚れていなければ、添い寝でおっぱいをくわえさせます。出産直後は、まだ、分泌はほとんどありませんので、一度に長く吸わせると、乳頭が痛みます。片側5分程度にしましょう。

・羊水を吐くことがあるので、吐いたらすぐに体ごと顔を横に向けて、ガーゼで拭いて、誤飲しないよう気をつけます。落ち着くまで、しばらく縦抱きにして、その後クッションなどで背中を少し高めにして寝かせるか、巻いたバスタオルを背中にあてがって横向きに寝かせても良いでしょう。

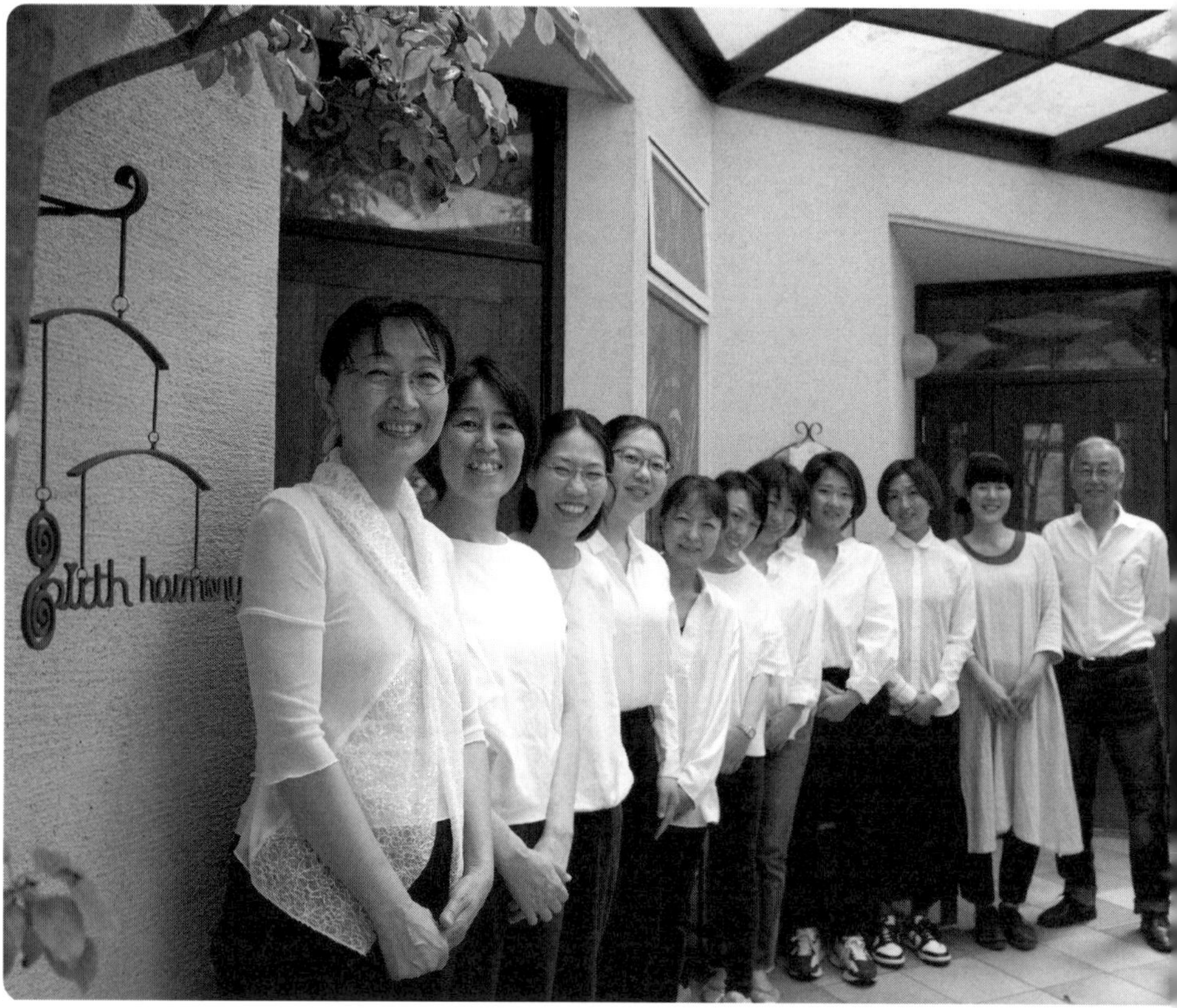

バースハーモニー・スタッフチーム。お産大好き、赤ちゃん大好き、お掃除大好き、人生経験豊かな仲間たちです。赤ちゃんやママやご家族の皆様が、安心して笑顔で過ごしていただけるよう、日々、楽しい場作りや心と身体を癒す助産ケアに取り組んでいます。

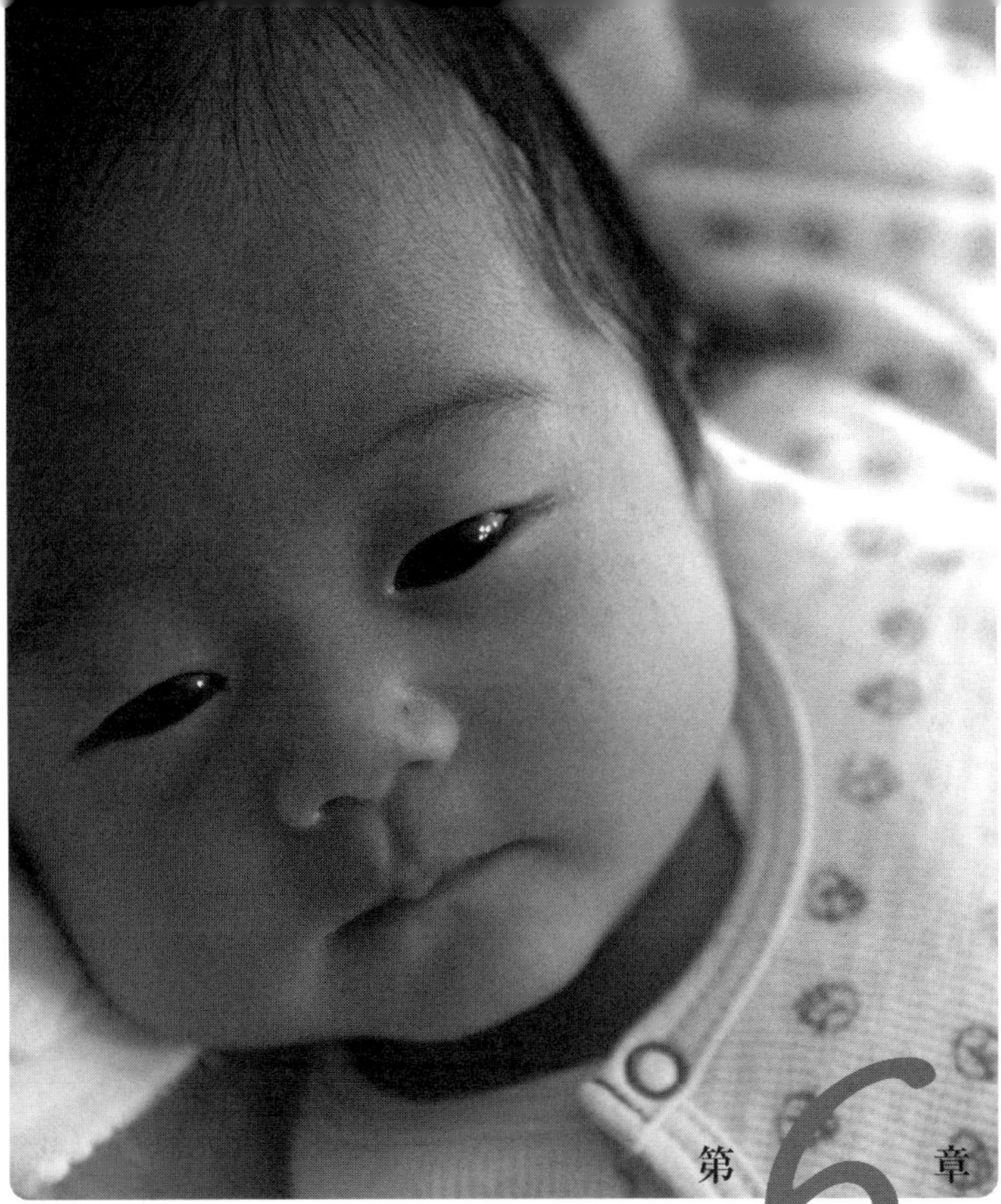

第6章

ともに歩み続ける未来に向けて

赤ちゃんの気持ちと繋がりながら、
みんなで一緒に誕生を迎える。
そんな新しいお産が始まっています。
「自力」から「自立」へ——
可能性は無限に広がります。

赤ちゃんと対話しながらのお産

目の当たりにした奇跡のお産

２０１４年が明けて初めてのお産は、それまでの私の助産師人生を大きく変える出来事になりました。それは、おなかの中の赤ちゃんと、実際に会話をしながら誕生を迎えるという驚くべきお産だったのです。

そのお産は破水から始まりました。36歳の経産婦さんでお産は3回目です。破水してもすぐに陣痛が始まれば問題はないのですが、彼女の場合、破水だけして一向に陣痛の気配がないのです。お産の始まり方にはいろいろありますが、破水から始まって陣痛が来ないというのが一番やっかいなパターンです。

破水していない場合は、歩いたり、階段の昇り降りをしたり、バランスボールに乗ったり、お風呂に入ったりするとお産を進みやすくできるのですが、破水した場合は、羊水の流出を避けるため、それもできません。羊水の流出が少なく済めば、問題なく生まれてきてくれるのですが、彼女はトイレに歩くたびに羊水が流れ出し、徐々に減っていってしまいました。こうなるともう、ベッド上で安静にしているしかありません。

助産院では誘発剤などは使えませんので、せめて自然療法などを使って、自然の陣痛を待つしかありません。産婦人科ガイドラインでは、破水すると、胎児に感染の危険があるため、48時間以内に出産させなければいけません。助産院では、まず抗生剤を服用させ、24時間を目処に、陣痛が発来しなければ、提携病院に搬送して、分娩を促進してもらったり、場合によっては帝王切開になったりすることもあります。

彼女の場合、破水から12時間たっても、陣痛らしきものはなく、子宮口3センチ（全開大は10センチ）、児頭の位置が高く、お産になる気配がありませんでした。羊水は相変わらず流出しています。私は、最近知り合った対話師の山内ちえこさんのことを思い出しました。お母さんは、妊娠中に一度山内さんの個人セッションを受けていました。赤ちゃんの今の気持ちを聞いてみたい、何か助けになれるかもしれないと思い、連絡してみたのですが、なかなか繋がりません。お母さんも不安な気持ちで、体は緊張気味でした。助産師もみんなで腰をさすったり、励ましたりして寄り添っていました。

赤ちゃんの心音は、モニター上でわずかに気になる所見が出てき始めていました。次に同じ所見が出たら、早めに病院に搬送しよう、そう思っていました。

対話師さんと連絡が取れたのはその時でした。運良く、近くで用事が終わったところだったので、すぐに来てくださいました。

すると赤ちゃんは、対話師さんを通して、『羊水がかなり減って、胸が圧迫されて苦しい』と言ってきました。病院への搬送も承知している様子でした。でも『物々しいのは嫌』とのこと。しかしこの状態で搬送するとしたら、救急車を呼ぶことになります。『物々しい』とは、そのことなのかもしれません。助産師としては、搬送するかどうか、判断を迫られるところでした。

その時、対話師さんは、赤ちゃんに「何か手伝えることある?」と聞きました。赤ちゃんは、『(苦しいからスペースを)開けてよ!』と言ってきました。対話師さんは、エネルギーを使って子宮の中に隙間を開けてくれました。すると、『それだと羊水が出ちゃう、そっちじゃなくて、こう』。赤ちゃんは、子宮を上下方向ではなく、左右に広げて欲しいと言うことだったので、対話師さんがそうしました。それでも『隙間ができて楽にはなったけど、羊水が足りなくて回れない』と困っていました。そこで対話師さんは、お母さんの力も借りて、呼吸に合わせて体中の水分が子宮に集まるようにしました。赤ちゃんは、『子宮の壁から羊水がにじみ出てくるけれど、量が少なくてまだ身動きできない……何か自然の知恵があるはず!』と言いました。

「オシッコするといいよ!」咄嗟に私の口が喋りました。おしっこをすれば羊水が増えるからです。赤ちゃんは、『あっ、そうか!』と言いました。その直後に、突然お母さんの様子が変わったのです。陣痛が来ている!?

なんと2~3分間隔で陣痛が来ています。ものの10分も経ったでしょうか、自然に息みがかかってきています。もしやと診察してみると、子宮口は全開大していて、児頭がすぐそこに来ていました。さすがは3人目の赤ちゃんです。そこからはあっという間に、自然に生まれてきてくれました。心音もあれ以来、一度も下がりませんでした。対話師さんが到着してから、たった20分ほどの出来事でした。

おめでとう～！！！！！　部屋中が、驚きとともに歓喜で満たされました。

私は、産道から出てきた赤ちゃんを取り上げ、お母さんのおなかに乗せてバスタオルで包もうとしました。すると、なんと赤ちゃんは、おしっこをしているではありませんか!!　私は思わず赤ちゃんに、「もうおしっこしなくてもいいよ、頑張ったね、上手にできたね」と声をかけながら、涙が溢れて止まりませんでした。お産の進行が早かったので、残念ながら、ご家族は間に合いませんでしたが、たまたま年初めのスタッフミーティングに集まっていた助産師5人が全員揃って、奇跡のお産を目の当たりにし、皆で信じられない思いを共有しました。

こんなふうに赤ちゃんと繋がれるなんて、考えたこともありませんでした。「自然誕生」という言葉に惹かれ、赤ちゃんがどんなふうに生まれて来たいのかと思いを馳せつつ、赤ちゃんの力を信じて、赤ちゃんのためにという思いで、ただひたすらにお産の介助をさせていただいてきましたが、ここにきて、こんなに直接的に赤ちゃんの声を聞きながらお産ができる日が来るなんて思ってもみなかったことでした。

心から赤ちゃんに話しかけると、赤ちゃんは必ず答えてくれます。それは何も対話師さんだからできる特別なことではなく、実は、誰にでもできるということもわかってきました。自分を強く信じて、素直で無邪気な気持ちでいられる人は、いつでも赤ちゃんと繋がることができます（ただそれには、少し特別なトレーニングを必要とします）。

誕生に向けて進めた赤ちゃんとの共同作業

こんなこともありました。ある妊婦さんは予定日が過ぎても陣痛が来なくて、41週になったら病院に連れて行くことにしていました。41週というのは、安全に出産できるひとつのボーダーラインなのです。そのことは赤ちゃんにも伝えてありました。そして今日生まれなかったら、明日は病院という時に、対話師さんに来てもらいました。その赤ちゃんの事情はこうでした。

「前回は全部自力でやる人生を送ったから、今回は人に助けてもらう人生を学ばなければいけない。その宿題を、生まれる時に設定している」と。私は、「とりあえずまずは生まれて、学びはその後からでいいんじゃない？」と話してみました。するとその子は、「いや、生まれる時にそういう設定をするって決めたのには、とても勇気が必要だった」と答えました。

そうかあ、本当は自分でできるのに、わざわざできない状況をつくって、それを体験

する決心をしたんだ、それで大勢の人に助けてもらいたいんだということが、その時わかりました。そして、できる限り、みんなで助けようという覚悟を決めました。

まずは生まれるきっかけをつくるために、ひまし油（下剤）を飲むことにしました。赤ちゃんに聞いたら、「やってみる」と答えたからです（ひまし油はそのままではとても飲みにくいので、バースハーモニー流のアレンジで美味しいシェイクドリンクにしています）。そして、その子は「ある程度、時間を区切ってほしい」と言いました。その時点で午後3時だったのですが、「夕方6時の時点で、もし生まれそうにないと判断したら、病院に連れて行って欲しい」と言いました。わかった、全力を尽くすからね、そう心のなかで誓いました。

赤ちゃんが散歩に行きたいと言ったので、お母さんはひまし油を飲んでから散歩に出かけました。そしたら30分くらいで「お腹が痛くなった」と言って帰ってきました。それで5分間隔のいい陣痛がくるようになり、夕方6時前に診察したら明らかに分娩が進行してきていました。この様子だったら朝までには生まれると思いました。「大丈夫、ここ（助産院）でいけるよ（生まれられるよ）」と話しました。

そうと決まれば、全力で応援体制です。考えつく限り、ありとあらゆる手のかけようで、もう、みんなでベッタベタに応援しました。最後には助産師が5人と、ご主人を含め総勢8人が付き添いました。そうして、ゆっくりですが順調に進んで、まだ暗い朝け方に無事元気に生まれてきてくれました。

　また、どこで産むべきか悩んでいる人もしかりです。本人は自宅か助産院で産みたいのに、家族は病院で産んでくれと願っているケースもあります。そんな場合も赤ちゃんに聞くといろいろと答えてくれます。赤ちゃんは生まれる場所も自分で選んでいるようです。自宅や助産院がいいということもありますし、病院で生まれたいということもあるのです。赤ちゃんの希望がわかれば、状況が一転して家族全員が協力体制に入ります。

　このように、赤ちゃんとコミュニケーションが取れると、出産も子育てもすごく楽です。赤ちゃんは、いつもお母さんを助けようとしてくれています。そのことがわかると、お母さんもいろいろな悩みや葛藤から解放されて、赤ちゃんと心から向き合えるようになっていくのです。

新しいお産の形

　赤ちゃんと対話をしながらお産するということは、地域によっては、古くから行われてきたことのようです。

　カンボジアの伝統的な産婆（イエイ・モー）は、精霊の声を聞きながら、お産をするという話を聞いたことがあります。彼女が言うには、赤ちゃんはみんな精霊なのだそうです。精霊の声というのは、つまり赤ちゃんの声、というわけです。赤ちゃんたちは、

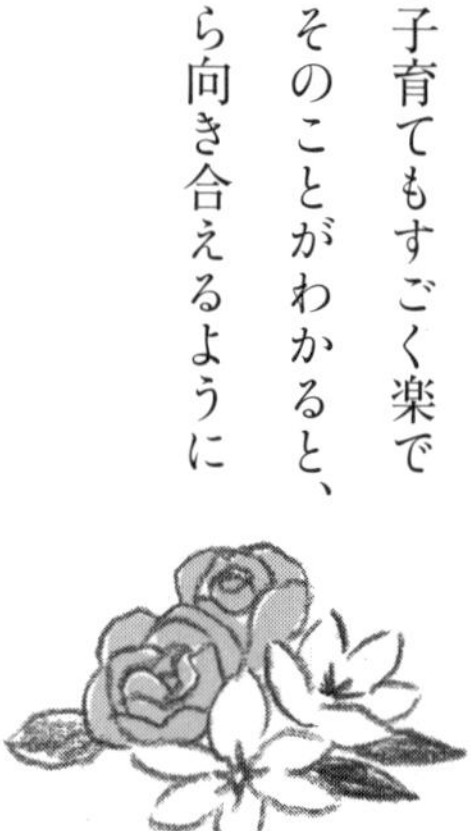

自分がどうしたら気持ちいいかを伝えてくるのだそうです。

「温故知新」という言葉があります。「故きを温ねて（ふるきをたずねて）新しきを知れば、以って師と為るべし」。まさにこの時代にあって、医療の助けも借りながら、精霊である赤ちゃんの声も聞きながら、お産をするというのは、新しい理想のお産の形のような気がしてなりません。

赤ちゃんとの対話は、おなかの中から、いえ、おなかの中に来る前から始まっているのかもしれません。いや、きっとそうに違いありません。

そんなふうにお母さんと赤ちゃんが対話できれば、子育ても楽です。赤ちゃんが考えていることがわかれば、泣かれて困ることもありません。むしろ、共感して、泣いたり笑ったりして子育てできれば、どんなにお母さんたちの気持ちが楽になるでしょう！

みなさんも、まずは自分の心や身体と対話することから始めて見ませんか？　見えない世界を感じる世界に変えて行くことは、そんなに特別なことではないと実感できる日が、きっとくるでしょう。

「自力」から「自立へ」

人に委ねるということの意味

ここでは出産の心構えとして、私がお産クラスで必ず1回目にお話ししていることをご紹介したいと思います。「自力」と「自立」のお話です。

自力と自立はどう違うのでしょう？

究極のところ、自力というのは「自己否定」が根っこにあって、自立というのは「自己肯定」が根っこにあるのではないかと私は思います。行動する際、自力の人はすべて自分でやります。一方、自立の人は人に委ねることができます。

なんでも自分でやらないと気が済まない人がいますね。そういう人は自力なんです。でも、いろんな仕事を「これお願い」と人に委ねられるのは、人を信頼できているからです。そして、人を信頼できるというのは、自分を信頼できているからです。自分を信頼できない人は、人も信頼できません。だから、自力の人にはいろいろな心配がつきまとってきます。自立している人は、信頼して人に任せられるので、安心なのです。

状態は、自力の人は不安です。自立の人は自信があります。動機はというと、自力の人は欲が動機で、自立の人は愛が動機です。そして、仏教では前者を小乗といい、後者

を大乗といいます。自力の人には限りがあります。いくらやっても、自分がやることには限界がありますよね。でも、自立の人は無限です。無限に繋がりができていきます。

なぜかと言うと、人はそれぞれみんな違うから。人それぞれにいいところがいっぱいあります。得意分野、不得意分野、いろいろあります。得意分野を得意な人がどんどんやれば、みんなが助かります。そういういいところをみんなで認め合って、委ね合って、そして繋がっていけば、本当にいい社会が動いていくようになると思うのです。悪いところを注意してやめさせるとかではなく、いいところを伸ばす。長所を伸ばすということです。

これは、子育てにも繋がると思うのです。

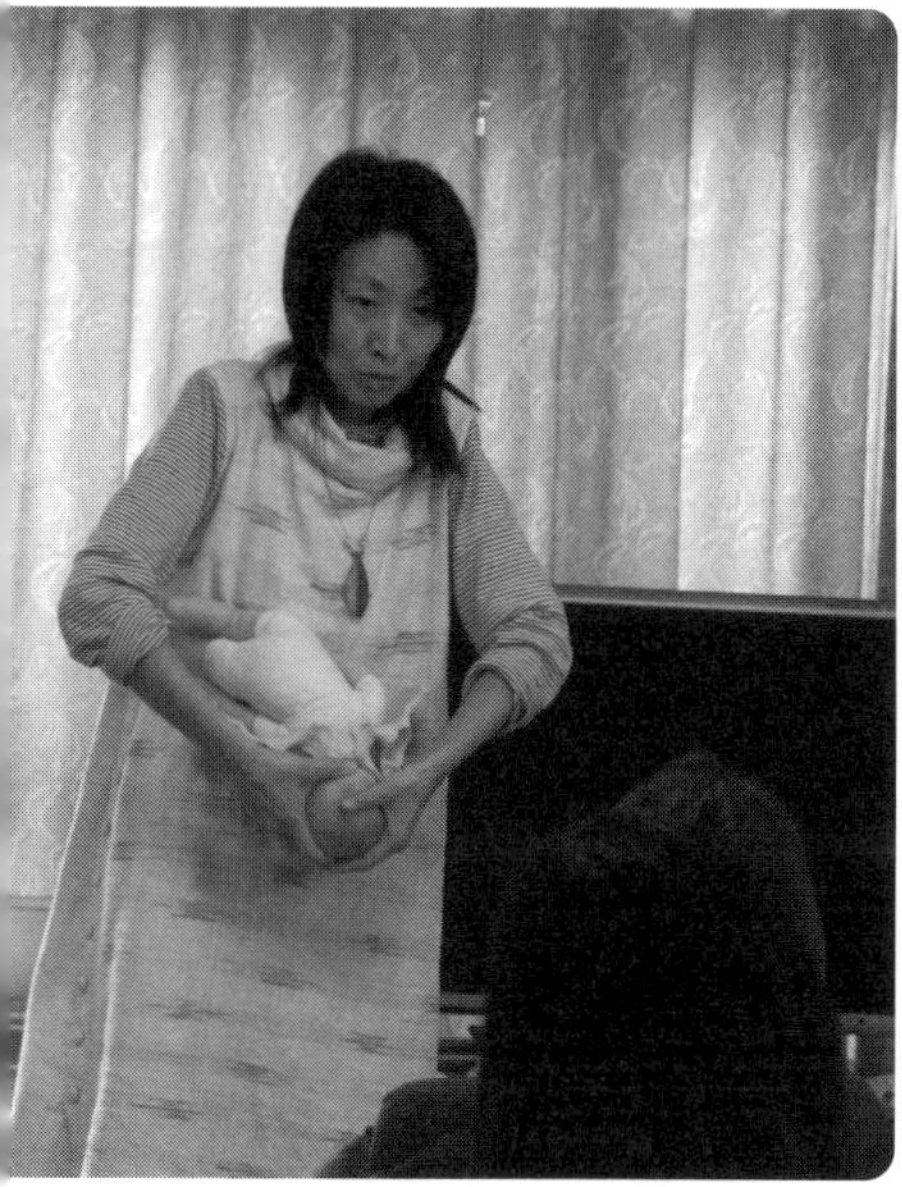

両親教室の２回目には、お産のしくみを詳しくお話しします。お父さん、お母さん、そしておなかの中で参加している赤ちゃんにも、イメージが伝わるように、実際のお産の映像を見ていただいたり、骨盤や赤ちゃんの模型を使って回旋を説明したりします。また、おいしいおやつを食べながら、感想をシェアし、自然誕生を目指す仲間の家族ぐるみの交流の場にもなっています。

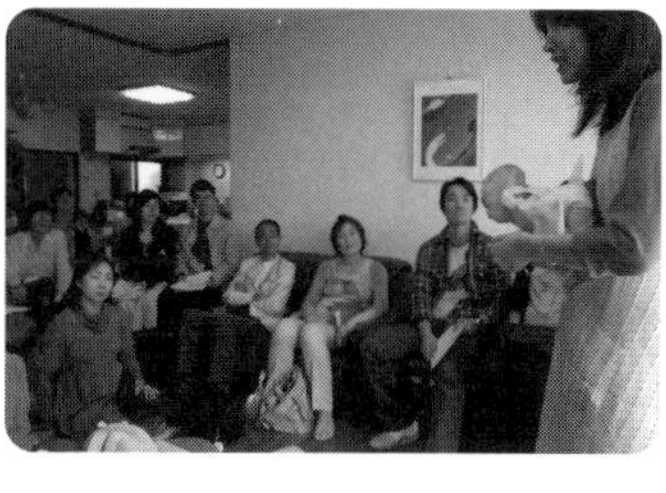

すべてを受け入れて見守り続ける

良いところをさらに伸ばすことは、とても大切です。子育てもしかり、身体もしかり。頭蓋仙骨療法の施術をしていてもそうなのですが、悪いほうを治そうと悪い側にアプローチしてもだめなのです。動きが良い側をさらに動くようにアプローチしていくと、ロックされて動かない側も治っていくのです。そういうふうに、人というのは、いいところをちゃんと認め合って、いいところで繋がっていくことができれば、可能性は無限に広がっていきます。

思うようにいかなかった時、自力の人は人のせいにします。あの時ああしてくれなかった、こうしてくれなかった、自分はこんなに頑張ったのに、ああしてもらえなかった……そんな不平不満から争いになってしまうこともあります。一方、自立した人は自己責任として反省し、もっと良くなるために自分自身を変えていこうとします。

子育ての場合はどうでしょうか。最も大切なのは、子どもの自立ですね。子どもが育っていくのを待って待って、とにかく待ってあげる。子どものすべてを受け入れて、とにかく見守り続けること。そうすると、子どもは安心して自立することができます。

親としては、早く自立させなければならないと思って、せかしたり、いつまでたってもできるようにならないとか、先回りして嘆いたりしがちです。でも、子どもが自立す

る時って、勝手にしていくものですよね。自立はさせるものではなく、していくもの。だから、難しいようで、実はとってもシンプルです。

うんとたくさん愛情をかけて、見守ってあげる。全部を受け入れてあげる。するとその子は愛で満たされ、自然の速度で勝手に自立して歩いていくのです。親の愛は減っていくものではありません。どんどん与えてあげましょう。そうすれば本当に幸せな家族の暮らしができるのではないかと思っています。

自然誕生は神の芸術

理解し、そして覚悟を決める

自然誕生は「神の芸術」だと思います。血も出ないし膜だって破れません。本当に芸術作品だと思います。

動物だって産んで血だらけになったり、生まれた瞬間に大声で泣くようでは、外敵に殺されてしまいますよね。だから本来、人の出産も血は出ないものだし、医療の助けがなくても、きちんと産めるようにできているものなのです。だからこそ、人類は今日まで続いて来ているわけですね。

自宅で出産することは、古代からずっと続いてきたことです。１９６０年くらいから

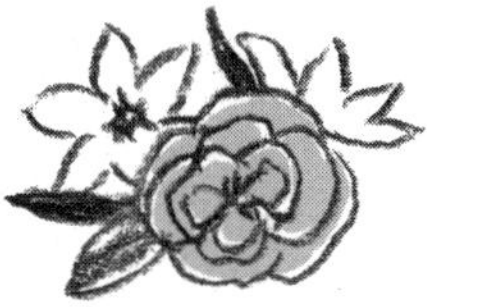

病院に変わったわけですから、病院出産の歴史は浅いのです。だから、自然本来の力をきちんと理解すること。そしてそれを実際にやる際には、自分で覚悟を決めることが大切です。食をはじめとした日々の生活をきちんと整えないでやろうとしても、不可能です。

「今」「ここ」で体験している事実を見つめる

妊娠中に食の好みが変わったり、静かな音楽を聞きたくなったり、家の中のちょっとした日だまりに心地よさを感じたり、今まで読んだこともないような本を読みたくなったり、絵本を読んでいるうちに涙があふれてきたり……あきらかに、妊娠前の自分と違う状態に戸惑いつつも嬉しさを感じた経験を、多くの人が持っているのではないでしょうか。

日々の生活のなかで、おなかの赤ちゃんはいろんなメッセージを送ってくれます。いつも一緒にいて、お母さんに話しかけています。母親も、常に心のなかで話したり、声に出して話しかけたり、まさに一心同体です。夫婦げんかをすると心配してくれたり、母親に気づかせたいことがあると、逆子になってみたり、問いかけると、合図をくれたり……赤ちゃんは、人格をもって、お母さんのおなかの中でともに生きて、いろいろなことを感じています。

お産の体験のなかには、魂の進化にとって必然的な重要な学びがあります。「今」「ここ」で体験している事実こそが、自分にとっての真実なのです。その体験をどう感じ、どう受けとめるか。そこには、その人にとって、そこからしか学ぶことのできない重要なステップが潜んでいます。世のなかに起こってくることにはすべて意味がある。そして意識すればいつでも「今」と「ここ」を変えていくことができる。私はそう信じています。

お産を通してお母さんや赤ちゃんに関わっていくなかで、そんな学びのお手伝いができることに幸せを感じながら、私自身も学ばせていただいている毎日です。

赤ちゃんが誕生するということ

前に浅川和江さんのお話をしましたね。四男が生まれて1年ほど経った時、浅川さんは「私が天から白い衣を渡された」という比喩のリーディングをしてくださいました。

実は、そのことを私はすっかり忘れていました。浅川さんは2013年に『ルボルワリ——美しきもの汝地球なり』という本を出版され、その本を持ってバースハーモニーをたずねて来てくださいました。そして私のためにリーディングして、「白い衣が虹色に変わりました。おめでとうございます」とその本にしたためてくださいました。

それを見て思い出したのです。「ああ、そういえば、昔、リーディングで白い衣を渡

されたって言われました」そう言ったら、浅川さんはこんなふうに応えてくださいました。

「そうよ、あの時、あなたのなかの人がお産をやりたがっていたのよ。本当のスピリットがそれを望んでいたの。だからそうなったのよ。あの時の白い衣は、今では虹色に変わりました。おめでとう！」

浅川さんは何千人とリーディングをなさっているのにそんなことを覚えてくださってるんだって、本当にびっくりしました。

こうしたスピリチュアルなことに対して、私のなかでは様々な体験を通して確信はありました。でも、誹謗中傷を受けるのも嫌だし、わかる人にだけ伝わっていけばいいかなと思って、あえて言葉にはしてきませんでした。でも、もういいのではないかと思います。赤ちゃんが誕生するというのはそれほど神秘的で奇跡的なことですし、もう、それを受け入れることのできる「時」が来ているのではないかと思っています。

楽しく調和的な向上を願って

最近、「バースビレッジ（お産の里）」のような施設をつくりたいと強く思うようになりました。出産のために帰る田舎のある人はいいのですが、そうでない人もいっぱいいます。そういう人は、産後にゆっくり休むことがなかなかできません。

例えば、田んぼや畑、豊かな自然のある場所に施設をつくって、家族を含めて長期滞在できるようにします。そして、赤ちゃんが生まれることがどんな学びをもたらしてくれるのか、もちろん身体づくりもすべて含めて、いろいろなことを一緒に体験できる場が自然のなかにあればいいと思っています。

もちろん都会にもそういう場が必要ですし、どこにつくればいいのかというのは、今、自分のなかで結論を待っているところです。田舎にそういうモデルを一つつくり、そこはそこで続けながら、いろんなところに責任者を立ててネットワークを広げていく。そういうのもいいかもしれません。

お産というのは、赤ちゃんが向こうの世界からこちらの世界にやってきてくれるわけですけれど、命の誕生はもちろんのこと、あなたの存在そのものが、日常生活のすべてが貴いものだという体験を通して、楽しく調和的に向上できることを望んでいます。

最後に、「雲の上から」という歌をご紹介します。作詞作曲は菊川智子さん。以前バースハーモニーに勤めていた助産師さんで、シンガーソングライターとしても活躍して、現在は2児の母でもあります。赤ちゃんが、雲の上からお母さんを選んで生まれてきたよ、という内容の歌詞で、体内記憶の研究をされている産婦人科医師の池川明先生の著書からひらめきを得て作られた素敵な歌です。

雲の上から

作詞作曲／菊川智子

雲の上からずっと見てたの
やさしそうだったから
この人にしようって決めたの
可愛かったから

自分で選んできたよ
自分で決めてきた

ねぇ　一言伝えるために
私　産まれてきたよ
ねぇ　ねぇママ
「大好き」

雲の上からずっと見てたの
世界中探して
一番この人がいいって
思ったからきたの

自分で選んできたよ
自分で決めてきた

ねぇ　ママが寂しくないように
産まれてきたよ
ねぇ　ねぇママ　ママ……

ねぇ　一言伝えるために
私　産まれてきたよ
ねぇ　ねぇママ
「大好き」
ねぇママ
「大好き」

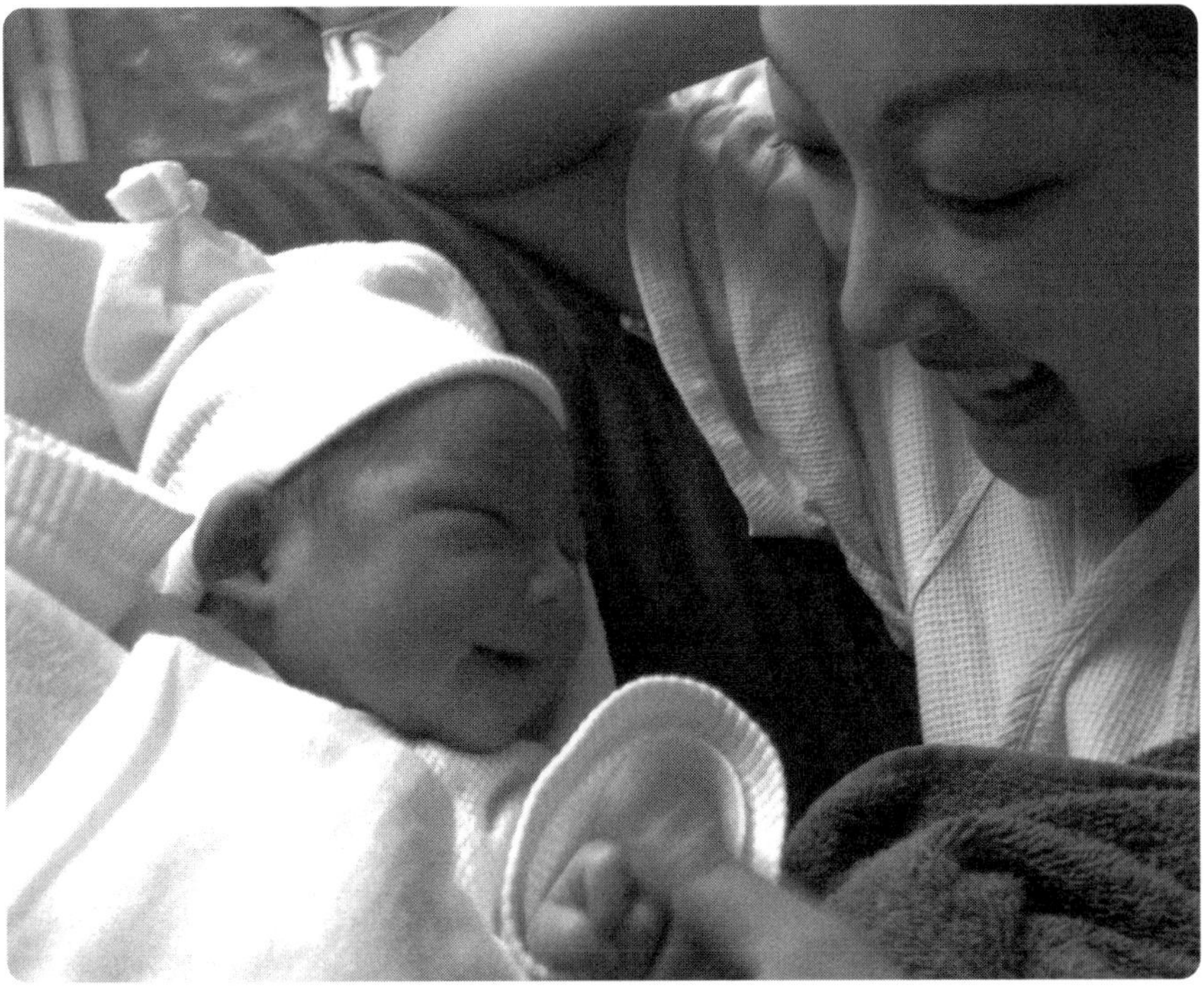

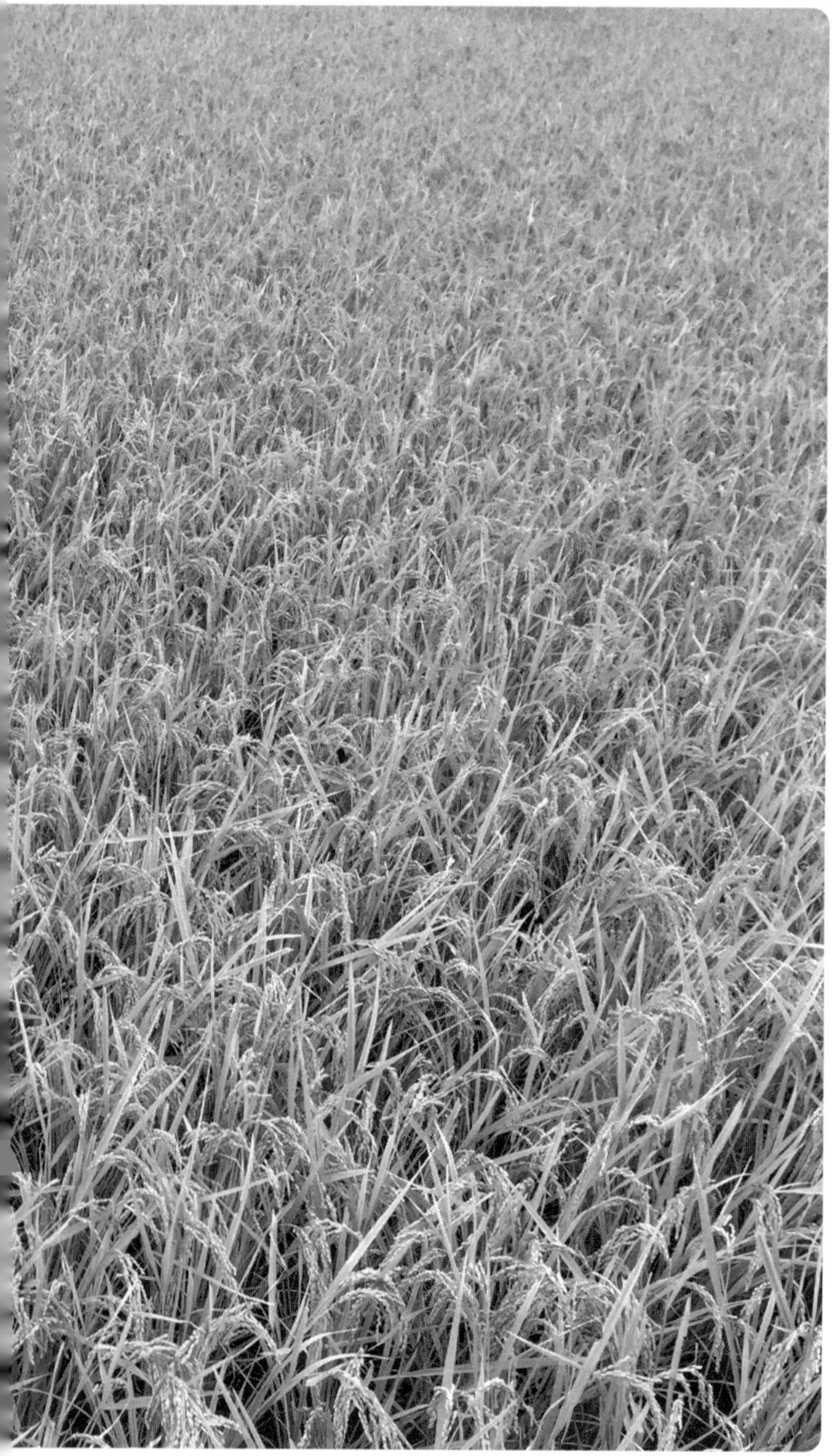

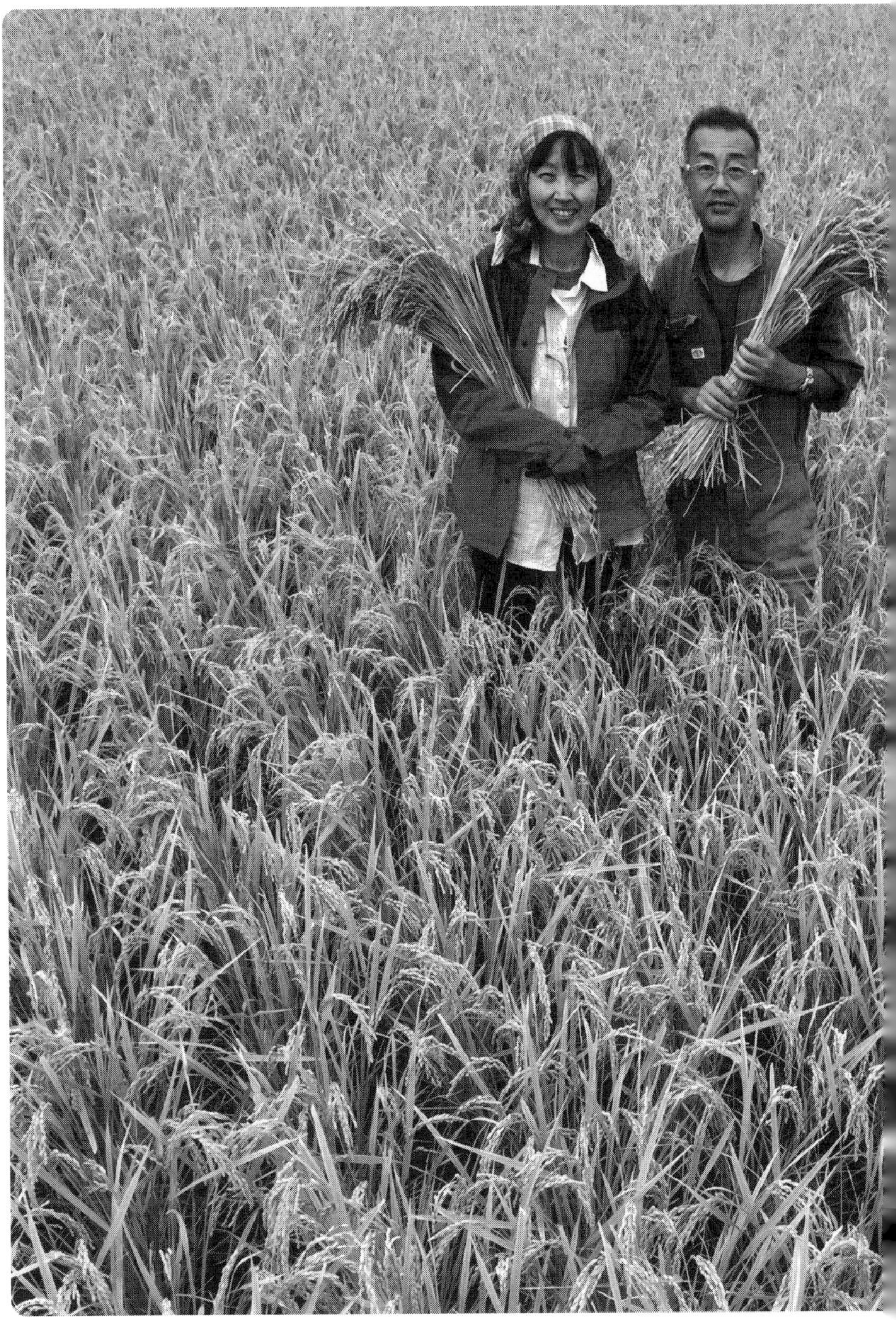

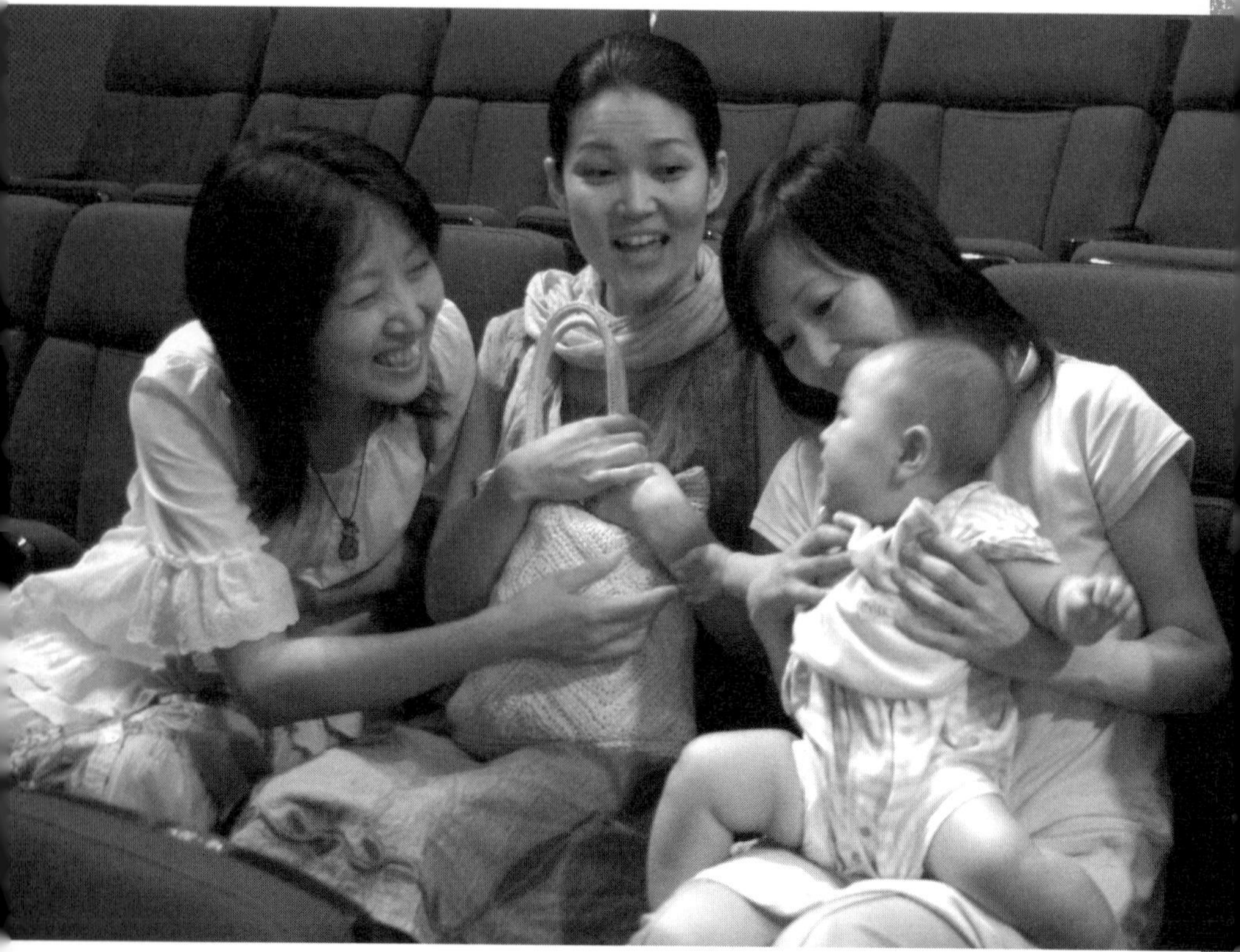

お母さんたちからのメッセージ

お世話させていただいたお産の数だけ、
歓びと感動と学びがありました。
どれもがかけがえのない宝物です。
まるで女神様のようなお母さんたち。
その光に満ちた笑顔とともに、
寄稿文をお寄せいただきました。

「純子先生とバースハーモニーに感謝を込めて」

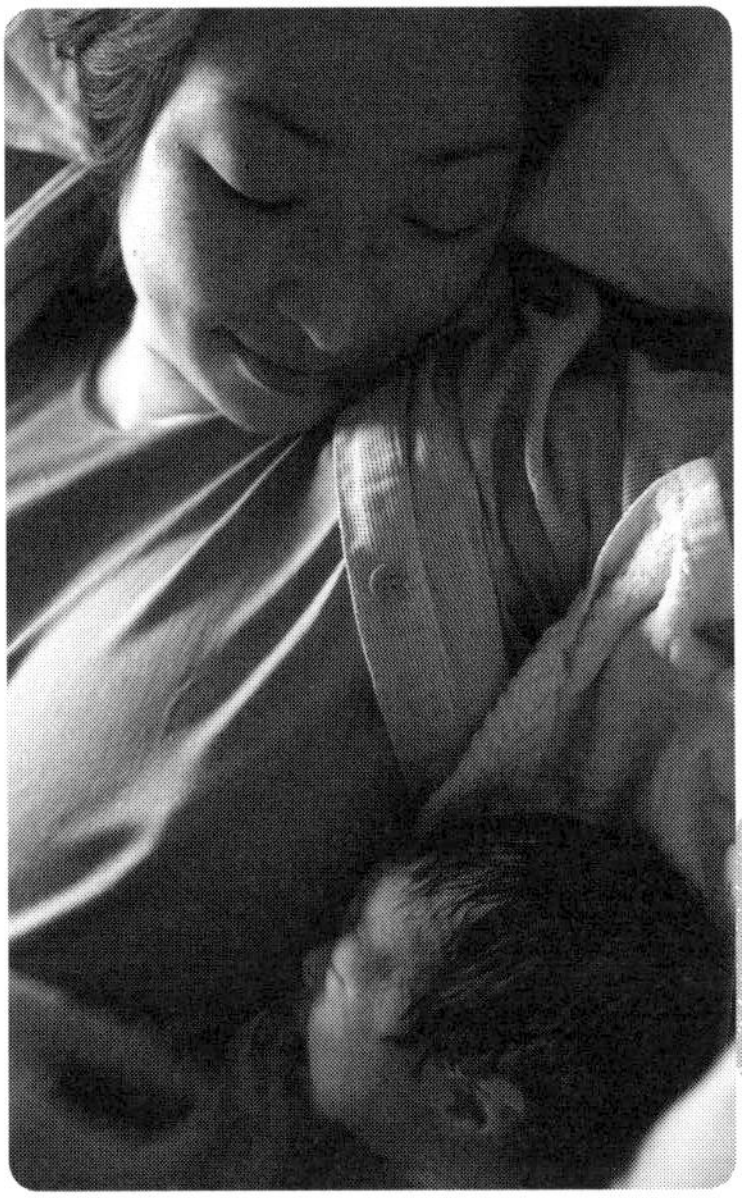

messages from mothers

高橋敏子
Toshiko Takahashi

純子先生による受胎指導

初めてバースハーモニーを訪ねたのは、私が37歳、夫38歳の時でした。

私たち夫婦は、26歳で結婚し、その後は仕事をしたり、税理士の受験勉強をしながら、夫婦二人で子どものいない結婚生活を満喫していました。36歳で税理士試験に合格し、銀座の税理士法人で仕事をするうちに、それまで欲しいと思わなかった子どもが急に欲しくなり、さあ子づくりしようと二人で計画したものの、さっぱり授かりません。

当時、出産育児に関する本をいろいろ読んでみて、「産むなら助産院」と決めていたので、近所の助産院のホームページを検索してみたところ、バースハーモニーに「受胎指導」というメニューがありましたので、夫婦で出かけたのです。面談でひととおり私たちのことをお話しましたところ、純子先生は「手を見せて」とおっしゃって、「肉と砂糖をやめて、早寝早起きしたらできますよ」とおっしゃいました。

私の母は栄養士で、父も非常にしつけに厳しかったので、私は幼少の頃から好き嫌いを許されず、なんでも残さず食べていました。結婚してからも、夫と二人で理由をつくっては、贅沢なレストランで美味しいものを好きなだけ食べていましたので、「玄米菜食」「マクロビオティック」を勧められても、にわかには信じられませんでした。

とりあえず、早寝早起きはやってみて、肉は少し減らし、おやつは、一日3個くらい食べていたのを1個に減らしましたが、効果はありません。3カ月後に夫婦で伺って、「先生、赤ちゃんができません」と言うと、また、「手を見せて」、そして「肉食べたでしょ」と言われました（昨日、焼肉食べちゃった……なんでわかるんだろう……）。

次の3カ月は、もうちょっと頑張って、「先生、赤ちゃんできません」「手を見せて」「肉食べたでしょ！　肉やめないとできないよ」。ありゃりゃ、参ったな。そして、もっともっと頑張って、肉をやめて、お菓子もやめて、3カ月。「先生、赤ちゃんできません」「手見せて」「あと、2～3カ月くらいかな」（えー、ほんとかなあ）。

願いがかなって無事に自宅出産

純子先生には、「基礎体温を測らないように」とか、「頭を使い過ぎないように」などと言われましたが、そう言われてもねえ……と思いつつ、早寝早起きと、肉断ち、白砂糖断ちは、頑張って続けました。

すると、3カ月後に妊娠しました。素直に、とても嬉しかったです。妊娠して、やっとなんでも食べられると喜んでいたら、「高橋さん、これからよ。粗食でよく体を動かして、たくさん歩くと、育てやすい本当に良い子が生まれるのよ」と言われました。参ったなあと思いましたが、育てやすい良い子が生まれるか、そうでない子が生まれるかと考えると、なんとしても言いつけを守らなくてはと思いました。

予定日を10日以上過ぎても生まれてこないので、いつも以上にぐるぐる散歩をしていましたら、民家の門の前の無人の販売所で、小さなみかんが袋に入って売られていました。「ちょっとだけなら大丈夫」と1個食べましたら、その日の夜に出血しました。「果物食べたの!?」と純子先生にちょっと怒られました。当時、私は「もう食べちゃったし、食べたかったんだもん」と、開き直っていました……。結局、お産は68時間がかりでした。

おかげさまで致命的なトラブルがなかったので、自宅出産がかないましたが、純子先生は、はらはらされたと思います（当時、そんなことを気にする余裕は私にはありませんでしたが）。病院でしたら、間違いなく帝王切開だったと思います。私が「先生、もう、無理……」と泣き言を言いましたら、純子先生が、「高橋さん、あとは根性よ！」と叱責してくださり、「ああ、私は、何もないけど、根性はあるわ」と、気持ちを強くすることができました。そして、なんとか自宅で、しかも、会陰がまったく切れずに、12月11日に、長女の泉を無事出産しました。

食事によって変わるおっぱいの質

産後の経過もとても良く、純子先生のお言葉どおりに2カ月で職場に戻ることができました。会陰切開など、外科的な治療が何もなかったことと、産後の過ごし方も純子先生流の特別な方法があり、これを守ったからだと今も信じています。しかし、ここでも究極の粗食を守らねばならず、食いしん坊の私には、産後もがまんの食生活でした。一度、結婚式に呼ばれてご馳走をいただいた後におっぱいがちがちになって、乳腺がつまり、まだ生まれて数カ月だった泉に「おっぱいがまずい！」と泣いて怒られたので、懲りてまた粗食で頑張りました。

職場に復帰してからは、仕事中も職場のロッカールームで、搾乳（スイスのメデラ社の両胸一度にとれる電動搾乳器を使いました）させてもらって冷凍保存し、保育ママに預けて飲ませてもらっていました。搾乳したことで、「母乳の色、質が食事によって変化する」ことを目の当たりにしました。

玄米菜食にしていると、母乳は、青白く、薄くてさらさらです。江戸時代は、良い乳母のおっぱいは、黒い塗りのお盆にたらすと、下の黒い色が透けて見えると言ったそうです。

私の母乳も、普段は、青白く透きとおるようでしたが、旅行先などで普段食べないチーズや牛乳やてんぷらをいただくと、旅行から帰ってきてから1週間くらいは、母乳が黄色く、油っぽいので、搾乳の容器を洗うとべたべたしていました。子どもに申し訳ないなあと思いました。黄色い母乳と、青白い母乳が興味深かったので、冷凍したサンプルを純子先生にお渡しして、両親教室などの教材に使っていただいていました。

驚くべき食事の効用

2歳3カ月で断乳し、さあ、仕事するぞと思ったら、断乳後1カ月で生理が再開し、その1カ月後に第二子を妊娠しました。42歳で自然妊娠とは、まったく想像していなかったので、本当にびっくりしました。玄米菜食、マクロビオティックにも、本気で傾倒し始めていたので、体が変わってきたと実感しました。

第二子のお産の時は、やはり気持ちに余裕がありました。体が整っていたので、出産が楽しみでしたし、きっと安産だと自信もありました。朝から陣痛が来たので、夫に会社を休んでもらって臨みました。

看護学校の学生さんが見学にいらしていたので、「何時までいらっしゃいますか」と伺うと、「夕方4時まで」とおっしゃるので、「わかりました、それまでに産みます」と言って、本当に夕方4時までに、あっという間に生まれました。出血がとても少なくて、看護学校の学生さんには、「こんなきれいなお産は初めて見ました」と言われて、ああ、粗食を続けてきて本当に良かったと思いました。

第二子が生まれて、数カ月後に、私は、生まれて初めて副鼻腔炎になりました。耳鼻科へ行くと、鼻の中にポリープ（はなたけ）ができているので、手術して1週間入院してくださいと言われました。子どもが小さいから無理だと思って、お料理教室の松本先生に手を診てもらいましたら、「食箋のとおりの食事をすれば、3カ月で治ります」と言われました。

玄米菜食と言いながら、当時はまだ、時々、乳製品や卵を食べていました。それで、これを機会に、全部の動物性食品をやめました。甘味料も、羅漢果、自家製甘酒以外は、全部やめました。3カ月では完治はしませんでしたが、症状が少し治まりました。それで、その後も粗食を続けたことが、今の健康に繋がっていると思います。

下の子どもが1歳6カ月の時、札幌へ転居することになり、断乳後のおっぱいのケアをバースハーモニーにお願いしたかったので断乳しました。すると、副鼻腔炎が突然完治しました。耳鼻科の先生が不思議そうに「ポリープがなくなっていますね」とおっしゃったので、助かった～と思いました。西洋医学では、一度できたポリープは、手術で切らないとなくならず、また、切っても再発することがあるそうです。

親としての覚悟

授乳も終わって、もう、食事はなんでもよくなったのですが、もう、この頃には肉や砂糖を食べたいと思わなくなっていました。ある時ふと、生理の周期を見てみましたら、完全な29日周期になっていました。私は独身の頃から妊娠するまで、ずっと42～44日周期。出血量が多く、社会人になってからは、毎月鎮痛剤を飲まないと、お腹と腰が痛くて、丸一日中のたうちまわり、寝込むほどひどい生理痛でした。

また、いつも肩こり、腰痛なので、マッサージ、カイロプラクティク、整体には、日常的にお世話になり、しょっちゅう風邪を引いていました。疲れると膀胱炎になり、漢方の先生にも、体が弱いと診断されていました。それが、今は、肩こり、腰痛、生理痛もなく、出血も少量。本当に健康で、風邪ひとつ引きません。

子どもたちも2〜3歳くらいまでは、普通に発熱したりしていましたが、そのつど、梅醤番茶や、大根湯を飲ませたり、里芋シップ、こんにゃくシップ、生姜シップをすると、すっと治りました。

お医者様や薬に頼らずに、子どもの病気を見守るのは、親にも覚悟が要ります。私は、純子先生のご指導で、妊娠前から子どもたちの身体をしっかりつくることができたと、また、子どもたちの身体を信じられるから、覚悟できるのだと、本当に感謝しています。今は、病気といわれる症状も、何か意味があるに違いないと素直に受け入れることができるので、楽になりました。

出産当時38歳、42歳と高齢にもかかわらず、健康なかわいい子どもたちを二人も授かることができました、身体の声を聞きながら、美味しいものをいただくことで健康を維持し続けられると信じられるようにしてくださった純子先生と、カズさん、なくなれた松本先生、バースハーモニーにかかわるすべての人に、あらためて感謝申し上げます。

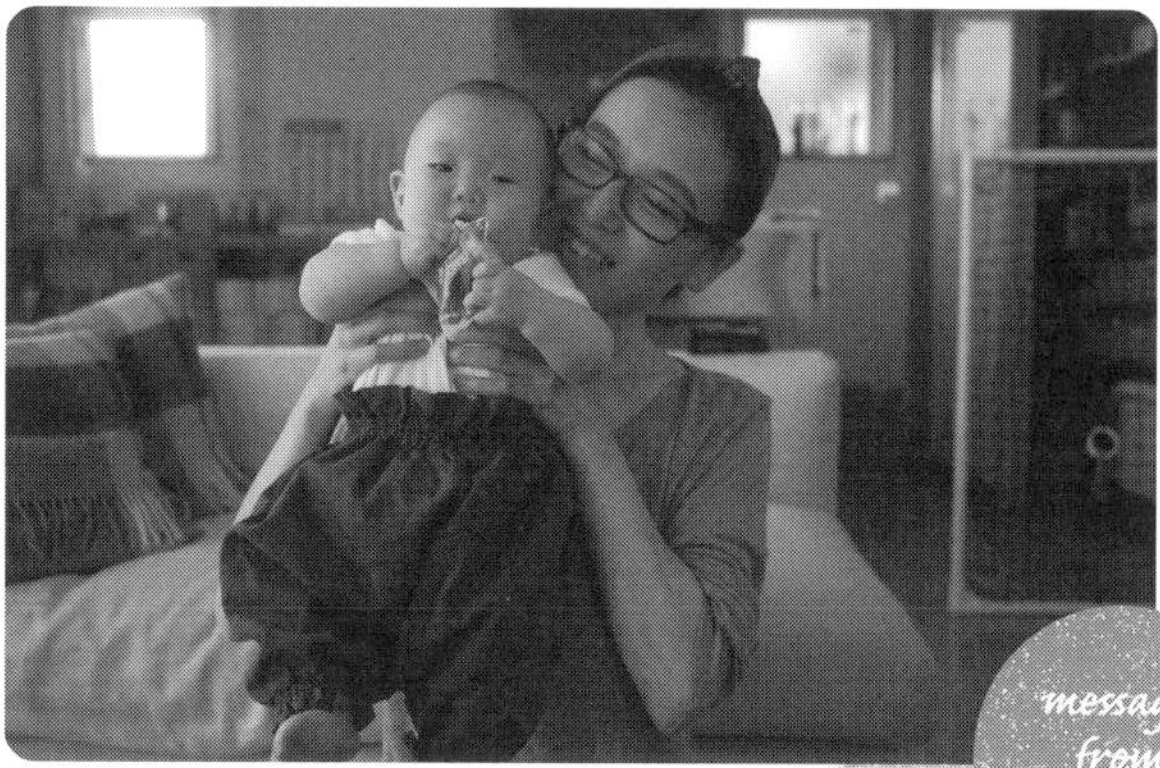

messages from mothers

「バースハーモニーで出産をして」

張 愛美
Itsumi Cho

すべてを託せ、すべてを受け入れてくれる

今、私は9カ月になる娘をこの腕に抱きながら、キラキラと輝いた毎日を送れていること、娘が私たち家族を選んで産まれてきてくれたことに本当にしあわせを感じています。

妊娠、出産、育児は自分の今まで生きてきた人生そのものを見つめ直すことでした。20代前半の頃は、私は自分の身体を大切にしてきませんでした。その生活の積み重ねが私の身体の冷えと心の冷えとなり、妊娠しづらい身体をつくってしまいました。何枚も靴下を重ね履きしても、半身浴をしても、すぐに冷えてしまう私の足。気持ちの浮き沈みが激しく、今のしあわせにいつも不安を感じながら生活していた毎日。私の身体はそうとうの冷えを抱えていました。

結婚して5年、一度の流産を経て妊娠し、そんな自分と真剣に向き合う生活がスタートしました。

初回妊婦健康相談に主人と初めてバースハーモニーを訪れた時、純子先生が私の足に触れて「骨盤の動きは柔らかいから、この助産院で産めるよ」とおっしゃいました。その言葉に、私はここで産もうと決意しました。

毎回の妊婦健診では、助産師さんが身体を触って身体の調子を整えてくれ、不安なことや悩み、今思っていることなど、小さなことまで丁寧に話を聞いてくれ、心までほぐれました。いつもとても楽しく、純子先生と助産師さんたちならすべてを託せるし、受け入れてくれる、そんな気持ちになれました。そして、いつも健診の最後に助産師さんから「毎日おなかの赤ちゃんと会話をしてね」とアドバイスをもらい、大きくなる自分のおなかに手を当ててお話しするのがとても愛おしい時間でした。

幸せに溢れた贅沢な5日間

妊娠中の食事は、砂糖や果物、動物性のものを控え、本物の調味料を使った玄米と野菜を中心とした食事を心がけ、自分の心が徐々に穏やかになっていくのがわかりました。妊娠後半にさしかかる頃には、毎日の生活にゆったりとした時間が流れ、自分と向き合うことができ、妊娠前とは変わった自分がいることに気づきました。心も身体もやわらかく、これから生まれてくる新しい命に希望をもち、今の自分に心からしあわせを感じられる自分になったのです。

出産は私一人だけのものではなく、夫はもちろんのこと、両親や家族が賛同、応援してくれてできるもの。私の実家が新潟のため、私の母は私が里帰り出産をするものと思っていましたし、主人の母は助産院で産むことは安全なのかと心配していました。そんな母たちにもバースハーモニーで開催されている両親教室に参加してもらい、バースハーモニーで産みたいという私たち夫婦の気持ちを理解してもらうことができました。母たちと両親教室を受講し、家族間でたくさんの会話をする機会も生まれ、とても有意義な時間を過ごすことができました。

お産はまさに自分の自然の力と赤ちゃんの力を信じ、本当にゆっくりといっぱいの優しさと温かさに溢れたとてもしあわせなものでした。女性で生まれてよかった、と思ったのと同時に、いま生まれた娘もいつか私と同じように、こうしてしあわせな経験ができるのだなぁと嬉しく思いました。

出産後5日間の入院期間は、ちょうど主人の仕事の都合がついてお休みが取れ、娘と三人ずっと一緒に過ごせて、あんな贅沢な5日間はきっとこの先ないだろうと思います。予定日より2週間早く生まれた娘は、きっとそれをわかってそのタイミングで生まれてきてくれたのだなぁと思います。

このお産から私は多くのことを学び、そして今も育児を通して学び続けている真っ最中です。20代前半の頃の自分はもういません。娘が私のこれからの生きる方向を教えてくれたように思います。

本当にありがとう。

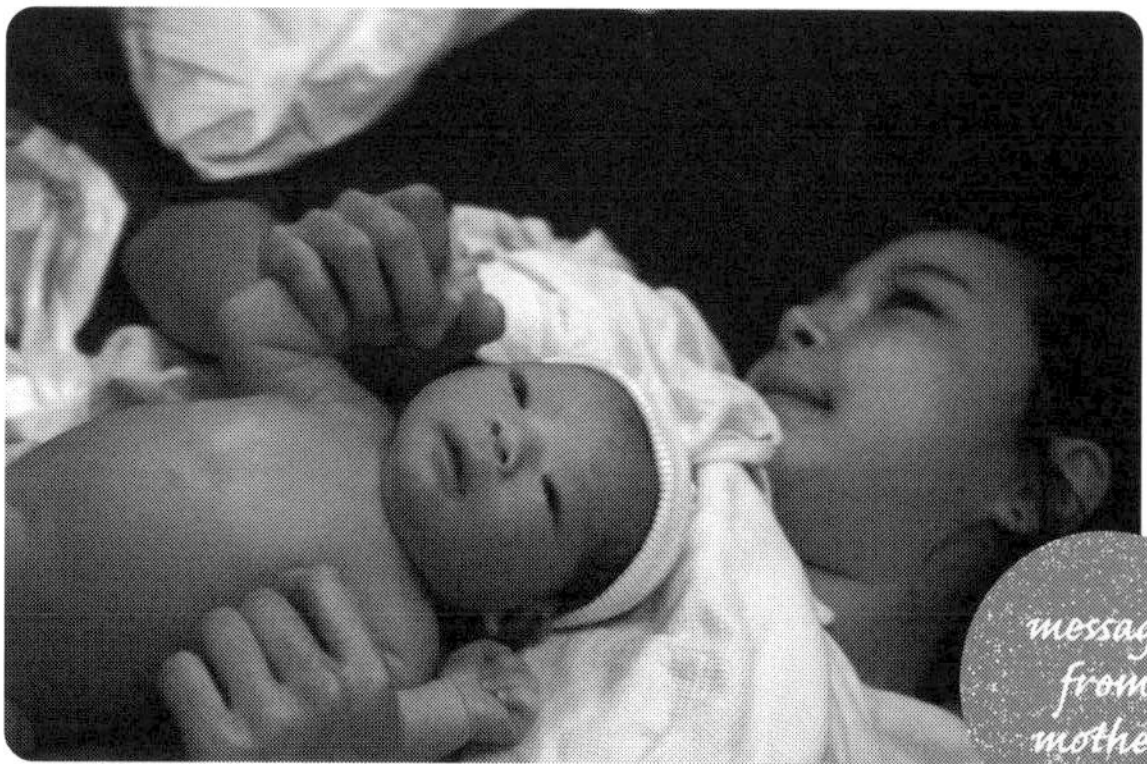

messages from mothers

「大切な存在を気づかせてくれたかけがえのない体験」

成井まゆ子
Mayuko Narui

一般的な病院にない様々な温もり

「立派に産んだね！　おめでとう！」

あの日、あの瞬間、真っ赤な赤ちゃんを手にしながらの純子先生のお言葉が今でも耳に響きます。数秒前までは、我が子と阿吽の呼吸を合わせながらの心地よいリズムに包まれたしあわせなお産でした。

純子先生とナチュラルハーモニー代表の河名さんの対談のご本を読んでから、もし赤ちゃんを授かったらここで産もうと夫婦で決めていました。その時初めて知った〝自然のお産〟に感動したからです。

妊娠発覚後、ひどいつわりに悩まされ初回健診の変更日連絡をしたところ、来院したら薬を用いない自然なケアをするので、良くなる可能性があると言われました。その時、やはりここには一般的な病院にないものがあると感じたのを覚えています。

そして、それは実際純子先生にお会いしてあらためて実感させられました。

つわりで痩せこけた私に、5時間もの温かい健診。的確なアドバイス、様々な自然療法を用いて、真っ直ぐな瞳と笑顔で一生懸命に接していただきました。そして、つわりの原因は果物、ケーキ、シロップ類を過剰に摂取していたせいだということもズバリと言っていただき、これから、〝あなたの最高のお産〟にするために、オーガニック・玄米・味噌などを用いるマクロビオティック食を取り入れることを推奨していただきました。

私はもとから菜食主義でしたが、オーガニックや糖分量への配慮はなく、食事のバランスが崩れていたと思います。ですが、ベジタリアンな私の体は素直でいてくれて、先生のアドバイスどおりにお味噌汁を摂った瞬間から著しい回復を遂げ、あっという間に元気になりました。

形にない大切なものの存在

お味噌パワーを知った後はマクロビオティックを勉強し、食事を徹底しました。バースハーモニーでのご指導、お料理教室や多々なレッスンのおかげもあって、この面白いくらい身体に答えが出る食生活が楽しくて、夫婦でどっぷりはまりました。仮にちょっとした不調があっても食事を正せば解決してしまう、そんな実体験が自信と自然のお産への安心に繋がり、出産が楽しみでしょうがなかったです。おかげさまで妊娠中の検査などもすべて順調で、おなかの子はスクスクと育っていました。

妊娠8カ月くらいの時、我が子のシャックリの多さに敏感になってしまい、先生に相談させていただいたところ、問題はないだろうけど、気になるなら赤ちゃんの言葉を私たちに通訳してくれる〝対話師〟さんに聞いてみたら?とのことでした。初めは半信半疑でしたが、すぐにお会いして、主人も含め、おなかの我が子と家族三人で貴重な体験をすることができました。このご縁がなかったら〝対話師〟という言葉も知らなかっただろうなと思います。

バースハーモニーに通った日々は、今まで現実主義でせわしなかった私に、形にない大切なものの存在を気づかせてくれました。純子先生含めスタッフのみなさま、お産同期メンバー、お世話になった様々な方々との環境はとても心地よく、今までポッカリと穴が開いていたところに優しい何かが埋まっていくのを感じました。そして、それは自然な出産をするうえで必要不可欠な心構えだったのだと思います。

2013年12月3日　新月

午前9時頃に破水して弱い陣痛が始まり、午前10時に助産院入りし、同日14時半頃、娘を安産することができました。純子先生の丁寧な会陰マッサージやスタッフの方々のフォローのおかげで会陰も切れず、産後も体調が良く、赤ちゃんと夫とともに充実した日々を過ごすことができました。

バースハーモニー。ここに出会ったおかげで、身も心も環境も変わり、私も新たに〝産まれる〟ことができたかけがえのない助産院です。我が子との架け橋となっていただいた純子先生に言葉では言い尽くせないほど感謝しています。

「バースハーモニーにして良かったと思うこと」

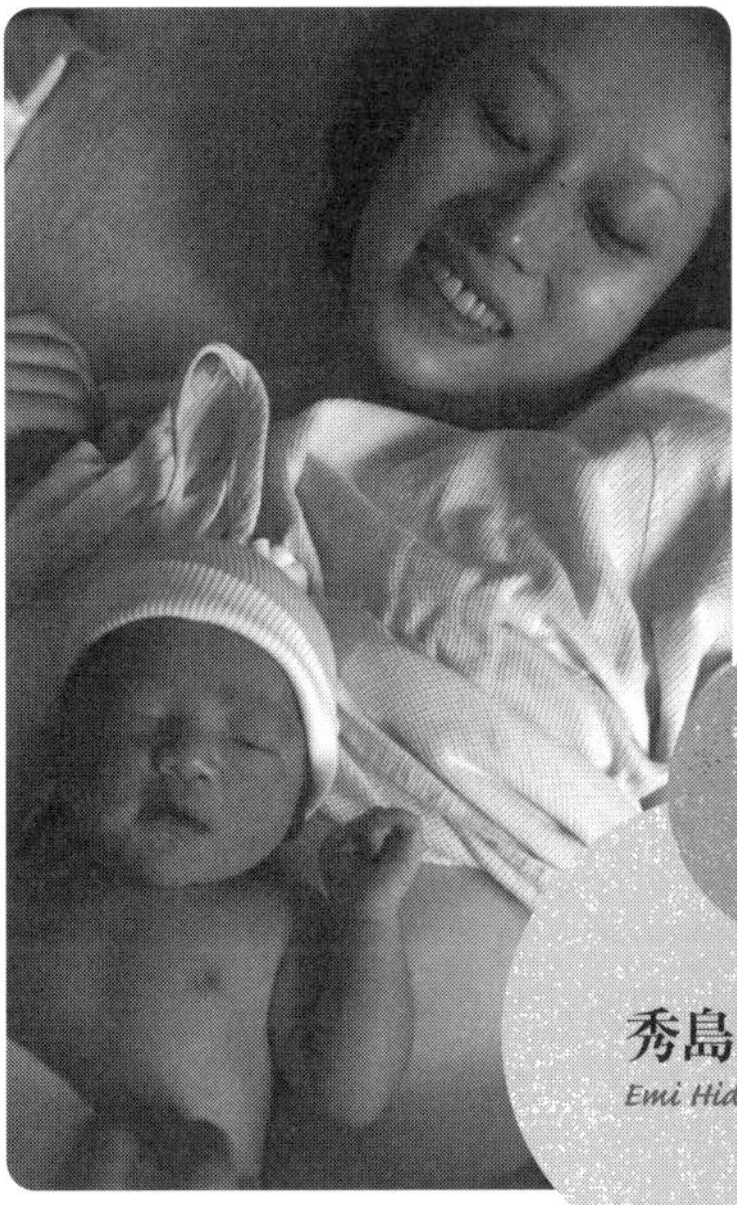

messages from mothers

秀島えみ
Emi Hideshima

無くなったお産に対するこだわり

バースハーモニーのことはナチュラルハーモニーの冊子で知りました。自宅出産を希望していたのですが、東京の住まいからは遠く自宅出産の対象地域ではなかったので、とても残念に思っていました。

妊娠5カ月になり、たまごクラブで山田まりやさんのパーティ出産の記事を見て、一度診ていただくだけでもいいから、純子先生にお会いしたいと思いました。純子先生はとても親身に話を聞いてくださり、遠いけれど入院なら対応していただけるとお聞きし、心は決まりました。自宅出産を不安に思っていた家族も、助産院に入院ならハードルが下がるため、賛成してくれました。

バースハーモニーにして良かったと思うことは、もう、たくさんあります。

まずは、両親教室でお産のこと、産後のことを詳しく教えてもらえたこと。妊娠中や産後の体調について一緒に参加した夫にも理解してもらえたので、協力を得ることができました。初めての妊娠で、わからないことが多く不安だったのですが、お産の現状やリスクも理解できて不安がなくなりました。同時に、私には自然な出産にしたいという強いこだわりがあったのですが、帝王切開も必然なのだと理解し、こだわりがまったくなくなりました。

これは私にとってはとても大きなことで、穏やかなお産に繋がったと思っています。赤ちゃんは最適な方法で生まれてきてくれるので、私にできることだけをすればいいのだと思えました。私のバースプランは、「自然な出産」から「夫と一緒に、祝福に満ちたお産で赤ちゃんをお迎えする。できれば純子先生にとりあげてもらいたい」に変わっていきました。そのために「ヒプノバーシング（催眠出産）」や「へその緒の会」の講座にも夫婦で通うことにしました。

おなかの中の赤ちゃんとの繋がり

バースハーモニーの助産師さんたちは、純子先生はもちろんのこと、みなさんがそれぞれ強い信念を持ってお仕事をしてくださっています。いつも妊婦の気持ちによりそってくださいますし、おなかの赤ちゃんにも愛情をもって話しかけてくださいます。ですので、健診や教室の回を重ねるごとに、ますます信頼が強まり、お産が楽しみになっていきました。

私は産休まで仕事を続けるつもりでしたが、7カ月になった時、切迫早産になり絶対安静と診断されました。それからやむを得ず仕事を休ませてもらい、初めの1週間は寝たきりでした。その時の純子先生の的確なご指導によって、切迫早産が改善したことは大きな喜びでした。

食事は3年ほど前からマクロビオティックに切り替えていました。基本は玄米菜食で、特に甘いものやフルーツは、切迫早産の診断を受けてからは控えました。妊娠してから陰陽バランスに敏感になり、健診の時に身体の状態を教えていただけたので、何を

お母さんたちからのメッセージ

食べたらよいかの判断ができて良かったです。それと、純子先生に教えていただいたように、おなかの赤ちゃんに胎児名をつけて「話しかけ」をすることを心がけていました。

私が住んでいる町の近くに、「へその緒の会」という天から赤ちゃんを呼ぶ授かりや、おなかの中からの子育てをサポートしているNPOがあります。そこで日本に古くから伝わる「胎教レッスン」や、対話師の山内ちえこ先生が講師の、おなかの赤ちゃんとお話しできるようになるための「対話の子育てレッスン」を受けていました。ここで赤ちゃんに純粋に100%心を向けることができる貴重な時間をもつことができました。

自宅や移動中の電車でもなるべくおなかの赤ちゃんに意識を持っていけるように心がけ、赤ちゃんと協力し合ってお産ができるように話しかけをしていました。そのうちになんとなく赤ちゃんが何を言おうとしているかが少しずつわかり、おなかの赤ちゃんと繋がりが強くなっていった気がしました。

心から安心して迎えられた穏やかなお産

圭一が生まれたのは、予定日の8日前の11月18日、ちょうど満月の日でした。そして、その日は対話で、この日に生まれてくるよ、と教えてくれていた日でした。明け方の3時過ぎに目を覚ますと、5分間隔の陣痛でした。トイレに行くとおしるしがあったので、そのまま座っていると、ついに立てなくなってしまいました。間隔が2～3分になってきて、思っていたより痛くないけどこれが陣痛なんだ、ついに赤ちゃんに会える！と思いました。

ただ自宅からバースハーモニーまでタクシーで1時間半かかります。このままでは移動中に生まれてしまうかもしれないと急に不安になりました。その時、夫は仕事の緊急の電話に対応していて、なかなか話しかけることができませんでした。不安が緊張を呼んで、緊張が痛みをつくるという理論があるとは知っていたのに、まさにその通りになってしまいました。

不安な気持ちがどんどん高まり、陣痛の波に過敏になって、強い痛みを感じ出しました。この痛みが12時間も（初産の平均）続くなんて、私はきっと耐えられない。救急車を呼んですぐに麻酔を打ってもらって、帝王切開をお願いしなければと、パニックになっていったのです。

でも、救急車を呼んでも受け入れてもらえるかわからないと冷静になり、純子先生に電話しました。そしてすぐにタクシーを呼び、正座で骨盤を締め、おなかの赤ちゃんに手を当て「今からバースハーモニーに向かうから待っていてね。安心して生まれてこられるところに行くからね」と伝えました。その時、ちえこ先生に、お産のときは余裕がなくなると思うけど、そんな時こそおなかの赤ちゃんに意識を向けるようにしてね、と言われた言葉を思い出していました。タクシーの中では呼吸に集中して夫に支えてもらうことで、落ち着きを取り戻していきました。それにつれ痛みも治まっていき、間隔も少し長くなったような気がしました。

朝の7時半、バースハーモニーに着いて純子先生の笑顔を見た時には、心底ほっとしました。子宮口全開で、息めばすぐに生まれる状態と言われましたが、息まずに呼吸だけで産む、痛みを伴わない「ヒプノバーシング」という出産法を習っていたので、まずはやってみることにしました。

後からわかったのですが、これは母体だけではなく赤ちゃんにも負担の少ない出産法で、呼吸で酸素を送り続けられるので心音も下がらず、産道は風船が膨らんだところを通るようにして、赤ちゃんが楽に進んでこられるため、頭蓋骨の骨重積や身体の歪みも少なくすむそうで、本当に習っていて良かったと思いました。

自宅を出る前とは一転して、あまり痛みを感じず、かえって心配になって最後は結局息んだのですが、実際には強い収縮があったそうです。陣痛は波のある生理痛という感じで、辛さや嫌な感じはありませんでした。むしろ一波ごとに赤ちゃんが近づいてきているのを感じて、もうすぐ会えることがとても嬉しかったです。

リラックスするために、呼吸に集中し、全身どこにも、特に口には絶対に、力が入らないようにしていました。そうしてバースハーモニーに着いて1時間20分後生まれてきてくれました。

こんな穏やかなお産はバースハーモニーでなければあり得なかったと思います。薄暗い明かりのとても落ち着けるお部屋で、取り上げてくださった純子先生、楠本さん、写真を撮ってくださったカズさんとそばについて励ましてくれた夫に見守られて、心から安心して産むことができました。本当に感謝しています。

瞳の輝きに励まされながら

妊娠中に妊婦の友だちができたことも何よりの収穫でした。ご縁を感じる方ばかりで、圭一が生まれる前から、誰かが出産すると入院部屋の101に行き、生まれたてほやほやの赤ちゃんを抱っこさせてもらったり、おうちに遊びに行ったりしました。お産の話や必要な赤ちゃんグッズなどを聞いたり、お産への気持ちの準備もできました。今も家族ぐるみで付き合いは続いています。そのため、よく言われるような子育てを孤独と感じたことはありませんでした。

それと、妊娠中からしていただいた頭蓋仙骨療法や、整体出産を行えたことで、妊娠前よりも骨盤が締まり均等に整ったと感じています。お尻が小さくなり、位置が高くなりました。そのため か産後の回復も順調で、里帰りせずに家族三人水入らずで過ごすことができました。

また、1カ月健診で強い舌癒着があると教えていただき、すぐに手術を受けました。身体のこわばりや、激しく泣いている時のチアノーゼがなくなり、授乳も上手になりました。

圭一は瞳が輝きいきとして、いつも機嫌が良く、初めて会う人にも愛想がいいので、かわいいと声をかけていただくことも多く、子育ての嬉しい励みになっています。特別な寝かしつけも必要がありません。布団に寝かせて、おやすみと言うと寝てくれるので助かります。

持って生まれた性格もあると思いますが、妊娠中から話しかけをしたこと、バースハーモニーでの穏やかな出産により、本人のバーストラウマがないことと（ちえこ先生に聞いてもらいました）、身体の歪みが少なく生まれてこられたことが関係しているのかなと、個人的には思っています。ぜひたくさんの方にバースハーモニーでの素敵な出産を経験していただきたいと心から願っています。

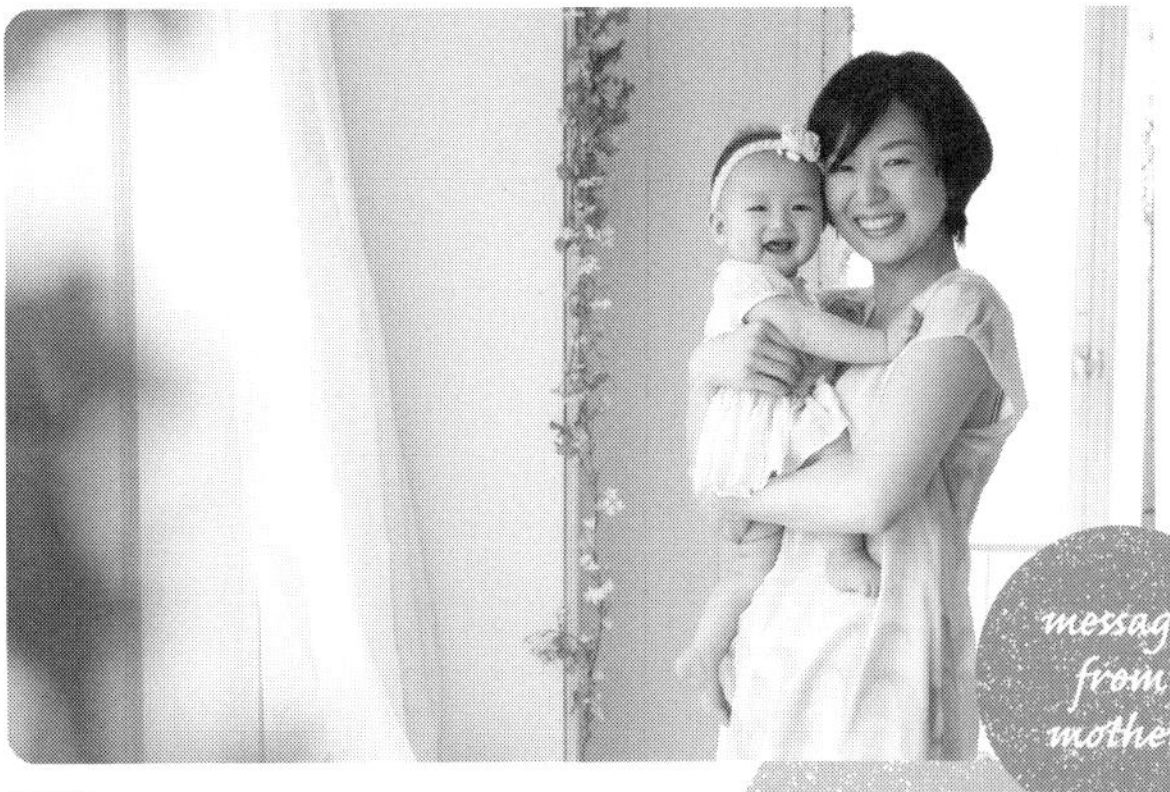

「次々と起こった必然と思える体験」

武村真奈美
Manami Takemura

娘が導いてくれた場所

2013年12月、バースハーモニーにて娘を出産しました。

私とバースハーモニーの出会いは、今思えばすべて娘が導いてくれたように思います。結婚してからなかなか赤ちゃんを授からなかった日々、いつの日かを夢見て……妊娠する3カ月前に何故だかバースハーモニーのホームページにたどり着いていました。まだおなかに赤ちゃんがいるわけでもないのに、自然誕生の内容を読み、すぐにここで出産したい！と強く思いました。そして、その3カ月後、結婚9年目にして念願の赤ちゃんを授かりました。

一度流産も経験していることから、順調に育ってくれるか少し不安もあり、あれだけ決めていたバースハーモニーにはすぐには行けずにいましたが、つわりが終わる頃、ようやく純子先生に診てもらうことができました。バースハーモニーをホームページで見つけた時と同じように、やはりここだ！と先生に直接お会いしてあらためて思いました。先生の温かいお言葉、落ちつく空間、身体もじっくり診ていただき、具体的にどう過ごしていったらよいかなど細やかなアドバイスもいただき、そして頭蓋仙骨療法がとても気持ちよかったのです。

直感でこれだ！と感じたのも、お母さんここだよ！と娘が導いてくれたのだと思えてなりません。授からなかった期間、それはバースハーモニーに出逢うためだったとすごく思えるのです。娘と私が出逢いたかった場所と人、それがバースハーモニーでした。そのくらい必然と思えるタイミングであり、とても大きな出会いでした。

赤ちゃんからのメッセージ

バースハーモニーには、心地よいエネルギーがいつも流れています。両親教室をはじめとする様々な教室を通して、本当にたくさんの気づきをいただきました。かけがえのない仲間のみなさん方とも出会うことができました。

先生や助産師さんはいつも笑顔で、みんなの緊張や不安を取り除いてくださいます。先生のゴッドハンドで身体を触ってもらうと気持ちが良いだけでなく、今まで気づかなかった想いが出てきたり、浄化されたり、助産師さんもそれぞれの個性でもってケアしてくださるので、毎回どの方に担当していただけるかも楽しみの一つでした。いつも大事な時にかけてくださる言葉が、私の心と身体をどんどん解放していったように思います。

対話師の愛子先生は、例えばこんな赤ちゃんからのメッセージを私に伝えてくださいました。

ママが絶えることない幸福感でいっぱいだから、おなかの中は絶えることなく湧き出る泉のようだよ。小さな泡がどんどんどんどん溢れるような、そんな感覚。ママ、息をするたび、一歩あるくたび、しあわせだって表現してるね。

しあわせ、愛を誰にも遠慮することなくしっかり感じ、発信しても大丈夫。しあわせや愛を比べたり競い合ったりすることなく、自分のなかで味わい満たしていくの。音が好き。せせらぎの音、葉っぱの揺れる音、風の音。パパ、自然の音をたくさん聴かせ、見せてくれてありがとう。

私はもう涙がとまりませんでした。きっと表現できないくらいのしあわせな気持ちになるだろうなと授かる前からずっと思っていたので、おなかの赤ちゃんに通じてる！　まさにその通りなんだと感激しました。どの言葉も、その時の私を、そして今の私をも、温かい気持ちにさせてくれるメッセージでした。赤ちゃんは何もかもをわかって私たちのもとへやってきてくれたのだと、あらためて感じることができました。

自然の力に包まれながら

娘は予定日より8日遅れで生まれました。あと数時間で提携の病院に行くかという直前に強い陣痛が起こり、バースハーモニーで無事に出産させてもらえました。そうなるまでにも、たくさんの力を借りることになりました。

なかなか生まれない私を心配して、1カ月前にバースハーモニーで出産したお友だちが機転を利かせてくれ、前駆陣痛と予定日を過ぎていることから前泊していた私のもとへ対話師の山内先生を呼んでくれました。

山内先生もセッションの予約が入っていたにもかかわらず、その方たちが予定をずらしてくださったこと、たまたま先生が近くにいらしたことなど、偶然としか思えないことが次々と起こったのでした。山内先生は娘のこんなメッセージを伝えてくださいました。

たくさんの人の力を借りて生まれたい！

ママが痛がるのがかわいそう！

ママが痛くないなら病院に行ってもいい。

これから少し散歩してほしい……。

最後はどこで生まれるか、時間を切って夕方6時頃、純子先生に決めてほしい。

その後、私は本当にたくさんの方の力を借りて出産することになりました。少し散歩をすると今までにない感覚が起き、バースハーモニーに戻ると、助産師さんみんながいらして、「私たちで手伝えることならなんでもしますよ！」とみなさんが応援してくださいました。その間、以前お世話になった対話師の愛子先生までお電話をくださり、いよいよ本格的な陣痛になってきました。

夕方6時前、純子先生の診察により「これならここで産める！」と言っていただけて、ホッとしました。主人も駆けつけてくれ、ずっと支えてくれました。

私は予定日よりかなり遅れたことで、少し精神的にもナーバスになっていたのかも知れません。それで先生がお風呂に入るよう勧めてくれて、とてもリラックスすることができました。その間にヒプノでお世話になった龍野先生も駆けつけてくださいました。お風呂で龍野先生をはじめ純子先生や助産師さん、主人からヒプノの声かけやマッサージをしていただきました。やがて子宮口が全開になってベッドへ……。

ベッドでも好きな体勢をとらせてくれ、静かにずっと娘の誕生を待っていてくれました。そこでもみなさんによるマッサージがとても心地よく、声をかけたりいろいろなことをしてくださいました。羊膜に包まれて顔を出した娘を私と主人は触ることができ、クタクタになっていた私はあともう少し……と頑張れた気がします。

ゆっくりゆっくりゆっくり時間をかけておなかの中へやってきてくれた娘、ゆっくりゆっくり時間をかけて生まれてきてくれた娘、たくさんの人の力を借りたいといって生まれてきてくれた娘、これも（ママ、そういうことが大事なんだよ！）というメッセージなんだろうと感じています。

この特別な期間を通して、すべては繋がっているのだということを五感をフルに使って感じられたことは、本当に貴重な体験でした。生きていくうえでなにが大事か……。ただただシンプルに原点にもどり、ただただそこにいるだけでいいとすべてを認めて受け入れる、そんなことを感じ考えられる時間だったなと、今振り返るとよくわかります。そのことは今も感じ続けています。人として成長していけると実感できましたし、これは今後の私の生きるベースとなっていくことでしょう。

たくさんの愛と気づきと学びを、ありがとうございました。毎日娘に生まれてきてくれてありがとうと語りかけています。

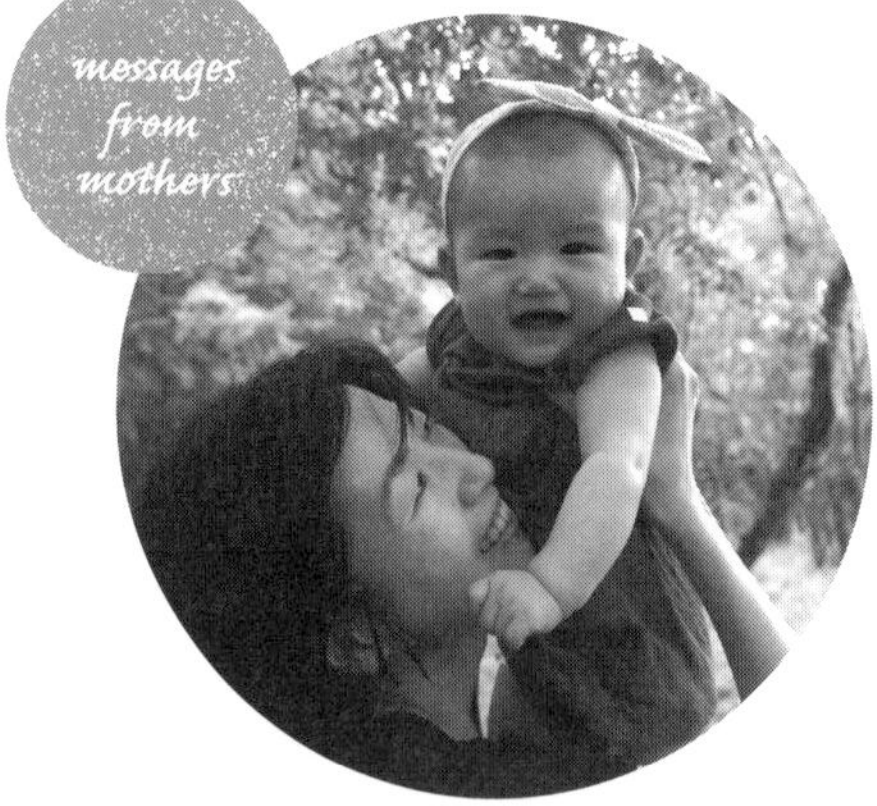

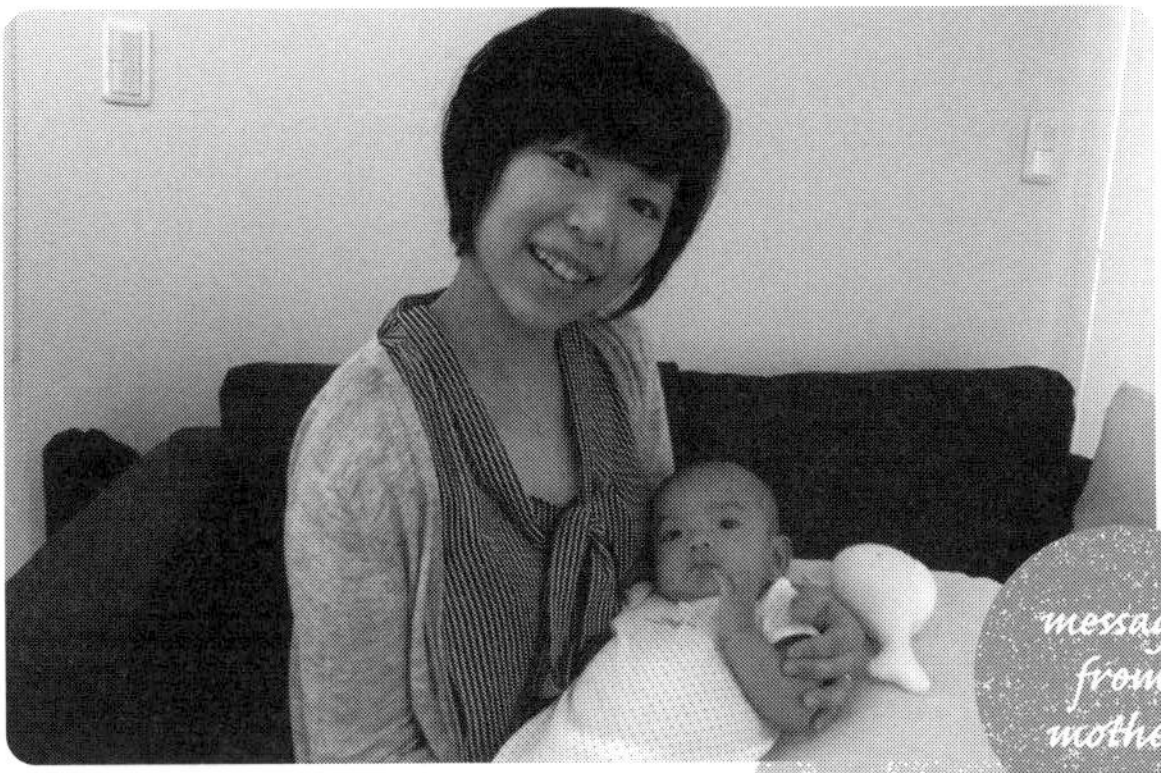

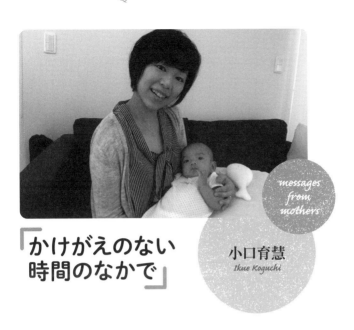

messages from mothers

「かけがえのない時間のなかで」

小口育慧
Ikue Koguchi

知識よりももっと大切なことがあるよ

「なるべく自然に産みたい。できれば自分で出産したい！」

妊娠初期の私はそんな無謀なことを本気で考えていました。

規則正しい生活をしなければ、と頭でわかっていても実践できず……それどころか、自分の身体の声も聞けずに、時には深夜まで、具合が悪い時は診療所で1〜2時間休みながら、仕事をする忙しい日々を送っていました。

とうとう起き上がれなくなり、熱を測ると39℃。40℃の熱が3日経っても下がらずに産科にいくと、即入院、急性腎盂腎炎になっていました。その後も繰り返したため、出産まで休職をすることになりました。

赤ちゃんがくれた思いがけないお休みのように思えて、出産のため、赤ちゃんと一緒にいいと思うことはなんでも学びやってみよう！と気合いが入りました。バースハーモニーの教室は主人と一緒に出席し、それ以外にも自然育児に関するセミナー、マタニティヨガ・インストラクターの取得、頭蓋仙骨療法のセミナー、ヒプノバーシング、マクロビオティックのお料理教室など、出産と子育てに関するセミナーに参加しました。

ある日、へその緒の会で対話師の山内ちえこ先生のクラスを受講しました。「赤ちゃんに一方的に話しかけるのではなく、質問して返答を待ってあげることが対話ですよ」。そんな言葉から始まり、クラスの最後に先生は、私の赤ちゃん（こたちゃん）と対話してくださり、こう言いました。

「そんなに頑張んないでって言っているよ」

はっとさせられました。そして、

「ごはんがおいしいって、いい食事のおかげで、思考がクリアでよくいろんなことが見わたせるよって」

私の中で張りつめていたものがふわっとほどけて、目から涙がぼろぼろと溢れ出て、その場でわんわん泣きました。

赤ちゃんがくれたせっかくのお休みでも、力が入り過ぎていたようです。知識を身につけるよりも、もっと大切なことがあるよ。赤ちゃんからのメッセージでした。

生きるうえでの真の豊かさ

6カ月を過ぎたこの時期から、不思議なことが次々起こりました。ブリージングのクラスで胎内記憶がよみがえり、リバーシング（産まれ直し）をしました。3回のクラスでその風景が変化していき、体験したことのない癒しが訪れました。

また、対話師の山内ちえこさん、愛子さんの力を借りて、赤ちゃんと対話をしました。夫婦のこと、両親のこと、赤ちゃんと私のこと、自分でもたくさんお話ができるようになりました。

いつもいつも、外に答えを求めていましたが、私に必要なのは、自分の内面と繋がり、癒すこと、そして自分を愛することだったのです。赤ちゃんは一緒に生きていくうえでとても大切なことを教えてくれました。

純子先生の熱のこもった3回の両親教室を通して、妊娠初期の無謀な考えはすっかりなくなりました。医療介入が必要な時もある。ありのままを受け入れよう。

妊娠後期には、一日の終わりにお風呂で長く深い呼吸をしました。リバーシングの体験をアレンジして朝日のような光の呼吸を吸い込み、子宮に広げて赤ちゃんに届けました。時には森林、時には海や空をイメージして呼吸をしました。また、出産の時のイメージトレーニングを一緒に行いました。臨月に対話師さんとのセッションでこのイメージが明確に赤ちゃんに伝わっていることが確認でき、出産がとても楽しみになっていました。

出産の時は純子先生と楠本さんがついてくださり、そしてカズさんにビデオを撮っていただきました。夫と寄り添い、いつも赤ちゃんと一緒におこなった深く長い呼吸に終始集中。元気な男の子が生まれてきてくれました。

現在6カ月になりますが、バースハーモニーの友だちとは情報交換したり、助け合いながら、一緒に育児を楽しんでいます。そして赤ちゃんは今日も私たち夫婦に、生きるうえでの真の豊かさと愛を教え続けてくれています。

純子先生はじめバースハーモニーの助産師さん、カズさんそして出会ったお友だちは、これからも末永く価値観を共有できる大切な方々です。私の人生のなかでかけがえのない宝物の時間になりました、本当にありがとうございます。これからもよろしくお願いします。

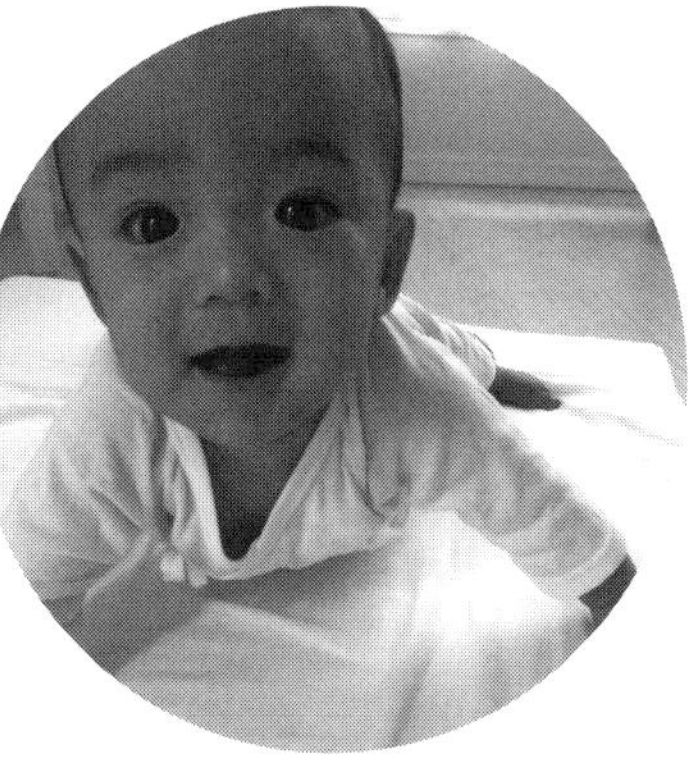

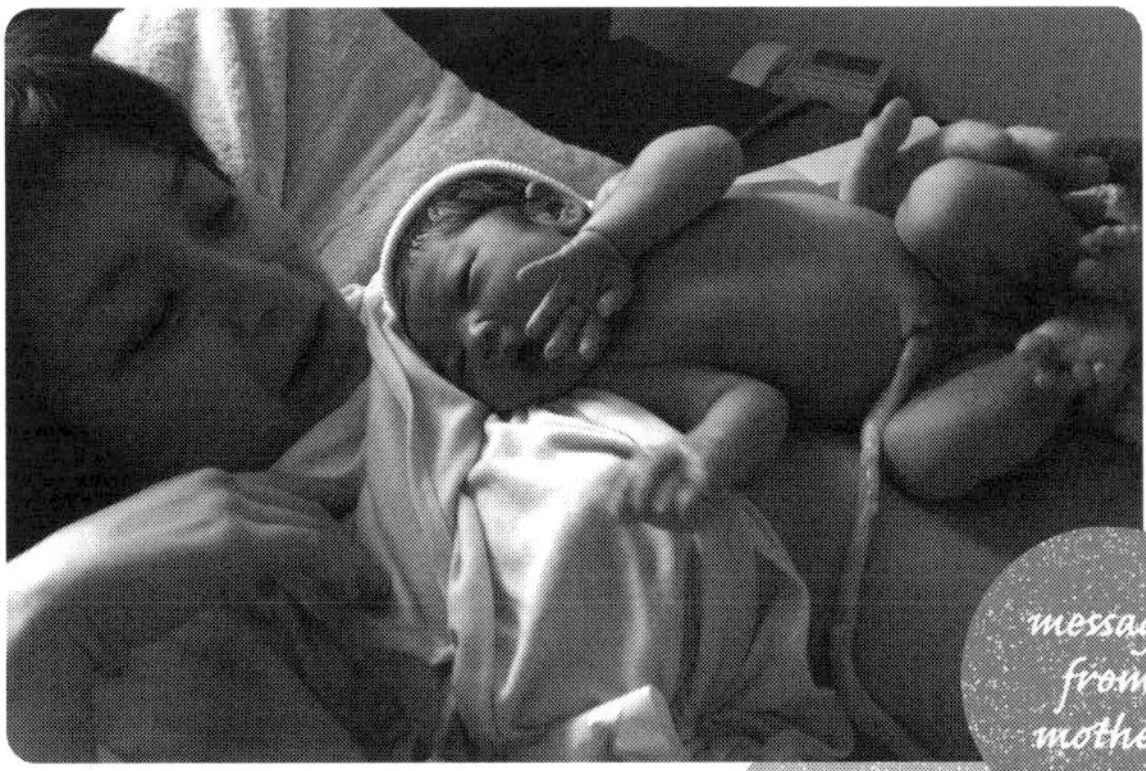

messages from mothers

「見つけることができた人生の宝物」

山崎祐子
Yuko Yamazaki

おなかの赤ちゃんからのサイン

私は2014年6月に第二子の娘をバースハーモニーで出産しました。3歳になったばかりの長男と日々動き回っていたので、おなかの子には「お母さん気づかなかったらいけないから、生まれる時はわかりやすく教えてね」といつも話しかけていました。

娘からの返事はとてもわかりやすく、長男出産の時には経験しなかった「おしるし」を前日に。陣痛かな、違うかな。夜中の3時だし、電話するのどうしようかな。そんなふうに迷っていた時に今度は「破水」で教えてくれました。「これは破水かな？」というくらいでしたが、純子先生に連絡をし、タクシーを呼ぶ後押しをしてくれました。杉並区の自宅を出てから約30分で横浜のバースハーモニーに到着しました。

まだ夜明け前で薄暗いなか、純子先生が温かい笑顔で迎えてくれました。おかげで不安も緊張もありませんでした。むしろ、陣痛が引いてしまっていて大丈夫かな、というくらい。主人も息子も一緒だったので「その時」が来るまで状況がわからず、少し戸惑い気味の息子とおもちゃで遊びながら過ごしていました。

やがて陣痛が始まると、陣痛に耐える私に慣れてきた息子が「お母さん、頑張れー！」と応援してくれるようになりました。すると、そうなってからが早かった。私は赤ちゃんが産道を降りてくる感じやおなかの中の動きを感じたかったのですが、娘からのサインはどんどん強くなり、痛みに耐えるので精一杯。頭が真っ白になっている私に純子先生と楠本さんが横から声をかけてくれ、呼吸を導いてくれて、痛みを耐えるたびにもがく私の動きに合わせてサポートしてくれました。

もう生まれる！というその時です。私たちに最終関門が待ち受けていました。長男を出産した時に縫合した会陰の傷がビクともしないのです。何度か息んでみたけれど、伸びもしない、裂けもしない。娘も頑張りすぎたのか心音が低下。主人と息子、純子先生と楠本さん、みんなで「あっきーがんばれ！」と応援してくれました（あっきーは娘の胎児名です）。

その時、純子先生が娘からのメッセージを受け取ってくれました。会陰をたった0.5ミリほど、切ったか切らないかわからないくらいチョンと切ったのです。バースでは会陰を切開することがないので、へその緒を切るために用意してあったはさみで。

すると、今までどれだけ息んでもビクともしなかった会陰が裂けることなく一気に伸びて、これで生まれなかったらもう無理かもしれない!!と、気合いで息むと、娘にも伝わったのかスポンっと生まれてくれたのでした。その時の解放感は他の何にも例えようのない素晴らしいものでした。

純子先生、いつまでも現役でいてください

へその緒がつながったままのほやほやでふにゃふにゃの小さな娘。産声を上げるまで少し間があったのですが、両親教室でへそ

お母さんたちからのメッセージ

の緒が胎盤と繋がっている限り心配ないという言葉を100%信じていた私は、心配することなく「よく頑張ったね」と娘に話しかけていました。

生まれてすぐの娘は、本当に今生まれたの?と言いたくなるくらい綺麗な顔をしていてとっても穏やかで、数分前まで死に物狂いで痛みに耐えていたことを忘れるくらいに私にしあわせを与えてくれました。

出産直後の娘と一緒に過ごした時間はとても温かく、穏やかで、部屋中がしあわせで溢れていました。生まれたばかりの小さな娘を腕に抱いた私は、世界で一番しあわせだと感じていたのでした。

この時間を過ごすことができたのも、料理教室、ブリージング、自力整体、対話、両親教室でたくさんのことを学び、たくさんの気づきを得て、体験し、改善できたからだと思っています。ブリージングで気づいた母親とのわだかまりも、お産を通して解消することができました。退院する時に撮った記念写真は私の宝物となりました。この写真を見るたびにしあわせが蘇ります。

しあわせに包まれて生まれた娘はもうすぐ4カ月になります。無駄泣きは一切ありません。おっぱいが欲しい時おむつが気持ち悪い時には、ちゃんと教えてくれます。入院中には骨盤調整と七合食で、退院から2カ月は無理をしないように体を労ったので、今では毎日3歳3カ月の息子と3カ月の娘を連れて出かけることができています。

私はバースハーモニーでのお産を通して、人生の宝をたくさん見つけることができました。今回のお産に関わったすべての人に感謝しています。まだまだ先のことでいつになるかはわかりませんが、もし3人目を授かった時はまた純子先生を訪れることでしょう。願わくば娘が子どもを授かるその時まで、純子先生には現役でいて欲しいと勝手に思っているのです。

純子先生をはじめバースハーモニーで出会ったスタッフのみなさん、大好きです。本当にありがとうございました。

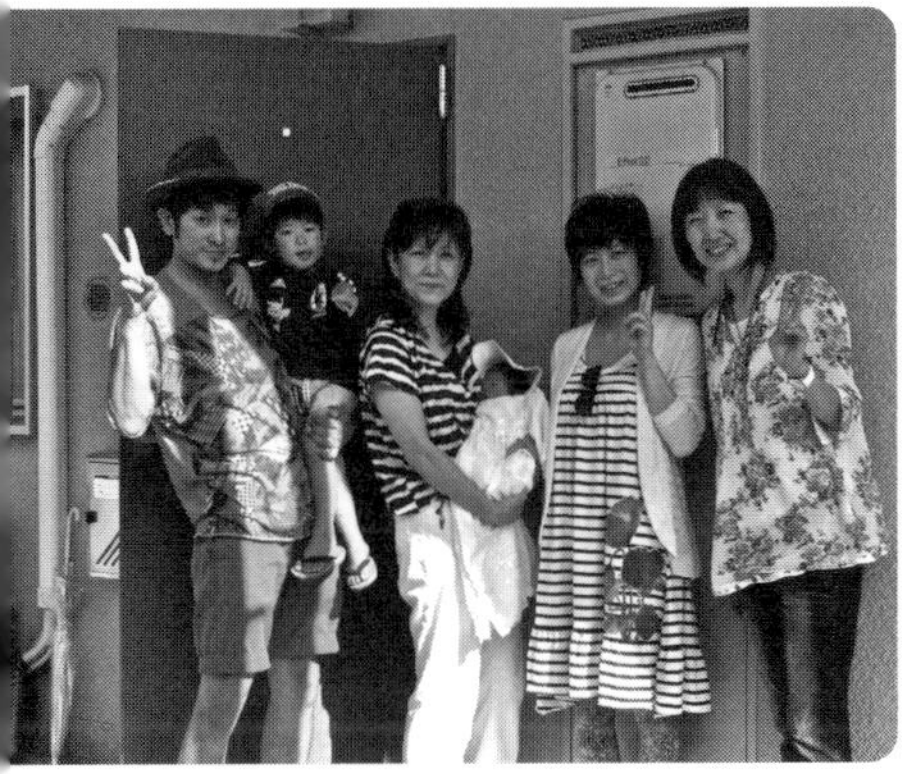

おわりに

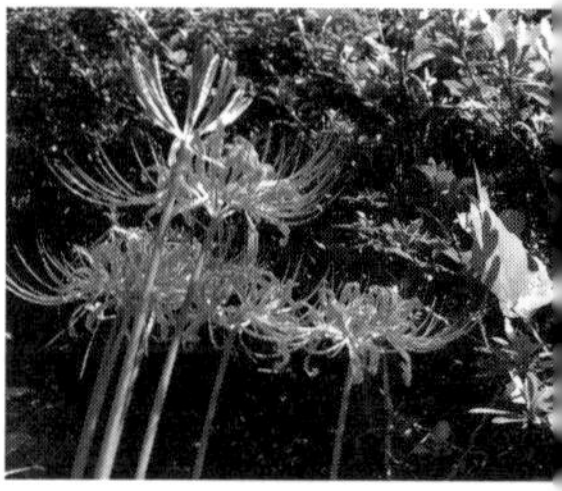

「命の誕生って、なんて神秘的なんだろう！」

お産の仕事に携わりながら私はいつもそう感じています。大宇宙のすべての現象のなかで最も神秘で最も尊く、そして最も愛に満ち溢れたもの、それが生命の誕生ではないでしょうか。生命の存在は、どんな言葉を尽くしても表現しきれないほどの奇跡です。

街を歩けばたくさんの妊婦さんを目にすることができます。世界はいつも奇跡に満ち溢れているのです。

太古の昔から、人類は自然法則にのっとって営々と生命のバトンを渡してきました。生も死も生活の一部であったはずです。しかし、現代では生まれることも死ぬこともほとんどが病院で行われており、生活から切り離されることで、「命」そのものを感じたり考えたりする機会が少なくなっているように思います。

人はどのように生まれて、どのように死にゆくのか、そのことを肌で感じてこそ、中間にある「生」をどのように生きるのか、「今」をどのように生きていくのか、ということをより深く考えることができると思うのです。

そして今、社会全体でそれを考えなければいけない時期に来ているようにも思います。

奇しくもこの最後の原稿を書いている時に、病床にあった父が最期の時を迎えました。亡くなる前の晩は家族と交代して、優しかった大好きな父と二人だけの時を過ごし、臨終の日は家族で父を囲んで過ごしました。父に話しかけると、まぶたを微かに動かして返事をしてくれました。容態に一喜一憂しながらも、みんなで身体をさすったり、声をかけたりしました。父は歌が上手で、詩吟や尺八を教えたりもしていたので、みんな父の好きな歌を歌ったり、詩吟を吟じたりすると、父の喉も動き、まるで一緒に歌っているかのようでした。久しぶりに揃った家族がそれぞれの近況を話したり、昔話に花が咲いたりと、最期とは思えない、暖かいしあわせなひとときを過ごすことができました。不思議なことに、それはお産に付き添っているときの感覚にとてもよく似ていたのです。しかし時々止まる呼吸は、その間隔を徐々に狭め、脈拍は微かに小さくなっていき、やがて静かに息を引き取りました。

人の臨終に立ち会うのは、初めての体験でした。いつも生まれてくる命と向き合ってきていた私にとって、命がひきとられることにも、こんなに穏やかで満ち足りた形があるのだということを知りました。死は安らかで、平安なものだということを感じました。亡くなった瞬間、悲しみの涙というよりも、なんだかとても気持ちの良い、清々しささえ感じたのが不思議でした。父が自身の死をもって、生きることの意味を教えてくれたような気もします。

生まれた命はいつの日か必ず死を迎えます。生と死は表裏一体であり、たとえそれがどのような状態であったとしても、生命のありようそのものがすべて尊いのだと思います。

これから子どもを産み育てていく若い世代の人たちが「うまれる」ということにフォーカスし、感じ、学び、経験することで、より良い人生を送るための本質的な気付きに繋がっていくのではないか、そして、遠回りのように思えてもそのことが社会をより良い方向に変えていくための原動力になっていくのではないかと感じています。

本書では、自然誕生についていろいろな思いを綴ってきましたが、ここに来て言えることは、「形ではなく、心なのだ」ということです。どんな形にせよ、生まれることは素晴らしく、生命はすべて尊い。そして、お母さんと赤ちゃんと家族と介助者（医療従事者）の心が繋がって調和している状態こそが、最高の自然誕生のあり方なのではないかということです。それは調和的出産、つまりバースハーモニーです。

赤ちゃんたちはその瞳にたくさんの夢を描きながらこの世に生まれてきます。生まれる前から気持ちを大切に育んでもらった赤ちゃんたちが自然誕生し、愛情たっぷりに育てられて大人になって、愛ある社会をつくるための中心的存在として活躍してくれる――そんな未来を夢に描きたい。そして日々起こっているたくさんの奇跡と愛のなかで、たくさんの仲間と一緒に泣いたり笑ったりしながら、必要とされる限りこの仕事を続けていきたいと思います。

ただ繰り返される生命の不思議、宇宙の神秘をいつまでも観ていたい。そしてその喜びを分かち合いたい――。

最後までお付き合いいただき、本当にありがとうございました。

２０１４年９月吉日　齊藤純子

追記

2017年8月8日、たくさんの御縁と奇跡が繋がり、『助産院バースハーモニー』は、マンションの一室から飛び出し、都会に程近く緑も残る横浜市青葉区「美しが丘」西の地に、『バースハーモニー美しが丘助産院』として生まれ変わりました。

「美しが丘」の地名のとおり、徒歩5分の裏山は農業保全地区となっており、「花桃の丘」や「畑」が広がっていて、昔からの自然環境が残っています。助産院の建物は化学物質を極力使用せず、天然素材で作られた「天然住宅」と電気ガス水道を活性化させ、床全体が岩盤浴仕様の「生体活性化システム」を融合させた大変心地よい建物です。

『お母さんと赤ちゃんが気持ち良く過ごせ、そこにいるだけで元氣になれる、ほっとできる場所をつくりたい』という夢が18年越しに実現しました。

新たなるスタートに立ち、ここからの決意として、

・おひとりおひとり丁寧に心を込めて関わらせていただくこと

・宇宙のてっぺんから降りてくる赤ちゃん達が、迷わず降りてこられるよう道しるべとなること

・母体となる母親が、子どもを産み育てる覚悟と知恵と情熱が持てるように寄り添い続けること

・へその緒を直ぐに切らないお産「自然誕生」が普通になること

・「魂が目覚めるしあわせなお産と子育てのネットワーク」が、愛と光と調和とロマンとワクワクドキドキ嬉しい楽しいしあわせ！のエネルギーに満ち、溢れ、渦巻き、地域に、社会に、世界に広がること

・そして未来に繋がっていくこと

それらが現実化するように、日々祈りを込めて、たゆまず歩いていきたいと思います。

この本を手にとって最後まで読んでくださり、ありがとうございました。

明るい未来のために、共に祈り、働きましょう。

呼吸クラス（旧：呼吸教室・ブリージング）

前田正秀先生 呼吸の學校主催、映像作家、
ブリージングセラピスト、レイキマスター

自分が大好きになって、ご夫婦が仲良しになり、陣痛が楽しみになるための全２回のコースです。ブリージングとは「意識的な呼吸」のこと。呼吸とともに、自分の内面を見つめ、過去に受けた精神的なトラウマを手放し、開放していきます。参加された方からは、「お産に対する恐怖心や不安感がなくなった」「陣痛が待ち遠しくなった！」「お産にとても役だった」という感想も多く聞かれます。別途、個人セッションも受けられます。

ReMOVE!stretch（旧：リムーブストレッチ）

荒年郎先生
リムーブストレッチトレーナー、整体師

自分の体は自分で整えるのが一番の基本です。ReMOVE!stretchは、自身で体のバランスを整える方法を学び、その習慣を身に着ける運動メソッドです。誰にでも出来るエクササイズを組み合わせて覚え、ご自宅で続けることで、正しい姿勢と動き方、痛みや歪みの無い体を作り上げることが目標です。妊娠出産産後のみならず、一生ものの知恵と技術を学ぶことができる全４回のコースです。別途、パーソナルトレーニングも受けられます。

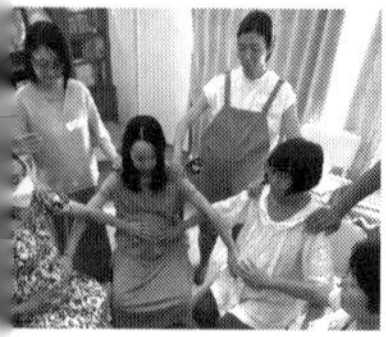

対話クラス（旧：マタニティハーモニーワーク）と個人セッション

山内ちえこ先生（株）ハグ・インターナショナル代表、対話師、セラピスト

おなかの赤ちゃんとたましいでお話しする「対話」のクラスです。

対話は、一方的に話かけるだけでなく「やりとりする」もので、お互いに通じ合う関わり方を学び、お腹の中からの子育てを援助します。おなかの赤ちゃんと対話すると、お互いの調和が生まれて、親子の絆も深まっていき、お母さんの心身のリラックスや、悩みごとの改善にも繋がります。お父さんも対話に加わると、その愛情をお母さんと赤ちゃんは感じて、気持ちが安定し、スムーズなお産に繋がります。また、生まれた後も赤ちゃんの気持ちを夫婦で感じ取りやすくなり、子育てが楽しくなります。

別途、ご自身の赤ちゃんのお話を聴くための個人セッションも受けられます。

養生灸

田野ひふみ先生
鍼灸師、看護師

妊娠中や産後に、お灸を使った養生の仕方をお伝えしつつ、体と心をポカポカにマッサージする個人ケアです。20週頃から臨月まで、週数に応じたアドバイスや東洋医学の知恵をお伝えします。

別途、ご自宅への出張ケアも受けられます。

ベビー＆マミーマッサージ

栗田亜矢子先生
マザーアース有限会社代表、アロマセラピスト

赤ちゃんとお母さんの体をタッチングケアします。気持ちの良いベビーマッサージをするためには、お母さん自身が気持ち良い状況であることが大切です。なので、まずは育児で酷使するママの腕をホットストーンでマッサージ。その後、シアバターを用いたベビーマッサージへと続いていきます。お母さんも赤ちゃんも至福のひとときです。

赤ちゃん発達くらぶ
（旧：赤ちゃん発達クラス）

齊藤純子＆スタッフ 助産師、看護師

最近「発達障害」と言われる子ども達が急増しています。食事環境もちろんですが、生活環境や社会環境の変化も大きく影響しています。赤ちゃんは誕生からうつぶせ、腹ばい、高ばい、つかまり立ち、ひとり立ちと段階を経て成長し、それぞれの動きが脳の発育とも密接に関わっています。健康で、賢くて、運動もできる、優秀な人材を育てるために今からできる大人の関わりをお伝えします。個人ケア（赤ちゃんケア、子どもケア）も受けられます。

歯の噛み合わせ治療

小泉嘉津海先生
ヨコハマヒーリングデンタル院長　歯科医師

歯の噛み合わせが整っていることは、良く噛んで胃腸を整え、健康を保持増進するためにとても大切な要素です。ヨコハマヒーリングデンタルでは、全身の経絡と歯との関連を念頭に置いた歯の噛み合わせ治療を実施されています。オステオパシーなどの統合医療により、歯の治療だけでなく、手技による全身の調整まで行われます。詳しくは、直接お問い合わせください。

北海道はなうた農園

齊藤圭太　あゆみ
自然栽培50年以上のお米と大豆の生産者
https://www.hanauta-nouen.jp

バースハーモニー 美しが丘助産院

225-0001
横浜市青葉区美しが丘西 3-3-7
TEL 045-901-1103
FAX 045-901-1104
http://www.birth-harmony.com

※駐車場は4台ございます。
お車でお越しの方は地図の P をご参照ください。

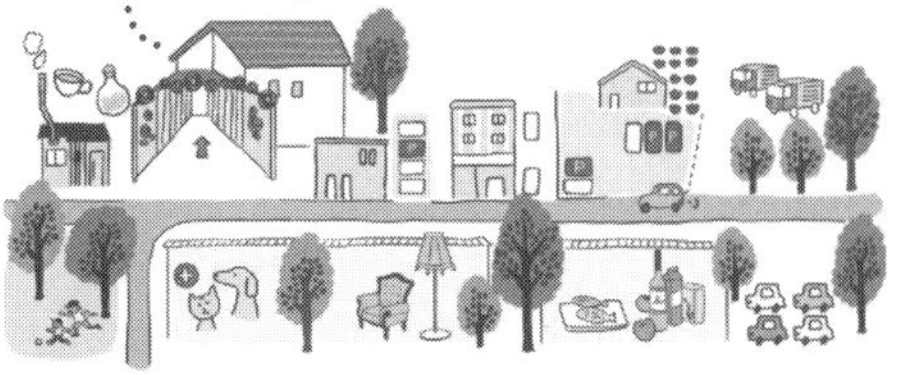

　バースハーモニー美しが丘助産院は、横浜市青葉区美しが丘西の閑静な住宅街の公園のそばにあります。助産院の建物は、化学物質をなるべく使用しない天然住宅で、生体活性化システムを導入し、そこにいるだけで身体も心もリラックスできるしあわせな場所であるよう整えています。

　当院では、赤ちゃんの生まれてくる力と、お母さんの体の声を大切に感じながら、自然なお産（自然誕生）に取り組み、生まれる瞬間から自分らしく生きられるよう、生まれた赤ちゃん達が健康に賢明に発達発育できるよう、産後の母子とご家族の保健指導や、妊娠前からの健康相談にも力を注いでいます。

バス停のご案内

小田急線柿生駅より
南口バスロータリー 2番乗り場
バス「たまプラーザ駅行」（柿01系統）
バス停「保木」下車徒歩3分

東急田園都市線たまプラーザ駅より
北口バスロータリー 3番乗り場
バス「虹ヶ丘営業所行」（た41系統）
バス停「保木」下車徒歩3分もしくは
「蓬谷戸（よもぎやと）」下車約2分

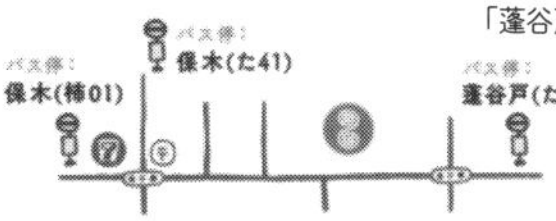

・バースハーモニー美しが丘助産院販売部
株式会社オークス
株式会社 玄米酵素代理店

体質改善のために必要な厳選した自然食品や、天然系のシャンプー、洗剤、化粧品、精油、オーガニックコットンのオリジナルベビー服などを取り扱っています。

バースハーモニーのクラス案内

クラスの内容は、予告なく変わることがあります。詳細はホームページで確認して下さい

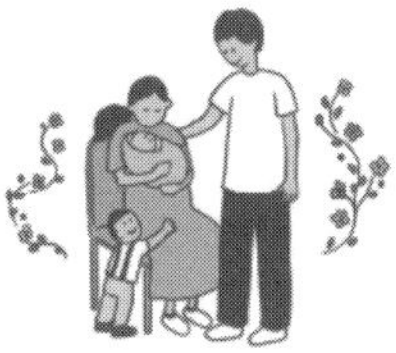

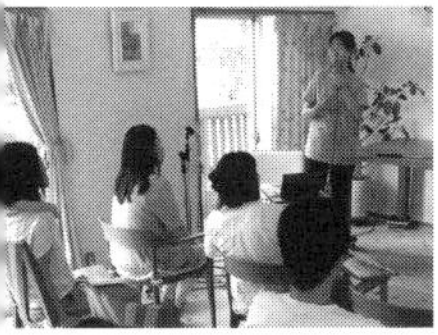

お産クラス（旧：両親教室）

齊藤純子 助産師

　自然なお産を具体的にイメージし、産み育てる勇気と覚悟と知恵と熱意を持ち、心と身体を準備していただくための大切なクラスです。2ヶ月に一度、「妊娠・出産」「産後」の2回に分けて熱くお話しします。日曜日の朝10時から、お昼には手作りの自然食を皆でいただき、16時終了予定です。自然なお産を目指す仲間と出会える楽しい場所です。妊婦さんのみならず、妊娠出産に興味のある全ての方、どうぞご参加ください。

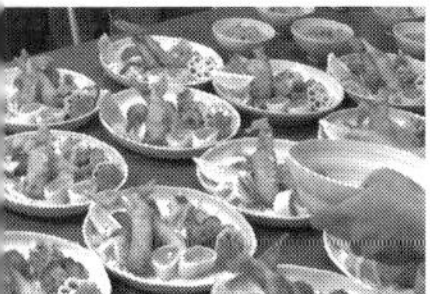

お料理クラス（旧：食養料理教室）

永井邑なか先生（お料理クラスと食箋指導）：ラ・コシナ・デ・ミナカ主宰
木澤智乃先生（お料理クラス）：ベジタリアン料理研究家
磯貝昌寛先生（食箋指導）：食養指導家、マクロビオティック和道主宰

　開業に先駆け、1999年9月より、今は亡きマクロビオティック界の巨匠、故・松本光司先生を講師に迎え始まったクラスです。これから生まれてくる赤ちゃんと、命を育むお母さんのために、松本先生の志を受け継ぎつつも、今の時代に合わせてアレンジされたマクロビオティックのお料理を毎月一回楽しく学び、日々の生活に活かしましょう。
お料理クラスの後は、個人的に食箋指導（食事の処方箋）が受けられます。

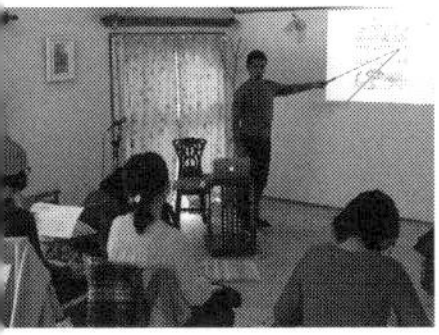

ママのためのマクロビオティック講座

磯貝昌寛先生

人の身体は一生を通して変化していきます。幼児期・幼年期・少年期・青年期、それぞれに応じた陰陽と食のお話や手当法など、全4回のコースです。マクロビオティックの基本をわかりやすく学びます。

改訂版

まってる赤ちゃん

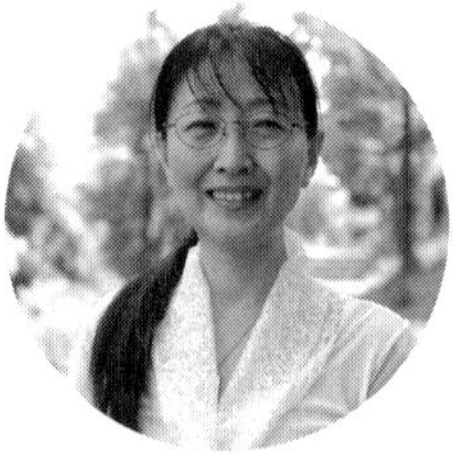

著者プロフィール

齊藤純子

（さいとうじゅんこ）

バースハーモニー美しが丘助産院院長（助産師、保健師、看護師、頭蓋仙骨療法師、ライフエネルギーコーチ）。愛媛県大洲市出身、恵み豊かな自然のなかで育つ。愛媛県立公衆衛生専門学校（現愛媛県立医療技術大学）保健婦助産婦科を卒業後、日本医科大学付属第一、第二病院に勤務。結婚退職し、4 人の男の子の出産を経て 1999 年に開業。自然なお産を探求しつつ、「あなたらしい、しあわせなお産」を実現するために、日夜研鑽している。「助産院バースハーモニー」は 2017 年に移転、「バースハーモニー美しが丘助産院」として新たにスタートする。

2023 年 8 月 4 日　第 1 刷発行

著者 ● 齊藤純子
発行人 ● 伊藤邦子
発行所 ● 笑がお書房
〒 168-0082 東京都杉並区久我山 3-27-7-101
TEL03-5941-3126
http://egao-shobo.amebaownd.com
発売所 ● 株式会社メディアパル（共同出版者・流通責任者）
〒 162-8710 東京都新宿区東五軒町 6-24
TEL03-5261-1171

Staff
編集 ● 松原敏雄
企画編集 ● 伊藤英俊
ブックデザイン・DTP ● 大橋麻耶（maya design room）
イラスト ● ササキサキコ
写真 ● 齊藤孝利　金大昊
印刷・製本 ● シナノ書籍印刷株式会社

ISBN978-4-8021-3405-7　C5077

＊本書は『まってる赤ちゃん』（マガジンランド 2014 年11月刊）を改訂し復刊したものです。